장호열의 댄스 스포츠 스쿨

모던댄스

장호열의 댄스스포츠 스쿨
: 모던댄스

저자_ 장호열

1판 1쇄 발행_ 2008년 11월 12일
개정판 1쇄 발행_ 2013년 11월 28일
개정판 3쇄 발행_ 2019년 1월 26일

발행처_ 김영사
발행인_ 고세규

등록번호_ 제406-2003-036호
등록일자_ 1979. 5. 17.

경기도 파주시 문발로 197(문발동) 우편번호 10881
마케팅부 031)955-3100, 편집부 031)955-3200, 팩스 031)955-3111

저작권자 ⓒ 2008, 2013 장호열
이 책의 저작권은 저자에게 있습니다. 저자와 출판사와의 허락 없이
내용의 일부를 인용하거나 발췌하는 것을 금합니다.

COPYRIGHT ⓒ 2008, 2013 by Chang Ho Youl
All rights reserved including the rights of reproduction
in whole or in part in any form. Print in KOREA.

값은 뒤표지에 있습니다.
ISBN 978-89-349-6554-1 13680
ISBN 978-89-349-6556-5 (세트)

홈페이지_ http://www.gimmyoung.com   블로그_ blog.naver.com/gybook
페이스북_ facebook.com/gybooks   이메일_ bestbook@gimmyoung.com

좋은 독자가 좋은 책을 만듭니다.
김영사는 독자 여러분의 의견에 항상 귀 기울이고 있습니다

장호열의 댄스스포츠 스쿨

모던댄스

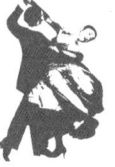

Modern Dance

김영사

| 개정판을 내면서 |

    제가 쓴 책《장호열의 댄스스포츠 스쿨》에 관심과 성원을 보내주신 댄스동호인 여러분께 깊은 감사를 드립니다. 이번 개정판은 그동안 필자가 계속 댄스스포츠를 배우면서 연구한 내용을 토대로 일부를 수정 보완 삭제하고, 난해한 설명은 독자들이 좀 더 이해하기 쉽게 풀이하였으며, 탈자 오자를 정정하였습니다.

    춤이란 몸으로 하는 운동이기 때문에 아무리 이론을 많이 알아도 실제로 몸을 움직이면서 연습을 하지 않으면 결코 발전이 없습니다. 그러나 이론적 바탕이 없으면 직접 몸만으로 연습을 한다 해도 어느 한도 이상은 발전을 기대할 수 없습니다.

    댄스스포츠의 댄스기술은 고도의 인체공학적으로 구성되어 있습니다. 이러한 인체공학적으로 구성된 댄스의 피겨 하나 하나를 제대로 추려면 춤을 연습할 때 '전문 댄스 교재'를 늘 옆에 두고 수시로 보면서 따라해 보아야 합니다.

    즉, 스텝 하나 하나 움직일 때마다 CBM, CBMP, Sway, Footwork, Foot Position, Rise & Fall, Alignment, Amount of turn, Poise, Hold 등 복잡한 댄스기술이 수반되기 때문에 이러한 댄스기술을 익히기 위해서는 책을 참고하는 것만큼 좋은 방법은 없습니다.

    독자들 중에 많은 분들이 기존의 책이 너무 두꺼워 보는 데 불편하다는 고언을 주셨습니다. 그래서 이번 개정판에서는 '모던댄스 편'과 '라틴댄스 편'으로 분책하여 다시 선보이게 되었습니다. 이 점에 대하여 댄스동호인 여러분들의 깊은 사랑을 바랍니다.

아무쪼록 이 책이 댄스동호인 여러분들의 댄스발전에 조금이나마 도움이 되었으면 하는 마음입니다.

장호열

|들어가는 글|

법원공무원교육원장이 춤바람 난 사연

2000년 새로운 밀레니엄이 시작된다고 온 세계가 법석이던 그때, 나는 댄스스포츠를 배우기 시작했다. 소박한 성공 뒤에 지나간 청춘과 시시때때 찾아오는 삶의 피로와 허탈감을 잊기 위해 찾아낸 것이 바로 댄스스포츠의 역동적인 움직임이었다.

그 당시만 해도 춤에 대한 사회적 인식이 그리 너그럽지만은 않았다. 직장에 소문내고 배우러 다닌다고 할 형편이 못 되었다. 처음에는 아내한테도 아코디언 배우러 다닌다고 거짓말을 하면서 그 사실을 숨겼다. 춤을 배우러 다닌 지 6개월이 채 안 되어 서점에서 구입한 댄스스포츠에 관한 책 때문에 아내에게 들켰다. 그때부터 아내는 나의 춤 파트너가 되어 지금은 상당한 수준의 댄스 실력을 갖게 되었다.

몇 년 전 양천구청문화원의 부부반 단체레슨을 받고 있을 때 MBC 시사프로그램 〈2580〉에 우리 부부가 소개된 적이 있었다. 아마도 '부부 권태기 극복하는 방법'이라는 테마였던 것으로 기억이 난다. 매스컴의 영향은 대단했다. TV 인터뷰 후 모 백화점에 쇼핑을 갔는데 전혀 모르는 점원이 우리를 아는 체 하였다. 직장에서도 우리 부부를 TV에서 본 직원들이 꽤 있는 모양이었다. 나와 친한 직원들은 엘리베이터나 복도에서 만나면 "TV에서 보았다"고 귓속말로 인사하였다. 사실 내가 다녔던 직장은 보수적이고 춤을 배우는 사람들이 거의 없어 단체레슨을 받으면서도 한 번도 직장 사람을 만난 적이 없었다. 그래서 소문날 일도 없었고 오해받을 일도 없었다. 오히려 아름아름 알고 있는 직원들은 부러워할 따름이었다.

　2005년 법원공무원교육원장으로 재직할 때 사법부 최초로 법원공무원들의 직무연수 교양프로그램에 댄스를 도입했다. 처음에는 두려움도 앞섰다. 직장 내에서 물의를 일으키지나 않을지? 그러나 반응은 의외로 아주 좋았다. 처음에는 쑥스러워하던 직원들도 음악이 나오고 발 움직임이 숙달되자 더 적극적으로 열심히 춤에 심취하는 것 같았다.

　지금도 주말이면 아내와 같이 댄스 스튜디오에 가서 온몸에 땀이 흥건히 밸 정도로 연습을 한다. 음악을 듣고 스텝을 밟으면 세상의 근심 걱정은 모두 사라진다. 한 시간이 눈 깜짝할 사이에 지나간다.

　댄스스포츠는 스포츠 중에서 단연 으뜸이다. 골프나 야구, 볼링 같은 스포츠는 한 쪽으로만 하는 운동이라 몸의 불균형을 가져올 수 있고, 축구나 배구 같은 과격한 운동은 나이든 중장년층에는 부상의 위험이 따르고, 마라톤은 심하게 하면 오히려 우리 몸에 해로운 유해산소가 발생한다고 한다. 조깅과 같은 춤은 확실한 유산소 운동이다. 음악에 맞춰 스텝을 밟는 것보다 더 좋은 운동은 없다.

　특히 춤은 관절운동에 좋다. 춤을 추면, 키가 더 커진다는 말이 있다. 관절이 튼튼해지기 때문이다. 실제로 나도 춤을 배운 이래로 키가 1cm는 더 컸다. 그 외에 스텝을 외우고 루틴(춤추는 순서)을 알아야 하기 때문에 치매예방에 안성맞춤이다. 또한 음악에 맞춰 스텝을 밟으니 엔돌핀이 생성되어 스트레스 해소에 좋고, 적당한 유산소 운동으로 콜레스테롤 수치를 낮춰주고, 적정혈압을 유지해주고, 당뇨예방에도 효과가 있다. 특히 운동 부족과 식생활의 서구화로 비만에 시달리는 현대인들에게 춤은 다이어트에 탁월한 효과가 있다.

거의 모든 사람들은 춤이 건강에 좋다는 것은 다 알고 있지만 춤을 배우겠다고 선뜻 나서지 못하고 또 배우는 사람들도 중도에 포기하는 경우가 많다. 왜 그럴까? 좀 더 쉽게 접근하고 배우는 방법은 없을까?

통상 단체레슨에는 루틴을 정해놓고 그 루틴대로 가르치기 때문에 그 선생님에 그 제자가 아니면 춤추기가 무척 곤란하다. 그래서 댄스스포츠를 처음 배우는 사람들은 특정한 파트너가 반드시 있어야만 출 수 있는 춤으로 오해하는 사람이 많다. 그러나 댄스기술과 리드 및 폴로 요령을 정확히 알면 언제 누구를 만나더라도 능숙하게 춤을 출 수 있다. 다만, 댄스이론에 바탕을 둔 연습이 전제되어야만 한다. 이론을 제대로 알고 있으면 좀 더 빨리 동작을 이해하고 몸에 익힐 수 있다. 기본이 탄탄해지는 것이다.

사실 나는 처음부터 책을 낼 목적으로 댄스이론을 쓴 것은 아니었다. 춤을 배우면서 내가 터득한 방법과 이론을 댄스동호인카페에 여러 번 올렸다. 동호인 중에는 댄스 지도자 선생님도 계시고 전문가 못지않게 춤에 조예가 깊은 분들이 많다. 그분들께서 나의 글에 '아주 쉽게 잘 풀이해서 설명했다'고 달아준 댓글에 힘입어 더 많은 글을 쓰게 되었다. 그 원고를 버리기 아까워 모아둔 것을 우연한 기회에 김영사 박은주 사장께서 보시고 우리나라 댄스스포츠의 활성화를 위해 기존의 원고에 족형도와 자세한 댄스기술을 보완하여 정식으로 책을 출간해보자고 해서 이 책을 쓰게 된 것이다.

이 책의 족형도는 선생님의 가르침과 인터넷 동영상을 보면서 그린 것이라 노력이 많이 들었고 그리기가 만만치 않았다. 또 같은 피겨라도 춤을 추는 방법이 조금 다를 수도 있고 선생님에 따라서도 가르치는 방법이 다를 수 있는데, 그것을 모두 책 내용에 반영하기에는 한계가 있었다.

이 책 한 권이면 초급에서 상급까지 무난히 춤을 배울 수 있도록 각 춤의 피겨에 대한 족형도와 댄스기술을 자세하게 설명했다. 기존의 책이나 레슨과는 달리 음악과 텐션 그리고 워크에 중점을 두어 설명했다. 또한 배우는 학생의 입장에서 보면 족형도가 가장 필요하다는 판단이 들어 되도록 많은 족형도를 충실히 그리려고 노력을 했다.

아무쪼록 이 책이 댄스동호인들의 댄스 발전에 많은 도움이 되기를 바란다. 혹시라도 잘못된 부분이 있으면 메일(0529chy@hanmail.net)로 지적해주시기를 바란다. 감사한 마음으로 개정판을 낼 때 반영하겠다.

끝으로 이 책이 나오기까지 많은 후원을 아끼지 않으신 김영사 박은주 사장께 깊은 감사를 드리며, 좋은 편집을 위해 수고해주신 편집부 여러분께 진심으로 감사드린다.

| 차례 |

개정판을 내면서 ─────────────── 4
들어가는 글 ─────────────────── 6

Part.1 댄스스포츠에 관한 일반 상식 ─────── 19

1. 댄스스포츠란? ─────────────────── 20
2. 댄스스포츠의 종류 ─────────────── 23
   1) 모던댄스 ─────────────────── 23
   2) 라틴댄스 ─────────────────── 24
3. 댄스스포츠와 건강과의 관계 ───────── 27
4. 댄스스포츠의 예절 및 의상 ─────────── 29
   1) 댄스스포츠의 예절 ──────────────── 29
   2) 댄스스포츠 의상 ───────────────── 33
5. 댄스스포츠와 파트너 ──────────────── 36

Part.2 댄스스포츠의 3요소 ───────────── 43

1. 음악 music ─────────────────── 44
   1) 음악 듣기 ──────────────────── 44
   2) 모던·라틴댄스 음악 구별 요령 ─────── 45
   3) 댄스의 이해를 돕기 위한 음악 용어 ───── 47
   4) 댄스스포츠 종목별 박자·템포·리듬의 특성 ── 51

2. 워크 walk ─────────────────── 53
   1) 음악에 맞춰 걷기 ──────────────── 53

2) 댄스 워크 방법 ——————————————————— 55
3) 댄스는 실제 연습이 최고 ———————————————— 56
4) 전·후진 연속 워크 ——————————————————— 64
5) 아름다운 워크를 위해 중요한 댄스기술 ——————— 65
  CBM ———————————————————————— 66
  CBMP ——————————————————————— 69
  라이즈 & 폴 rise & fall ————————————————— 72
  스웨이 sway ————————————————————— 75
  얼라인먼트 alignment ————————————————— 79
  회전량 amount of turn ————————————————— 81
  자세 poise ————————————————————— 82
  홀드 hold ————————————————————— 84

3. 텐션 tension ———————————————————————— 89
1) 텐션의 개념 ——————————————————————— 89
2) 리드와 폴로 lead & follow ————————————————— 91
  리드와 폴로의 뜻 ——————————————————— 91
  리드의 종류와 요령 —————————————————— 94
    피지컬 리드 physical lead · 94 쉐이핑 리드 shaping lead · 97 웨이트
    체인지즈 리드 weight changes lead · 97 비주얼 리드 visual lead · 99
  리드와 관련된 잘못된 인식 —————————————— 100
3) 파티장에서 춤추다 스텝이 잘못된 경우 ——————— 101
4) 댄스 학습에 있어서 루틴 routine은 필요 없는 것일까? — 103
  루틴의 필요성 ———————————————————— 103
  루틴 없이 춤추는 요령 ———————————————— 103

Part 3 모던댄스 Modern Dance ———————————— 105

1. 왈츠 Waltz ———————————————————————— 106

1) 왈츠의 기원 — 106
2) 왈츠 기본 스텝 waltz basic 연습 요령 — 107
    클로즈드 체인지 closed change — 107
        오른발부터 시작하는 클로즈드 체인지 · 107 왼발부터 시작하는 클로즈드 체인지 · 110 스퀘어 스텝/박스 스텝 · 111 관성慣性의 법칙 · 111
    전습법全習法과 분습법分習法 — 113
3) 왈츠 출 때 명심해야 할 점 — 117
    볼 밸런스 ball balance — 117
    보디 콘택트 body contact — 117
    연습 방법 — 117
    스위트 스폿 sweet spot — 118
    왈츠는 물 흐르듯 춘다 — 118
4) 왈츠 호흡법 — 119
5) 왈츠 스텝의 시작 타이밍 — 120
6) 왈츠 시작의 예비보 남성 : 왼발 전진 — 122
7) 남성의 리드 요령 — 124
8) 댄스파티에서 루틴 없이 불특정 상대와 왈츠 추는 요령 — 125

> 초급자를 위한 방법

    기본 피겨 숙달 — 126
        왈츠 베이식 box or square step · 126 쿼터 턴 quarter turn · 126 내추럴 턴 natural turn · 128 리버스 턴 reverse turn · 135
    코너에서 방향 전환하는 피겨 숙지 — 139
        내추럴 스핀 턴 natural spin turn · 140 클로즈드 임피터스 closed impetus · 149 오픈 임피터스 open impetus & 크로스 헤지테이션 cross hesitation · 151
    L.O.D.상으로 진행하는 피겨 조합 amalgamation 능력 향상 — 153
        아웃사이드 체인지 outside change · 155 위브 프롬 피피 weave from PP · 158 샤세 프롬 피피 chasse from PP · 160 위스크 whisk · 163
    L.O.D.상에 남성이 내추럴 턴 1~3, 'L.O.D. 배면하여'로 끝난 경우 166

> 중 · 상급자를 위한 방법

    코너에서 방향 전환할 수 있는 피겨 — 167

터닝 록turning lock · 169 터닝 록 투 라이트turning lock to right · 171 헤지테이션 체인지hesitation change · 173 콘트라 체크contra check · 175

L.O.D.상으로 진행하는 피겨 조합 ——————————— 177
백 록back lock · 177 아웃사이드 스핀outside spin · 179 FR & SP fallaway reverse & slip pivot · 181 프로그레시브 샤세 투 라이트 progressive chasse to right · 185 프로그레시브 샤세 투 레프트 progressive chasse to left · 187 오픈 텔레마크open telemark & 윙wing · 187 클로즈드 텔레마크closed telemark · 190 오픈 텔레마크open telemark & 크로스 헤지테이션cross hesitation · 192 크로스 헤지테이션cross hesitation · 194 리버스 코르테reverse corte · 194 백 위스크back whisk · 196 리버스 피벗reverse pivot · 197 레프트 위스크left whisk · 198 호버 코르테hover corte · 200 베이식 위브basic weave · 203

내추럴 턴 4~6L.O.D.를 향하여로 끝난 경우의 피겨 조합 ——— 205
더블 리버스 스핀double reverse spin · 206 드래그 헤지테이션drag hesitation · 212

9) 선 · 후행 피겨의 정리 ——————————————— 213

2. 탱고Tango ————————————————————— 228
1) 탱고의 기원 ————————————————————— 228
2) 특징 ————————————————————————— 229
홀드hold ———————————————————————— 229
포지션position ————————————————————— 230
머리head ———————————————————————— 231
시작start ———————————————————————— 231
다른 모던댄스와의 차이점 ————————————————— 231

3) 워크walk —————————————————————— 233
서포팅 풋 위에서 로테이션 ————————————————— 233
등속도로 워크 ————————————————————— 234
슬로우 카운트 워크 시 주의할 점 —————————————— 234
클로즈드 프로머네이드closed promenade 스텝 요령 ——————— 237
기본 루틴의 스텝 방법 예시 ————————————————— 241

4) 댄스파티에서 루틴 없이 불특정 상대와 탱고 추는 요령 ——— 242
탱고 워크를 연습한다 ——————————————————— 242

피겨 사이의 링크 역할을 하는 피겨를 알아둔다 ——— 243
　워크 온 라이트 풋walk on right foot/워크 온 레프트 풋walk on left foot · 243
　프로그레시브 링크progressive link · 244 프로머네이드 링크promenade link ·
　246 프로그레시브 사이드 스텝progressive side step · 248

코너에서 방향 전환하는 피겨를 알아둔다 ——— 249
　내추럴 프로머네이드 턴natural promenade turn · 249 내추럴 트위스트 턴
　natural twist turn · 252 콘트라 체크contra check · 256 체이스chase · 257
　백 오픈 프로머네이드back open promenade · 262 포 스텝 체인지four
　step change · 263

L.O.D. 방향으로 진행하는 피겨의 댄스기술을 숙지한다 ——— 265
　베이식 리버스 턴basic reverse turn · 265 폴어웨이 포 스텝fallaway four
　step · 267 폴어웨이 프로머네이드fallaway promenade · 269 FR & SP
　fallaway reverse & slip pivot · 271 파이브 스텝five step · 273 포 스텝four
　step · 275 오픈 프로머네이드open promenade · 277 아웃사이드 스위블
　outside swivel · 281 오버 스웨이over sway · 283 록 턴rock turn · 287

L.O.D.상에서 방향 전환하는 피겨를 알아둔다 ——— 290
　백 코르테back corte · 290 오픈 리버스 턴, 레이디 아웃사이드open reverse
　turn, lady outside · 293 오픈 리버스 턴, 레이디 인 라인open reverse turn,
　lady in line · 295

5) 선 · 후행 피겨의 정리 ——————————————— 298

3. 폭스트롯Fox trot ——————————————— 310
1) 폭스트롯의 기원 ——————————————— 310
2) 폭스트롯의 특징 ——————————————— 310
3) 폭스트롯의 풋워크와 라이즈 & 폴의 일반 법칙 ——— 311
4) 폭스트롯 기본 워크의 연습 방법 ——————————— 313
　전진 워크 ——————————————————————— 313
　후진 워크 ——————————————————————— 313
　페더 스텝feather step의 워크 요령 ——————————————— 314
　폭스트롯과 탱고의 S스텝의 워크 요령 ——————————— 318

5) 폭스트롯의 음악에 맞춰 스텝하는 방법 ——————— 320
　왈츠의 클로즈드 체인지일명 box step를 4/4박자로 연습 ——— 320
　페더 스텝과 스리 스텝three step을 연결하여 연습 ——————— 321
　힐 턴heel turn으로 연습 ——————————————————— 321

　　　　왈츠의 쿼터 턴과 힐 턴을 연결하여 연습 ──────── 322

　6) 폭스트롯의 시작 방법 ──────── 323
　　　예비보 ──────── 323
　　　　체중이 왼발에 있는 경우 · 323　체중이 오른발에 있는 경우 · 323
　　　'중앙사'로 출발 ──────── 323

　7) 댄스파티에서 루틴 없이 폭스트롯 추는 방법 ──────── 325
　　　남녀가 역할을 바꿔 스텝을 연습한다 ──────── 325
　　　링크 역할을 하는 피겨를 알아둔다 ──────── 327
　　　　페더 스텝 · 327　스리 스텝 · 327　내추럴 턴natural turn · 330　리버스 턴 reverse turn · 333
　　　방향 전환하는 피겨를 알아둔다 ──────── 336

　　　　코너에서 방향 전환하는 피겨
　　　　　내추럴 턴natural turn · 336　클로즈드 임피터스 & 페더 피니쉬closed impetus & feather finish · 336　내추럴 위브natural weave · 339　체인지 오브 디렉션change of direction · 342　톱 스핀top spin · 345　호버 크로스hover cross · 347　오픈 임피터스open impetus · 350　베이식 위브basic weave · 351　위브 프롬 피피weave from PP · 353

　　　　L.O.D로 진행하다가 방향 전환하는 피겨
　　　　　리버스 웨이브reverse wave · 356　내추럴 트위스트 턴natural twist turn · 359　커브드 페더 투 백 페더curved feather to back feather · 362　FR & SP · 364

　　　　'중앙사'로 면하여 '벽사'로 방향을 바꾸는 피겨
　　　　　클로즈드 텔레마크closed telemark · 366　오픈 텔레마크 & 페더 엔딩open telemark & feather ending · 367

　8) 선 · 후행 피겨 정리 ──────── 370

4. 퀵스텝 Quick Step ──────── 378
　1) 퀵스텝의 기원 ──────── 378
　2) 슬로우 리듬댄스 배우기 ──────── 378
　　　슬로우 리듬댄스의 피겨 ──────── 379
　　　　쿼터 턴quarter turn · 380　코너 스텝coner turn · 382　내추럴 턴natural turn · 383　리버스 턴reverse turn · 385
　　　슬로우 리듬댄스의 피겨 조합 ──────── 387

3) 퀵스텝의 풋워크와 라이즈 & 폴의 일반 법칙 ——————— 389
4) 포워드 & 백 록 forward & back lock 의 몸 body 방향 ——————— 391
5) 퀵스텝 시작 방법 ——————— 391
 예비보 ——————— 391
  체중이 왼발에 있는 경우 · 392   체중이 오른발에 있는 경우 · 392
 시작 요령 ——————— 392
6) 댄스파티에서 루틴 없이 퀵스텝 추는 방법 ——————— 393
 왈츠 베이식 스텝 연습 ——————— 393
 L.O.D.를 따라 진행할 수 있는 피겨 조합 만들기 ——————— 394
  쿼터 턴 투 라이트 quarter turn to right · 394 프로그레시브 샤세 투 레프트 progressive chasse to left · 397 프로그레시브 샤세 투 라이트 progressive chasse to right · 399 록 스텝 lock step · 400 내추럴 턴 natural turn · 403 내추럴 턴 위드 헤지테이션 natural turn with hesitation · 405 샤세 리버스 턴 chasse reverse turn · 406

 방향 전환하는 피겨를 알아둔다 ——————— 407
  러닝 피니쉬 running finish · 408 내추럴 스핀 턴 natural spin turn · 410 호버 코르테 hover corte · 411 클로즈드 임피터스 closed impetus · 412 오픈 임피터스 open impetus · 414 오픈 내추럴 턴 open natural turn · 414 티플 샤세 투 라이트 tipple chasse to right · 414 러닝 라이트 턴 running right turn · 417 포 퀵 런 four quick run / 식스 퀵 런 six quick run · 421 V6 · 425 퀵 오픈 리버스 quick open reverse · 428

7) 베리에이션 Variation ——————— 430
 베리에이션 피겨 ——————— 431
  페퍼 폿 pepper pot · 431 우드 페커 woodpecker · 431 포 펜들럼 포인트 four pendulum point · 432 로켓 샤세 rocket chasse · 433 홉 홉+샤세 hop hop+chasse · 433 홉, 슬라이딩 & 킥 액션 hop, sliding & kick action · 434
 피겨 조합 ——————— 435
8) 선 · 후행 피겨의 정리 ——————— 435

5. 비엔나왈츠 Viennese waltz ——————— 445
 1) 비엔나왈츠의 기원 ——————— 445
 2) 비엔나왈츠 요령 및 특징 ——————— 446
 3) 비엔나왈츠의 피겨 ——————— 449

내추럴 턴 natural turn · 449 리버스 턴 reverse turn · 451 플렉컬 fleckerl · 452

4) 비엔나왈츠 시작 방법 ———————————————— 458
   연습 시 ————————————————————————— 458
   파티에서 ———————————————————————— 458

5) 비엔나왈츠를 출 때 주의할 사항 ——————————— 459
   후진 스텝을 너무 멀리 딛지 않는다 ——————————— 459
   비엔나왈츠의 회전 방법 ———————————————— 460
   첫 스텝을 길게 한다 —————————————————— 460
   후진하는 사람은 전진하는 사람의 진행을 방해하지 않는다 —— 460

부록 ————————————————————————————— 461
  댄스 용어 해설 ———————————————————— 462
  참고문헌 ——————————————————————— 478

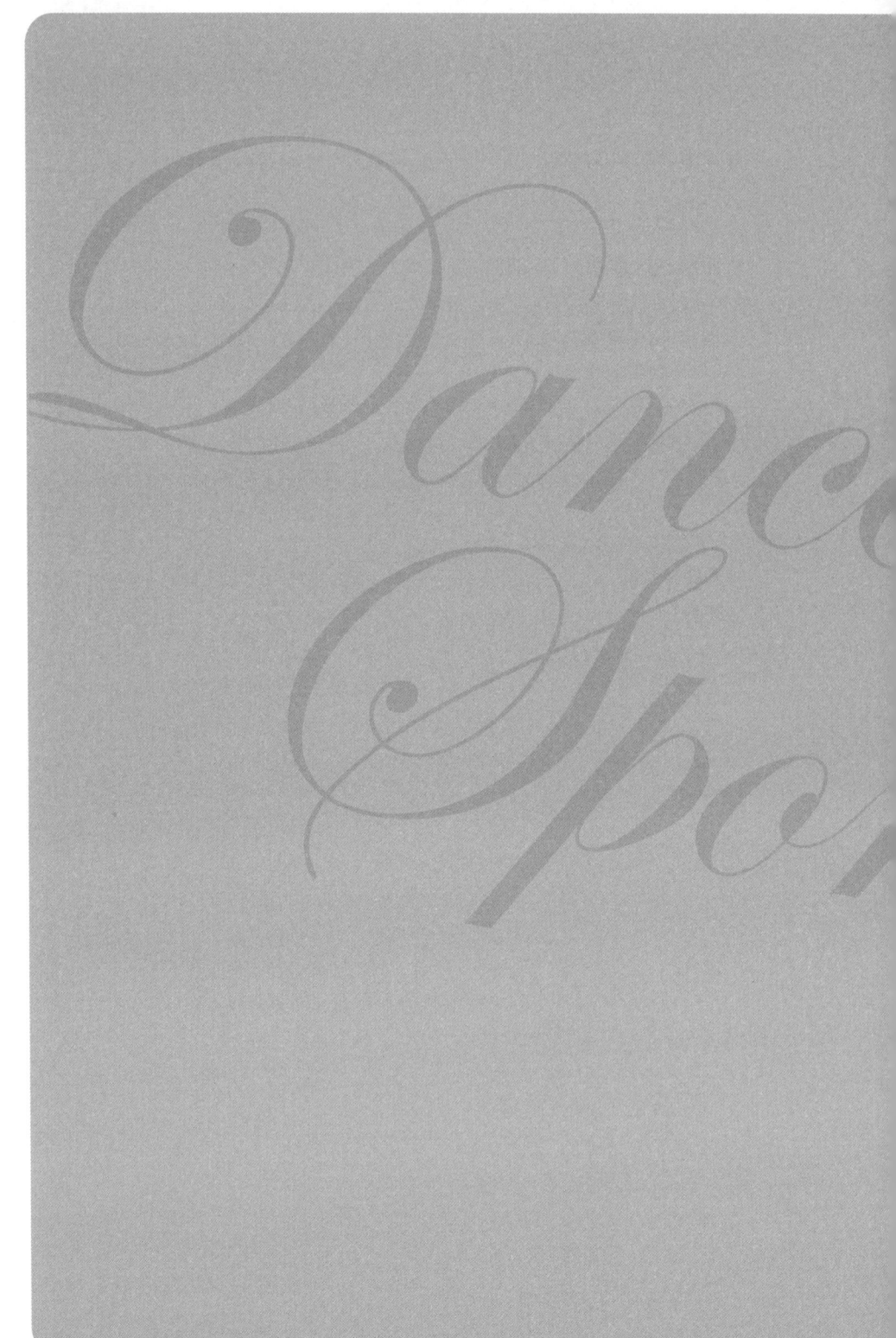

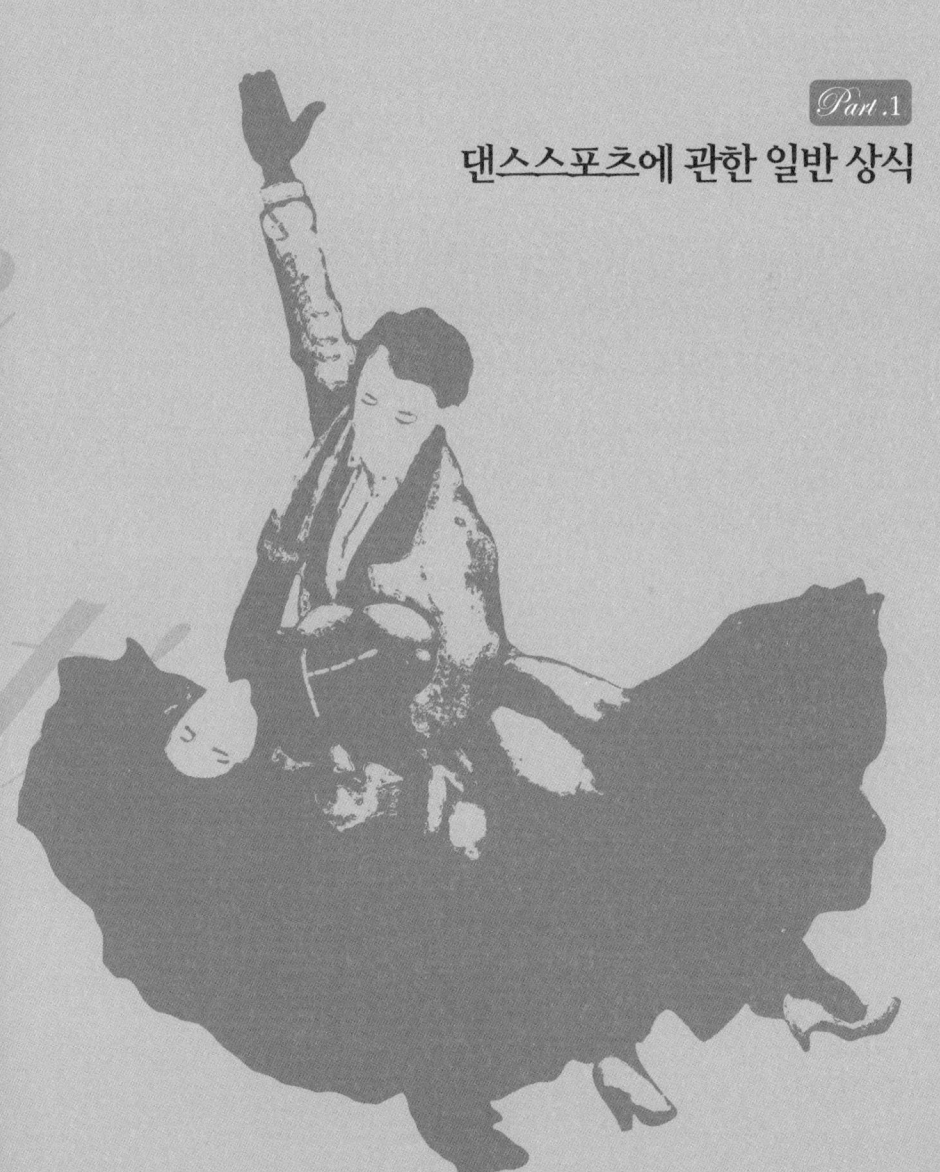

Part.1
댄스스포츠에 관한 일반 상식

1. 댄스스포츠란?

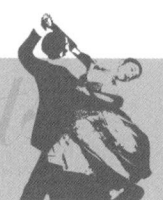

우리가 현재 '댄스스포츠 dancesports'라고 부르는 모던스탠더드볼룸댄스 5개 종목 왈츠, 탱고, 퀵스텝, 폭스트롯, 비엔나왈츠 과 라틴아메리카볼룸댄스 5개 종목 룸바, 차차차, 삼바, 파소도블레, 자이브 은 일종의 '사교춤 social dance'이라고 할 수 있다. 사교춤이란 원래 비교적 배우기 쉬운 피겨 figure 로 사교를 위해 연회장이나 무도장에서 남녀가 짝 pair 을 이루어 추는 왈츠, 탱고 등의 볼룸댄스 ballroom dance 를 지칭하는 용어다. 그런데 이 볼룸댄스가 우리나라에 들어왔을 때 이미 '사교춤'으로 불리고 있던 지르박이나 블루스와 구분하기 위해 '댄스스포츠'라는 용어를 쓰게 된 것이다.

넓게 보면 댄스스포츠, 지르박, 블루스, 살사, 메렝게, 바차타, 아르헨티나 탱고 등 남녀가 짝을 이루어 추는 모든 춤을 사교춤이라고 할 수 있다. 하지만 그 뜻을 좀 좁혀서 댄스스포츠를 제외한 우리나라와 중남미 등 외국의 남녀 2인무를 '사교춤'이라고 하기도 한다. 우리나라에서 일반적으로 '사교춤'이라고 할 때는 좀 더 한정적으로 지르박, 블루스, 트로트를 의미한다.

댄스스포츠는 사교용 댄스스포츠와 경기·시범용 댄스스포츠로 구분할 수 있는데, 그 스텝 형식이 정형화되어 세계 어디를 가나 남녀가 함께 출 수 있다. 그러나 기타 사교춤은 대개 그 나라만의 독특한 형식이 배어 있어 세계적으로 보편화되어 있지 않다. 예컨대 지르박과 블루스는 우리나라에서만 통용되는 춤이고, 살사나 메렝게는 중남미 국가에서 추는 춤이며, 아르헨티나 탱고는 아르헨티나에서만 추는 춤이다.

하지만 요즘은 교통과 통신, 특히 인터넷의 발달로 지구 반대편에서 일어나는 일들도 실시간으로 세계 곳곳에 전파되기 때문에 춤의 보급 속도도 엄청나게 빨라지고 있다. 최근 들어 우리나라에서도 살사, 메렝게, 바차타, 아르헨티나 탱고 등 중남미의 사교춤을 배우는 사람들이 급속히 늘고 있다.

'댄스스포츠'라는 용어는 ICAD |International Council of Amateur Dancers : 국제아마추어무도인평의회|가 1980년부터 꾸준히 국제올림픽위원회 가입을 추진하면서 사용하게 되었다. 볼룸댄스 경기가 올림픽 종목으로 적합한지를 검토하는 과정에서 볼룸댄스라는 말보다는 댄스스포츠라는 용어가 올림픽 경기에 더 적합하다는 결론을 내려 회원국들에게 이 명칭을 사용하도록 권장했다. 그 후 댄스스포츠를 관장하는 IDSF |International DanceSport Federation : 국제댄스스포츠연맹|가 탄생했고, 프로 단체인 ICBD |International Council of Ballroom Dancing : 국제무도평의회|가 WD & DSC |World Dance & DanceSport Council : 세계무도평의회|로 명칭을 바꾸면서 댄스스포츠라는 용어가 일반화되었다.

우리나라에서는 사실 얼마 전까지도 '사교춤'이라고 하면 사회적 인식이 좋지 않았다. 왠지 퇴폐적이고 불륜의 온상이라는 인상이 강했다. 하지만 1988년 서울올림픽을 성공적으로 마친 후 경제생활이 윤택해지면서 건강과 균형 잡힌 몸매에 대한 관심이 커졌고, 춤도 건강을 지키는 스포츠의 하나로 받아들이게 되었다. 그런 의미에서 댄스스포츠라는 명칭은 춤에 대한 사회적인 인식을 긍정적으로 변화시키는 데 큰 역할을 했다고 할 수 있다. 요즘은 댄스스포츠가 지방자치단체나 백화점

문화센터에서 가장 인기 있는 수강과목으로 자리를 잡아가고 있으며, 초등학생부터 중장년층에 이르기까지 동호인이 날로 늘어나고 있다.

2. 댄스스포츠의 종류

 댄스스포츠는 크게 영국을 비롯한 유럽에 기원을 둔 모던스탠더드볼룸댄스 |Modern Standard Ballroom Dance|와 라틴어를 사용하는 문화권에서 발생한 라틴아메리카볼룸댄스 |Latin America Ballroom Dance|로 나뉜다.

1) 모던댄스

 왈츠 |waltz| : '왈츠'라는 이름은 대개 '구르다' '돌다'라는 뜻의 독일어 발첸 |waltzen|에서 유래된 것으로 보고 있다. 이외에 프랑스 프로방스의 옛 춤인 볼타 |volta|에 기원을 두고 있다는 설도 있다. 무곡으로서의 왈츠는 직접적으로는 오스트리아의 무곡 '렌틀러 |Landler|'에서 발전한 것으로 보인다. 왈츠의 템포는 대별하여 렌틀러계의 비교적 완만한 것과 비엔나왈츠 같은 빠른 것으로 나뉜다. 왈츠곡은 3/4박자이며 리듬은 '쿵 |강| 작 |약| 작 |약|'이다. 첫 박자에 음악적 강세가 있지만 춤의 강세는 두 번째에 있다. 1분간 28~30소절의 템포로 춤을 춘다.

 탱고 |tango| : 18세기 말 아르헨티나 동해안의 라 프라토 팜파스 지방의 원주민인 가우초 |Gaucho|족 기마병들이 술집에서 쉴 때 들려오는 리듬에 맞춰 춘 춤이라고 전한다. 탱고에는 정열적이고 리드미컬한 '아르헨티나 탱고'와 우아한 '콘티넨털탱고'가 있다. 탱고 음악은 2/4박자로 각 박

자에 강세가 있다. 탱고 음악을 잘 들어보면 한 소절에 8분음표 4개가 연주되는 것이 많다. 따라서 8분음표 2개로 한 보를 딛는 것을 S |slow|, 8분음표 1개로 한 보를 딛는 것을 Q |quick|로 센다. 템포는 1분간 약 33~34소절이다. 리듬의 특징은 음이 끊어지는 스타카토에 있다.

폭스트롯 |foxtrot| : 보통 템포의 래그타임 |ragtime|이나 재즈 템포의 4/4박자 곡으로 추는 댄스다. 폭스트롯 음악은 1914~1917년 미국에서 유행한 이래 가장 보편적인 댄스음악으로 알려져 한때는 댄스음악의 대명사로 불리기도 했다. 본디 네 발 짐승의 걷는 속도에서 비롯된 명칭으로, 템포가 빠른 것을 '퀵폭스트롯 |quick fox trot|' 느린 것을 '슬로폭스 |slow fox|' 또는 '슬로트롯 |slow trot|' 등으로 불렀다. 이 춤의 특징은 물이 흐르는 듯 부드러운 움직임을 수반하는 격조 높은 영국풍 댄스다. 템포는 1분간 30~32소절이다.

퀵스텝 |quick step| : 20세기 초 미국의 무도교사 버넌 캐슬 |Vernon Castle| 부부가 창안해서 세계적으로 유행한 춤으로, 모던댄스 중에서도 가장 빠르고 경쾌하고 박력 있는 댄스다. 퀵스텝의 음악은 4/4박자로, 첫째와 셋째 박자에 음악적 강세가 있다. 따라서 리듬은 '강, 약, 중강, 약'의 반복이다. 템포는 1분간 48~58소절이다.

비엔나왈츠 |viennese waltz| : 왈츠와 같이 3/4박자의 춤이지만 빠르기는 왈츠의 2배. 1분간 58~60소절의 빠르기다. 음악적 강세나 춤의 강세 모두 첫 박자에 있다.

2) 라틴댄스

룸바 |rumba| : 16세기경 아프리카에서 노예로 끌려온 흑인들이 힘든

노역을 할 때 북장단에 맞춰 움직이던 동작에 기원을 둔 춤으로, 적어도 100년 이상 쿠바에서 변화·발전하면서 완성되었다. 노예들은 쇠사슬에 묶여 있었기 때문에 좌우 3보밖에 움직일 수 없었다고 한다. 룸바 음악은 4/4박자이며, 음악적 강세는 첫 박자에 있지만 춤의 강세는 네 번째 박자에 있다. 템포는 1분간 27~29소절이다.

차차차 |cha cha cha| : 서인도제도 |카리브해역|에서 자생하는 타타 |Tcha Tcha| 또는 콰콰 |Kwa Kwa|라는 열매의 나무로 만든 악기의 이름에서 따온 것이라는 설도 있고, 봉고 드럼이나 마라카스를 두드리는 소리가 '차차차'로 들린다고 해서 붙여진 이름이라는 설도 있다. 룸바 음악이 식민지시대의 어둡고 슬픈 분위기를 자아낸다면 차차차는 쿠바혁명 이후 독립한 남미 사람들 특유의 밝고 명랑하고 경쾌한 분위기가 넘쳐흐르는 빠른 리듬의 춤이다. 음악은 4/4박자이며 음악적 강세와 춤의 강세 모두 첫 박자에 있다. 템포는 1분간 30~32소절이다.

삼바 |samba| : 강렬하고 독특한 율동의 생동감 넘치는 춤으로, 브라질에서 목화를 경작하기 위해 수입한 아프리카 노예들이 혹사를 당하면서 겪는 고통을 잊으려고 자신들의 원시적이고 독특한 노랫가락에 맞춰 율동하던 움직임에서 유래했다는 것이 일반적인 견해다. 음악은 2/4박자고, 각 소절 두 번째 박자에 음악적 강세가 있다. 템포는 1분간 48~56소절이다.

파소도블레 |paso doble| : 스페인에서 유래된 춤으로, 각 스텝은 투우사들이 투우장에 입장할 때처럼 행진곡풍으로 매우 강렬하고 선정적이다. 남자는 투우사의 동작을 연출하고 여자는 투우사가 흔드는 빨간 케이프 |cape : 망토|와 남자의 그림자 또는 황소 역할을 한다. 음악은 2/4박자이며, 음악적 강세는 각 소절의 첫 박자에 있다. 템포는 1분간 60~62

소절이다.

자이브 |jive| : 1927년경 뉴욕의 흑인 거주지 할렘에서 재즈 음악의 일종인 스윙 리듬에 맞춰 춘 춤으로, 1936년경에는 미국 전역을 휩쓸 정도로 인기가 높았다. 제2차 세계대전 중 미국의 GI |직업군인|들에 의해 유럽에 퍼졌고, 우리나라에서도 해방 이후 서구 문물이 물밀듯 도입되면서 지르박 |jitterbug| 등 사교댄스가 유행하기 시작했다. 음악은 4/4박자로, 음악적 강세는 첫 박자에 있지만 춤의 강세는 둘째와 넷째 박자에 있다.

3. 댄스스포츠와 건강과의 관계

운동의 기본은 걷기다. 댄스스포츠는 바른 자세와 과학적인 걷기가 필수적이어서 현대인에게 이보다 더 좋은 스포츠는 없다. 댄스스포츠는 온 몸을 사용함으로써 신체의 균형적 발달에 도움을 준다. 허리나 관절의 통증을 없애주며 척추를 바로잡아 올바른 체형과 아름다운 몸매를 만들어준다.

음악을 들으면서 즐겁게 몸을 움직이는 댄스스포츠는 우리 몸의 에너지를 효율적으로 연소시켜 다이어트에 탁월한 효과가 있다. 과체중이던 사람이 댄스스포츠를 1년 동안 열심히 해서 10kg을 거뜬히 뺀 이야기는 흔하게 들을 수 있다. 댄스스포츠의 걷기는 대퇴근의 수축과 확장 운동이 함께 이루어져 처진 히프를 올려주고 아랫배를 들어가게 한다.

적정 혈압을 유지하기 위해서는 바른 자세로 걷기, 즉 워킹 |walking|이 중요하다는 연구 결과가 많이 보고되고 있다. 댄스스포츠는 바른 자세로 걷는 것이 주된 구성요소이므로 심혈관계의 기능을 촉진하여 정상 혈압을 유지시켜준다. 또한 콜레스테롤의 수치를 낮춰주고 혈당 조절에도 탁월한 효과가 있다. 퀵스텝의 경우 분당 200보 정도는 뛰다시피 걸어야 되므로 한 시간 정도 할 경우 600kcal의 에너지를 소모하게 된다. 보통 사람이 속보로 1시간을 걸어도 1만 보를 걷기가 힘들다. 퀵스텝의 경우 분당 200보면 12,000보를 걷는 셈이다.

도시에서 생활하는 현대인들은 다양한 스트레스 속에서 살고 있다. 남녀노소를 불문하고 스트레스를 안 받는 연령층이 없을 정도다. 댄스스포츠는 좋은 음악과 함께 즐겁게 춤추는 가운데 엔도르핀이 풍부하게 생성되어 스트레스 해소에 도움을 준다. 뿐만 아니라 사교성을 중시하는 현대사회에서 원만한 인간관계 형성에도 많은 도움이 된다.

암보다 무섭다는 치매 예방에도 댄스스포츠가 효과적이다. 치매의 치료법은 아직 확실한 것이 없는데 그 예방법으로는 대뇌피질을 활성화시키는 운동을 하는 것이 매우 효과적이라고 한다. 언어 공부를 한다거나 숫자를 센다거나 무엇을 외우고 몸을 회전시키는 것이 좋다고 한다. 이러한 관점에서 보면 많은 족형도를 구사하며 회전과 움직임을 수반하는 댄스스포츠는 대뇌피질을 활성화시켜주므로 중년 이후의 사람들에게 추천할 만한 스포츠 중의 하나다.

나이가 들거나 무리한 다이어트로 골다공증이 생기는 경우가 많다. 무중력 상태에서 장기간 체류한 우주비행사의 뼈가 퇴화되어 약해지는 것처럼 인간의 기관은 사용하지 않으면 퇴화된다. 댄스스포츠와 같은 걷기가 주된 운동은 뼈에 자극을 주기 때문에 뼈세포의 생성이 활발해진다.

4. 댄스스포츠의 예절 및 의상

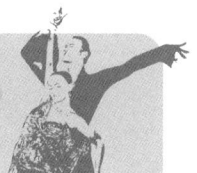

댄스스포츠는 남녀가 함께 어울려 추는 커플댄스 |couple dance|이다. 따라서 춤을 추는 동안 적당한 스킨쉽 |skinship|이 수반된다. 때문에 상대방에게 불쾌감을 주지 않도록 춤을 출 때의 예절뿐 아니라 옷 입는 데까지 세심한 주의를 기울여야 한다.

1) 댄스스포츠의 예절

댄스스포츠는 예술이고 레저이고 운동이고 취미이고 여흥이고 문화이다. 단순히 스텝과 피겨 |figure|의 순서만 익히는 것이 아니라 여러 사람과 함께 즐기는 것이다. 자유로운 반면 자기 절제와 남에 대한 배려가 무엇보다 중요하다. 그래서 더욱 예절을 중요하게 여긴다. 몸과 복장은 깨끗하고 단정해야 한다. 깨끗하고 예쁜 옷을 입은 사람에게 더 호감이 가는 것은 인지상정이다. 홀드를 하다 보면 의외로 머리에서 냄새가 나는 사람이 많다. 상대방에게 불쾌감을 주기에 주의해야 한다.

춤을 신청할 때 예절

과거에는 전통적으로 남성이 여성에게 춤을 신청했지만 오늘날에는 여성이 남성에게 춤을 신청하는 경우도 있다. 이런 경우에 남성은 춤을 절대 거절해서는 안 된다. 남성은 예의 바른 태도와 공손한 말씨로 여성에게 춤을 신청해야 하고 여성은 답례가 분명해야 한다. 춤을 신청할 때 일반적인 표현은 다음과 같다.

"저와 같이 춤을 추시겠습니까?"
Would you like to dance with me?
Why don't you dance with me?
How about dancing with me?
What about dancing with me?

"우리 같이 춤추실래요?"
Shall we dance?

승낙할 때
Sure of course.
Okay, I will.

거절할 때
I am sorry, I can't.

누군가에게 춤을 신청하려면 우선 상대방에게 다가가서 눈을 마주치고 정중하고 교양 있게 "한 곡 추실까요?" 하면서 손을 내밀면 아마도 거절하는 여성은 한 사람도 없을 것이다. 교양 있는 말 한마디가 상대방의 마음을 움직이는 열쇠라는 것을 잊지 말자.

거절할 때의 예절

춤 신청을 거절하고 싶을 때는 먼저 감사를 표한 다음에 상대의 감정이 상하지 않도록 정중하게 거절 의사를 밝힌다. 특히 남성은 거절당하지 않으려면 불쑥 손만 내밀어서는 안 된다. 어떤 여성이 처음 파티에 참석하여 분위기를 살피고 있는데 어떤 신사 한 분이 불쑥 손을 내밀어 당황한 나머지 그 여성은 "저 모르는 남자와 악수 안 하는데요." 하는 웃지 못할 일이 벌어진 일도 있다.

춤 신청을 거절할 때 가장 좋은 방법은 "죄송합니다만, 지금은 제가 휴식을 취하고 있거든요. 나중에 다른 곡에 추어도 괜찮으시겠어요?" 한다면 상대방도 기분 좋게 돌아설 것이다. 춤 신청을 거절한 경우에는 신청 받을 당시에 나오는 음악이 끝날 때까지 다른 사람과 춤을 추어서는 안 된다.

춤 신청을 거절당한 경우

춤 신청을 거절당했을 때는 우선 상대방의 말을 사실 그대로 받아들인다. 거절당했다고 스트레스를 받지 않도록 한다. 통상적인 댄스파티는 3~4시간 지속되므로 쉬지 않고 계속 춤을 춘다는 것은 불가능하다. 누구나 잠시 휴식을 취하기 마련이며 거절당할 수 있는 일이라고 편하게 생각한다.

파티장에서의 예절

파티장에서는 다양한 파트너쉽과 인간관계의 형성과 여러 사람에게 춤출 기회를 부여하기 위해서 같은 파트너에게 두 번 이상 연속으로 신청하지 않는 것이 예절이다. 부부가 함께 참석한 경우에도 자신의 배우자하고만 춤을 추어서는 안 된다. 서로 대화할 일이 있다면 집에서 하도록 하고 댄스파티에 참석했다면 당연히 여러 사람과 춤을 추는 것이 파티 예절에 맞는 것이다. 자신의 에스코트 |escort : 여성파트너를 의미|와는

그날 파티의 처음과 마지막 곡에만 춤을 추고 그 나머지는 다른 사람과 어울려야 한다. 초청자가 있는 파티일 경우에는 여성은 남자주인, 남성은 여자주인에게 춤을 청하는 것이 예의이다.

춤출 때의 예절

먼저 파트너의 수준에 맞게 춘다. 경험이 많은 사람이 상대적으로 경험이 적은 파트너의 수준에 맞추어 추는 것이 중요하다. 남성의 경우 처음 만나는 여성과는 단순하고 쉬운 피겨로 시작하고 조금씩 난이도를 높인다. 춤출 때는 파트너가 편안하게 댄스를 즐길 수 있도록 세심한 주의를 기울여야 한다.

파티 모임은 사교, 친교를 목적으로 하기 때문에 플로어 |floor|에서 고난이도, 특히 빠르게 진행하는 피겨와 한 자리에서 오랫동안 머무르는 피겨, 안무를 위한 작품 등은 삼가야 한다. 이는 초보자들에게 불안감을 주고 다른 사람들의 진행에 장애가 된다.

특별한 경우 외에는 남성은 왼발, 여성은 오른발부터 움직인다. 댄스스포츠는 남자가 리더이므로 여자가 리드를 하는 것을 삼가야 한다. 춤추는 공간을 잘 활용하여 다른 사람의 진로를 방해해서는 안 된다. 춤을 추면서 파트너에게 불쾌감을 줄 수 있는 말이나 행동은 삼가는 것이 좋다. 파트너가 사전에 요청했을 경우에만 댄스 지도를 하거나 지적을 해주는 것이 예의이다. 춤이 끝나면 정중하게 서로 인사를 하고 파트너와 함께 플로어 밖으로 나오며 여성을 다시 제자리까지 에스코트하고 감사를 표한다.

춤추는 도중 앞뒤 사람이 충돌할 경우에는 뒤에 오는 사람에게 책임이 있지만 남자가 못 볼 경우 미리 여성이 손으로 등이나 팔을 눌러서 알려줘야 한다. 댄스 중에 다른 팀과 부딪혔을 경우에는 가벼운 목례로 양해를 구한다. 불가피한 사정으로 춤을 중단할 때도 상대에게 양해를 구하고 다른 사람에게 방해가 되지 않도록 하면서 플로어 밖으로 나온다.

2) 댄스스포츠 의상

댄스스포츠는 좌우로 움직이며 돌아가기 때문에 여성의 경우 발을 충분히 벌릴 수 있는 스커트를 입는 것이 좋다. 남성은 바지를 입기 때문에 의상 준비에 크게 신경을 안 써도 되지만 여성은 바지나 폭이 좁은 스커트를 입는 것은 실례다. 사실 댄스 의상은 일반 의상처럼 보이는 것만으로 효용가치를 따질 수가 없다. 댄스라는 장르에 맞아야 한다. 또한 댄스스포츠는 운동량이 많아서 땀이 많이 난다. 그래서 면으로 된 셔츠나 블라우스는 피하는 것이 좋다. 면 소재는 땀을 배출하는 것이 아니라 품고 있기 때문에 몸에 땀이 배게 된다.

특히 남을 배려하는 교양과 예절을 중시하는 댄스 모임에서는 댄스복이 매우 중요한 역할을 한다. 옷이 날개라는 말도 있듯이 예쁜 옷을 입으면 사람이 더욱 예쁘고 교양 있어 보인다. 요즈음은 예쁜 기성복도 많이 나와 비교적 값싸게 구입할 수 있다.

남성의 댄스복
(1) 모던복

① 연미복 燕尾服 : swallow-tailed coat, tailcoat, evening coat : 일반적으로 6시 이후의 특별한 행사나 정식 만찬을 겸한 저녁 파티 때 주로 입는 남자의 예복이다. 통상 검정 나사 羅紗 로 만드는데 저고리의 뒤 아

래쪽이 제비 꼬리처럼 갈라져 있다고 해서 연미복이라고 한다.

② **턱시도** |tuxedo| : 디너 재킷 |Dinner Jacket|이라고도 하며 만찬을 곁들인 일반적인 파티에 많이 입는, 연미복 대용의 야간 약식 |略式| 예복이다. 모양은 거의 양복과 같으나 위 깃을 비단으로 덮고 바지 솔기에 장식을 단다.

(2) 라틴복

색상이나 재질, 형태에 있어서 특별히 정형화된 스타일은 없다. 일반적으로 상의는 몸에 달라붙는 스판 재질의 티셔츠 |T-shirt|나 팔목 부위 등에 레이스 장식이 있는 와이셔츠, 하의는 몸에 꼭 맞는 타이트한 검정색 바지가 좋다.

여성의 댄스복

(1) 모던복

이브닝드레스 |Evening dress| : 통상 야회복이라고도 하는데 일반적으로 저녁식사를 겸한 정식파티나 칵테일파티 때 입는데 댄스파티에 입어도 무방하다. 댄스파티에는 모던댄스나 라틴댄스를 모두 출 수 있는, 발동작에 불편이 없는 스타일이어야 한다. 일반적으로 드레스 옆이 트인 약간 타이트하면서 부드러운 느낌을 주는 원피스 스타일의 드레스나 A라인 형태가 무난하다.

(2) 라틴복

특별히 정형화된 스타일은 없지만 상의는 블라우스 스타일의 옷, 하의는 적당한 길이의 편안한 스커트 스타일의 옷이면 무난하다.

댄스 신발

댄스스포츠 전용 무도장이나 호텔 같은 곳에 특설 무대를 설치하는 경우에는 나무로 마룻바닥을 깔아놓기 때문에 밑바닥이 가죽으로 된 구두가 가장 적합하다.

(1) 남성 댄스화

① 모던댄스화 : 일반적으로 검정색 구두가 좋고 굽은 대략 2.5cm 정도가 적합하다.

② 라틴댄스화 : 모던댄스화와 같이 검정색 구두가 좋으며 굽의 높이는 2.5cm 정도로 신는 경우도 있으나 일반적으로는 약 4cm 정도 되는 신발을 많이 사용한다.

(2) 여성 댄스화

① 모던댄스화 : 통상적으로 발목 끈이 없는 코트슈즈 |court shoes| 형태의 신발을 많이 신는다. 굽 높이는 대략 5~6.25cm가 일반적이다. 특히 모던댄스는 전진할 때 힐 |heel|부터 바닥에 대고 밀고 나아가야 하기 때문에 뒤축의 끝 부분이 금방 닳아버리기 때문에 특수 고무나 플라스틱으로 만든 작은 뚜껑 |heel protector|을 굽의 끝 부분에 씌우는 것이 좋다.

② 라틴댄스화 : 일반적으로 발목 끈이 달린 샌들 형태에 굽 높이가 6~7.5cm 정도 되는 구두를 많이 신는다. 7cm 힐을 신었을 때 여성의 다리 모양이 가장 예쁘게 보인다고 한다.

5. 댄스스포츠와 파트너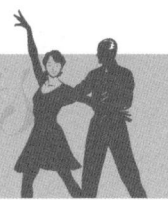

　댄스스포츠는 커플댄스이므로 파트너가 꼭 있어야 한다. 기혼자의 경우 부부가 함께 춤을 배우는 것이 가장 바람직하나 아무리 부부라도 취미나 가치관이 다를 수 있기 때문에 쉽지는 않다. 그리고 부부는 가장 가깝기 때문에 사소한 문제로 큰 갈등을 일으킬 수도 있다. 우리나라에서 부부가 함께 해서는 안 될 것으로 운전 연수, 골프, 춤을 꼽는다. 우리나라 남성들은 외국 남성들에 비해 여성들에게 자상하지 못한 편이다. 그래서 남편이 아내에게 운전 연수를 시켜주다가 이혼했다는 신문기사나 같이 춤을 배우다가 남편의 계속된 잔소리에 아내가 못 견디고 싸우게 되었다는 사례를 종종 볼 수 있다.
　단체반 레슨을 오래 다니다 보면 자연스럽게 파트너가 생길 수 있다. 그렇지 못한 경우는 댄스동호인카페에 파트너 구인광고를 내는 것도 한 방법이다. 정확한 통계는 아니지만 외국에서는 80~90%가 부부 파트너라고 한다. 그러나 우리나라의 경우는 반대로 10% 정도가 부부이다. 우리나라와 같이 댄스문화가 일천(日淺)한 나라에서는 파트너 관계 정립에 상당한 어려움이 있다.

파트너의 종류
　댄스 파트너 구하기는 배우자 구하기보다 더 어렵다는 말이 있다. 배우자는 선택의 폭이 넓지만 댄스 파트너는 선택의 폭이 좁다는 뜻이다. 서로 연령대는 물론 키도 엇비슷해야 하고 춤 실력도 비슷해야 한다.

싫다고 헤어질 수도 없는 배우자일 경우 '고정 파트너'이다. 이런 경우는 성격 다 죽이고 춤을 배우러 다녀야 한다. 잘못하다간 춤 때문에 이혼하는 수도 있다. 배우자가 아닌 경우는 모두 '임시 파트너'이다. 언젠가는 헤어지기 때문이다.

부부와 같은 고정 파트너는 계약기간이 필요 없지만 임시 파트너는 반드시 계약기간이 필요하다.

|계약 파트너의 종류|

· 장기 파트너 : 경기대회에 나갈 사람은 최소한 6개월 이상 연습이 필요하기 때문에 6개월, 1년 단위로 계약하는 것이 좋다.

· 단기 파트너 : 통상 단체반 레슨은 1개월, 2개월, 요즘은 3개월 단위가 많다. 단체반 레슨은 춤 실력이 천차만별이기 때문에 월 단위로 파트너를 구하는 것이 좋다.

· 일일 파트너 : '번개 파트너'라고도 한다. 아직 우리나라는 댄스파티 문화가 일천하여 혼자, 특히 여성이 혼자 파티에 가면 좌석만 지키다 올 확률이 높다. 따라서 고정이나 임시 파트너가 없는 경우에 단 하루라도 같이 댄스파티에 참석할 파트너가 필요하다.

계약 파트너와의 관계는 계약기간이 끝나면 이런저런 말없이 자동으로 해소하기로 하는 경우에 뒤끝은 깨끗하다. 그러나 두 사람 모두 별 이의가 없으면 자동으로 계약기간이 연장된다고 했을 때는 편하기도 하지만 분쟁의 소지가 있다. 그러므로 함께 한 시간이 소중하니 직접

말을 해서 헤어질지의 여부를 결정하는 것이 가장 인간적이다.

사랑하는 부부 사이도 이혼이라는 문제가 발생하는데 하물며 댄스 파트너야말로 여러 가지 사정으로 쉽게 헤어질 수 있다. 헤어질 때는 춤 문제로 헤어져야지 춤 이외의 다른 사적인 문제가 개입되어서는 안 된다. 춤 이외의 개인적인 문제는 깨끗이 풀고 헤어져야 한다.

파트너의 필요성

경기대회에 나갈 사람, 개인레슨을 받을 사람들은 파트너가 반드시 필요하다. 그러나 단순히 취미생활이나 건강을 위해 춤을 추는 사람은 파트너에 너무 신경 쓸 필요가 없다. 그리고 없는 것보다는 있는 것이 낫지만 불편할 때도 있다. 초급시절에는 파트너가 필요하지만 어느 정도 춤에 숙달되면 파트너 없이도 충분히 춤을 즐길 수 있다. 오히려 파트너가 있으면 이 눈치 저 눈치 보느라 불편할 때도 많다.

파트너가 있으면 연습을 많이 할 수 있어 춤 실력이 빠른 시간 내에 발전할 수 있다. 파트너가 있으면 두 사람이 같은 기술에 대해 몇 번이나 반복해서 연습할 수 있으므로 혼자서 할 때보다 기술 정착 시간이 반으로 단축될 수 있다. 1대 1로 전문지도자에게 개인레슨을 받는 경우에 춤 실력은 향상되지만 아무래도 기술 정착에는 시간이 걸린다. 전문지도자를 연습상대로 할 수는 없으므로 좀처럼 자신의 춤이 되지 않는다.

파트너 구하는 방법

파트너를 공개적으로 구하는 방법에는 댄스동호인카페의 파트너 구인란에 광고를 내는 것이 좋다. 이때 가장 중요한 금전 문제와 계약기간, 연습시간, 계약기간의 갱신 여부 등 위에서 언급한 여러 조건들을 종합하여 파트너 구인광고를 내도록 한다.

|파트너 광고 예문|

여자 파트너 구합니다.
조건은 아래와 같습니다.

- 목적　　　　경기대회 또는 건강 증진 및 댄스동호활동, 댄스 파티 참가, 단체반 레슨
- 기간　　　　6개월
- 댄스 실력　　모던·라틴 개인레슨 1년 또는 단체반 모던·라틴 2년 수강
- 키　　　　　160~170cm
- 체중　　　　55~60kg
- 성별　　　　여성
- 나이　　　　40대
- 비용　　　　레슨비·뒤풀이 각자 부담
- 연습 시간대　오후 7시~9시
- 연습 방법　　개인레슨 또는 단체반 레슨
　　　　　　　(혹은 단순히 둘이 만나 연습)
- 계약관계　　 자유의사에 따라 갱신 여부 결정
　해소 여부
- 연락처　　　HP 또는 e-mail

이런 광고는 어떻게 보면 인간미가 없는 것처럼 보일 수도 있으나 상대방에 대해 아무것도 모르는 상태에서 막연한 호의로 만나다 보면 레슨 도중이나 끝난 후 안 좋게 헤어지는 경우가 많다. 특히 금전 문제는 분명히 해두어야 한다. 위와 같이 파트너를 구할 때는 매사 정확히 하여 분쟁의 소지가 없도록 하는 것이 가장 바람직하다.

부부는 댄스 파트너로 적합한가?

단체반 레슨에는 한두 쌍의 부부를 만날 수 있다. 그런데 의외로 춤추다가 부부가 싸우는 것을 종종 본다. 스텝이 엉켜서 잔뜩 미안해하고 있는 남편에게 남의 시선 아랑곳하지 않고 큰 소리로 면박을 주는 아내를 볼 때 남의 일이지만 엄청 걱정된다. 실제로 필자의 친구 중 한 사람도 레슨 도중 말다툼 끝에 집에 돌아가 크게 다투고 다시는 춤 배우러 다니지 않는다. 춤은 남자가 리드하고 여자가 폴로하는 것이기 때문에 여성이 조금 더 수월하다. 그래서 여성의 경우 어느 정도 스텝을 밟을 줄 알면 잘 추는 남성이 리드를 하면 능숙하게 따라할 수 있다.

언젠가 어떤 아내가 아직은 춤이 서툰 남편을 세워놓고 잘 추는 남자와 파트너가 되어 음악에 취해 춤을 추는 것을 본 적이 있다. 인간의 심리는 대부분 비슷하다. 노래방에 가면 가수가 되고 싶고, 골프장에 가면 골프를 잘 치고 싶고, 춤추는 장소에 가면 춤을 잘 추고 싶어 한다. 그런데 아내가 남의 남자와 황홀하게 춤을 추는 것을 보고 있는 남편의 심정이야 말해야 무엇 하리.

부부가 함께 정답게 춤을 배우려면 남편이 아내 몰래 6개월 정도 미리 춤을 배우는 것이 좋다. 필자는 아내보다 6개월 먼저 배웠다. 정확히 말하면 6개월 동안 아코디언 배우러 다닌다고 거짓말을 하면서 몰래 배우다 들킨 경우다. 내가 먼저 배운 탓에 아내한테 구박받을 일은 없었다. 늘 내가 잡아주고 가르쳐주는 격이었는데, 아내는 거의 피겨와 루틴을 잊고 나의 리드에만 의존하여 춤을 추고 있다. 정확히 표현하면 나한테 매달려 춤을 추고 있는 격이다. 그러나 이젠 아내도 어느 정도 춤 경력이 생기니 내 말을 잘 안 듣고 이따금 고집을 피우는 바람에 티격태격 말다툼을 하곤 한다. 말다툼도 큰 싸움으로 안 번진다면 괜찮다. 이것이 생명을 갖고 있는 인간이 살아 있다는 증거이기 때문이다. 부부가 오래 살다 보면 할 말도 없어지고 자연히 권태기가 오기 마련이다. 그럴 때 적당한 부부싸움은 활력소가 되기도 한다. 어느 춤 경력자의 말이 떠오른다. "무도장에서의 일은 문을 나서는 순간 잊어버려라." 그것이 쉽지는 않지만 그렇게 노력한다면 부부가 춤 파트너가 되는 것이 가장 바람직하다.

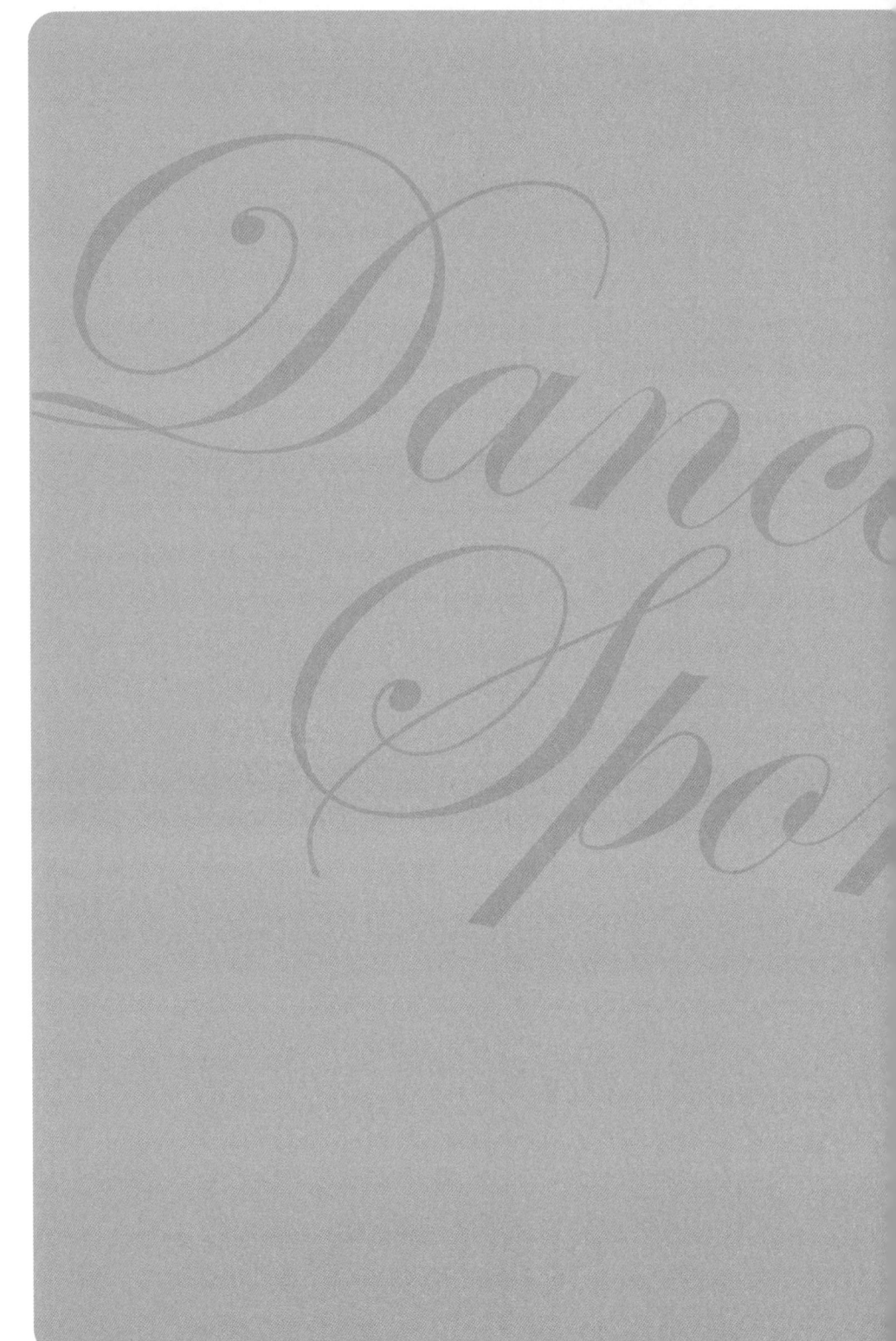

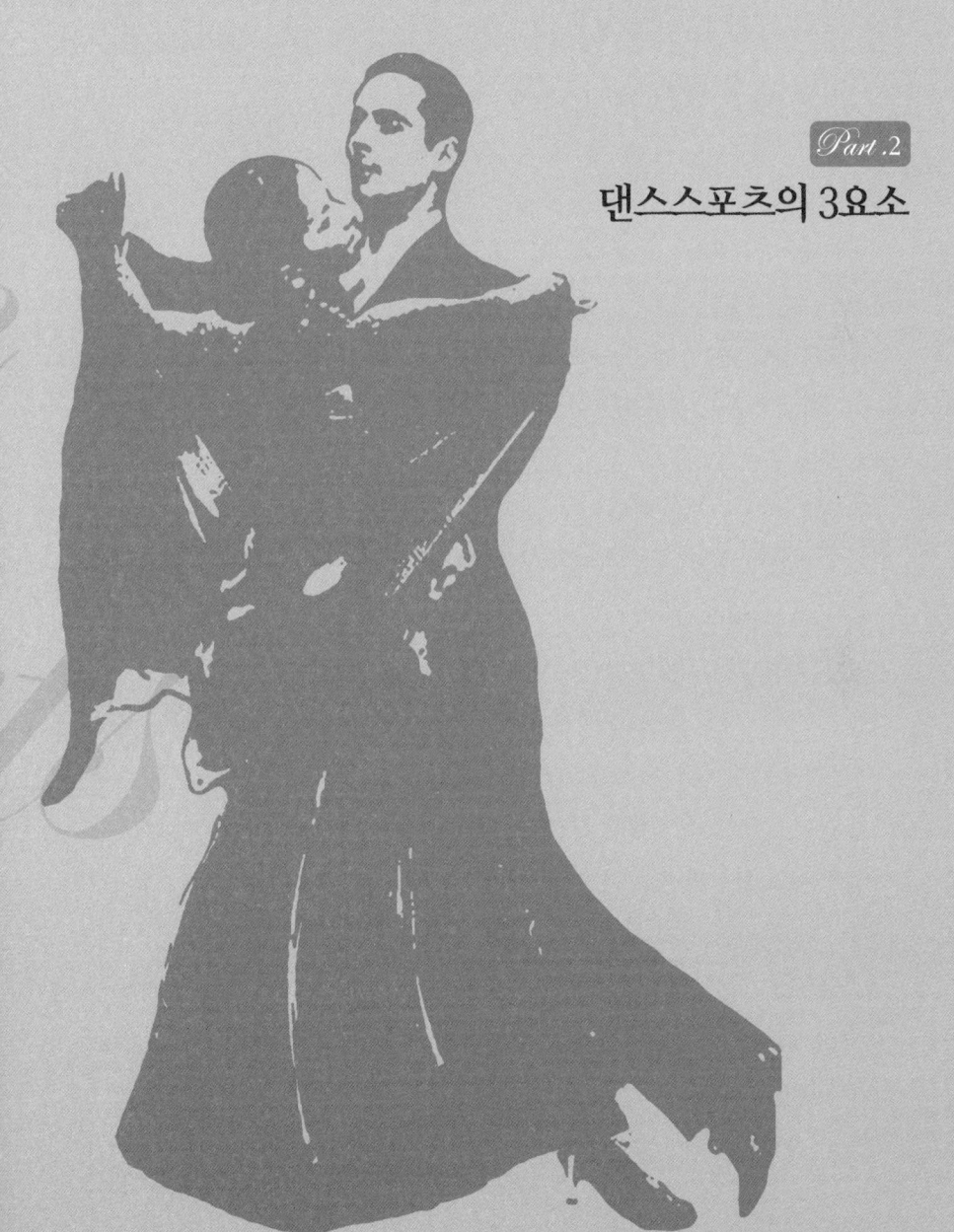

Part.2

댄스스포츠의 3요소

1. 음악 |music|

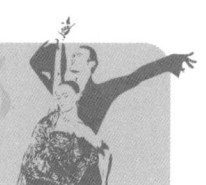

1) 음악 듣기

처음에는 왈츠, 탱고, 퀵스텝, 폭스트롯, 비엔나왈츠, 룸바, 차차차, 자이브, 삼바, 파소도블레 등으로 구별된 CD를 구입하여 듣는다. 각 장르별로 구별이 가능해지면 10가지 댄스가 혼합되어 있는 CD를 구해서 듣는다. CD, 카세트테이프, MP3를 많이 준비하여 언제 어디서나 10가지 댄스음악을 많이 듣는다.

우리나라의 카바레나 무도장에서 흘러나오는 대중가요는 타악기소리가 분명하여 박자에 맞춰 스텝을 하기 쉽다.

그러나 댄스스포츠 음악은 타악기소리가 분명하게 들리지 않는 경우가 많다. 따라서 처음 댄스스포츠를 배우는 사람들이 댄스스포츠 음악에 맞춰 춤추기는 매우 어렵다. 그러나 10가지 댄스스포츠 음악의 특성을 알고 들으면 왈츠인지 폭스트롯인지 퀵스텝인지 또는 룸바, 차차차, 자이브인지 쉽게 구별할 수 있는 날이 빨리 온다.

음악을 들을 때는 항상 첫 박자를 찾는 연습을 한다. 왈츠의 예를 든다면, 'one, two, three' 또는 '쿵 작 작' 하면서 소리 내어 듣는다. 익숙해지면 첫 박자를 찾아본다. 더 익숙해지면 마음속으로 리듬을 세어 본다. 마지막으로 음악 한 곡의 중간에서 첫 박자를 찾아본다.

2) 모던·라틴댄스 음악 구별 요령

· 3/4박자 : 왈츠, 비엔나왈츠
· 4/4박자 : 폭스트롯, 퀵스텝, 자이브, 룸바, 차차차
· 2/4박자 : 탱고, 삼바, 파소도블레

모던댄스 음악

(1) **왈츠, 비엔나왈츠** : 왈츠곡은 3/4박자이므로 '쿵 작 작'의 반복된 리듬이 나오면 왈츠곡이다. 왈츠곡은 첫 번째 박자에 음악적 악센트 |accent|가 있으므로 제1보를 첫 박자에 맞추는 것이 중요하다. 실제로 우리가 댄스스포츠 전용 무도장에서 듣는 왈츠곡은 3/4박자 또는 6/8박자 음악이다. 모두 리듬이 일정하게 '쿵 작 작 쿵 작 작⋯⋯' 하고 반복하여 들린다. 비엔나왈츠곡은 왈츠곡과 같이 3/4박자이지만 왈츠보다는 2배 빠르다. 따라서 왈츠 |29~30소절|와 비엔나왈츠 |58~60소절|는 음악의 빠르기로 구별한다.

(2) **탱고** : 탱고는 2/4박자 |쿵 쿵 또는 쿵 작|로 각 박자에 악센트가 있다. 실제 노래는 8분음표(♪)를 많이 사용한다. 탱고 음악은 스타카토 |staccato : 한 음표 한 음표씩 끊어서 연주하는 것|가 있으므로 탱고 음악을 찾기는 아주 쉽다.

(3) **폭스트롯과 퀵스텝** : 폭스트롯과 퀵스텝은 같은 4/4박자 |쿵 작 궁 작|이지만 퀵스텝 |48~50소절|은 빠른 템포이고 폭스트롯 |29~30소절|은 느린 템포로 구별한다.

라틴댄스 음악

(1) **룸바, 차차차, 자이브** : 룸바, 차차차, 자이브 음악은 모두가 4/4박자다. 박자로는 구별할 수 없고 빠르기로 구별한다.

① **자이브** : 자이브 음악은 4/4박자 '쿵 작 궁 작' 리듬의 반복이다. 특별한 리듬이 없으므로 '쿵 작 궁 작'의 빠른 리듬이면 모두 자이브 추기에 적합하다.

② **룸바** : 룸바 음악도 4/4박자 음악이므로 기본 리듬은 '쿵 [1] 작 [2] 궁 [3] 작 [4]'이지만 잘 들어보면 룸바의 고유 리듬인 '쿵자자 [1] 작 작 [2] 쿵작 [3] 쿵작 [4]'의 리듬이 반복하여 들려온다. 물론 무도장에서는 고유 리듬이 아닌 곡을 틀어주는 경우도 있다. 그것은 오리지널 original 룸바 음악이 아니다. 다만 속도가 룸바를 추기에 적합할 뿐이다. 카바레에서 블루스 음악에 룸바를 추는 것과 비슷하다.

③ **차차차** : 차차차 음악도 룸바와 같이 4/4박자이므로 기본 리듬은 '쿵 작 궁 작'이지만 잘 들어보면 '쿵 [1] 작 [2] 쿵 [3] 차 차 [4]'의 연속된 연결음이 반복하여 들린다.

(2) **삼바** : 삼바 음악은 2/4박자 음악으로 탐보림 Tamborim, 초칼호 Chocalho, 레코레코 reco-reco, 카바나 Cabana 등과 같은 브라질 악기 특유의 '말발굽 소리' 같은 리듬과 브라질풍의 정열이 흠뻑 느껴진다.

(3) **파소도블레** : 파소도블레 음악은 2/4박자 음악으로 역동적인 행진곡풍이다.

이와 같은 음악적 특성을 알고 들으면 음악의 종류가 귀에 훨씬 빨리 정확히 들어온다.

3) 댄스의 이해를 돕기 위한 음악 용어

[악보 표시 방법]

A) 클레멘타인

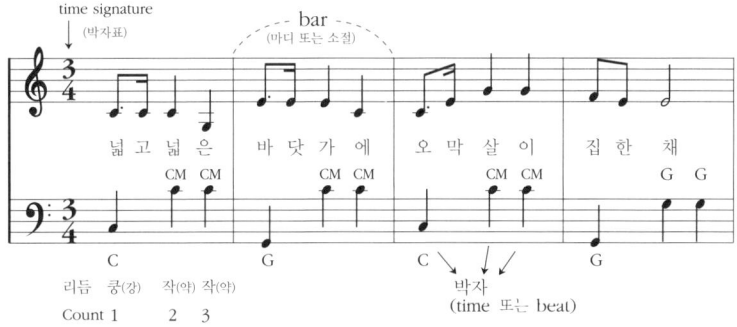

B) 잊혀진 계절

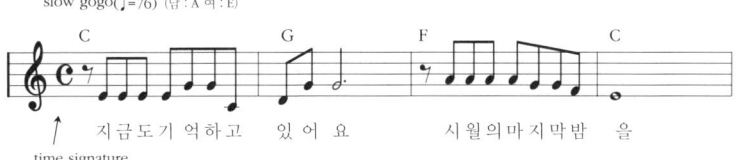

· B)의 높은음자리표 옆 C는 time signature로 4/4를 C로 대신 표시한다.

· 〈잊혀진 계절〉 왼쪽 위의 ♩=76은 1분 동안 ♩ |4분음표|를 76번 연주하라는 뜻이다. 즉 1분 동안 4분음표를 76번 친다. 이것을 소절로 표시하면 C=4/4박자이므로 76÷4=19소절이다. 즉 〈잊혀진 계절〉은 1분 동안 19소절의 빠르기로 연주한다.

박자 |拍子| : 곡조의 진행 시간을 헤아리는 단위를 박자라고 한다. 센박과 여린박이 규칙적으로 되풀이되면서 형성되는 리듬의 기본적 단위이며, 대개 '강-약, 강-약'의 2박자나, '강-약-약, 강-약-약'의 3박자 또는 '강-약-중강-약'의 4박자로 이어진다. 박자는 한 마디 속에 몇 박이 들어 있는지를 표시하지만 이들의 진행 속도를 알려주지는 않는다.

음표와 박자의 길이는 '♩=\/, ♪=\'와 같이 나타내는데 박자의 길이가 절대치는 아니다.

똑같은 3/4박자 음악에 있어서 ♩를 1분에 90개 |30소절|를 연주 |박자를 친다는 의미|하면 왈츠곡이 되고 180개 |60소절|를 연주하면 비엔나왈츠곡이 된다. 즉 똑같은 ♩라도 ♩를 1분 동안 1소절 안에 3개씩 '♩= ─'의 길이로 90박자를 치면 왈츠곡이 되며 '♩= ─'의 길이로 치면 1분에 180개를 치게 되어 비엔나왈츠곡이 된다.

바 |bar| : 소절이라 하는데, 오선지에 그려져 있는 세로줄과 가로줄 사이, 즉 마디를 말한다.

템포 |tempo| : 음악이 연주되는 속도, 1마디가 1분 안에 몇 번 연주되는가, 즉 1분 안에 있는 소절 |bar| 수를 가지고 표시한다. 음악의 속도는 BPM |Beat Per Minutes| 또는 M.M. |Maelzel's Metronome : 박절기|으로 나타내는데 위 〈잊혀진 계절〉 악보 왼쪽 위를 보면 |slow gogo ♩=76, 남 : A 여 : E|로 표시된 것을 볼 수 있다. ♩=76은 1분 동안 4분음표를 76번 연주하라는 뜻이다. 이것을 소절로 표시하면 C=4/4박자이므로 76÷4=19소절이 된다.

리듬 |rhythm| : 음악의 흐름 속에서 연주되는 음악의 강약 또는 장단, 악센트의 일정한 규칙 및 되풀이하는 반복 운동을 말한다. 예컨대 3/4박자 음악은 '쿵 작 작 또는 강 약 약', 4/4박자 음악은 '쿵 작 쿵 작 또는 강 약 중강 약'이다.

타임 |time| : 음악에서는 박자나 속도를 가리킨다. waltz time은 왈츠 박자이며 beat time은 박자를 맞춘다는 뜻이다.

비트 |beat| : '연속적으로 두드리다. 치다. 때리다'의 뜻인데 음악에서는 박자|unit of musical rhythm|를 뜻한다. beat time은 장단을 맞춘다는 뜻이다.

타임 시그너처 |time signature| : 박자 기호 또는 박자표를 말한다. 박자표는 음자리표, 조표 뒤에 보통 4/4, 3/4, 2/4, 6/8 등의 분수로 나타내는데 분모는 단위가 되는 음표, 분자는 1마디 안에 포함되는 단위 음표수를 가리킨다. 예컨대 4/4박자는 4분음표를 1박으로 하여 한 마디 안에 4박이 들어 있는 박자를 나타낸다. 4/4박자를 오선지에 나타낼 때는 4/4 또는 C로 표시하는데 4/4는 '박자표'라 하고 C는 '박자 기호'라고 한다.

밸류 |value| : 가치, 가격 등이 일반적인 뜻이지만 음악에서는 음표가 나타내는 길이, 시간적 가치 |time value|를 뜻한다. "A quarter note has the value of two eighth notes. |4분음표는 8분음표 2개의 가치 또는 길이를 가지고 있다."

멜로디 |melody| : 선율, 곡조, 가락. 소리의 길이와 높낮이의 어울림.

가사 : 노래의 내용이 되는 문구.

비트 밸류 |beat or time value| : 댄스에서는 몸동작이나 스텝을 음악에 맞추는 것을 말한다. 음악이 연주되는 소절 안의 각 박자, 즉 각 스텝에 대한 음악적 시간의 길이 또는 배분을 말한다. 예를 들어 왈츠의 1 2 3 각 스텝에 대한 음악적 시간의 길이. 1보=1박자, 2보=1박자, 3보=1박자 또는 퀵스텝·폭스트롯의 S=2박자, Q=1박자.

싱커페이션 |syncopation| : 음악에서는 당김음을 말하는데 댄스에서는 정상적인 리듬을 변화시키는 것 또는 음악 강박의 위치를 변하게 하는

경우를 말한다. 예를 들어 왈츠의 1 2 3 = 1 2 & 3 = 1박자 1/2박자 1/2박자 1박자.

Q |quick step| : 한 박자로 이루어짐. Q = ♩ = 1박.

S |slow step| : 두 개의 Q이 모인 것. S = Q + Q = ♩ + ♩ = 1 + 1 = 2박.

& : Q의 1/2박자, 즉 반 박자. & = ♪

&박자는 앞 박자의 박자값에서 1/2을 분리해 나온 것이다. 즉 왈츠의 샤세 프롬 피피 |chasse from PP|의 4보 박자값은 1 2 & 3 = 1박 1/2박 1/2박 1박이다. 폭스트롯의 FR & SP의 박자값은 SQQS |2 1 1 2|, SQQ& |2 1 1/2 1/2|, SQ&Q |2 1/2 1/2 1|, S&QQ |1½ 1/2 1 1|, QQQQ |1 1 1 1| 등 여러 가지가 있다. 퀵스텝의 팁시 투 라이트 |tipsy to right|의 박자값은 Q&Q |1/2 1/2 1|이 된다.

a : & |1/2|를 반으로 나눈 것. a = 1/4박.

a박자값도 &와 같이 앞 박자값에서 1/4을 분리해 나온 것이다. 자이브 샤세 |jive chasse|의 QaQ의 박자값은 QaQ = 3/4 1/4 1이다. 삼바의 3보 1a2의 박자값은 1a2 = 3/4 1/4 1이다.

탱고 리듬의 박자값은 좀 다르다. 탱고 음악은 2/4박자이므로 S의 길이는 ♩를 1박으로 하고 Q의 길이는 ♩의 1/2인 '♪'가 1/2박이 된다. 따라서 &는 Q(♪)의 1/2인 ♪ |16분음표|가 1/4박이 된다. 파이브 스텝 |five step|의 박자값은 QQQQS |1/2 1/2 1/2 1/2 1| 또는 QQS&S |½ ½ ¾ ¼ 1|이 된다.

4) 댄스스포츠 종목별 박자·템포·리듬의 특성

모던댄스
- 왈츠 : 3/4박자, 29~30소절, 강 약 약
- 탱고 : 2/4박자, 30~33소절, 강 강/강 약
- 퀵스텝 : 4/4박자, 48~50소절, 강 약 중강 약
- 폭스트롯 : 4/4박자, 29~30소절, 강 약 중강 약
- 비엔나왈츠 : 3/4박자, 58~60소절, 강 약 약

라틴댄스
- 룸바 : 4/4박자, 27~29소절, 강 약 중강 약
- 차차차 : 4/4박자, 30~32소절, 강 약 중강 약
- 삼바 : 2/4박자, 52~54소절, 강 약
- 파소도블레 : 2/4박자, 60~62소절, 강 약
- 자이브 : 4/4박자, 42~44소절, 강 약 중강 약

리듬의 특성은 특별한 경우를 제외하고는 대부분 첫 박자에 음악적 강세가 있지만 춤에 따라서는 그 특성상 춤의 강세를 음악적 강세와는 다른 박자에 두는 경우가 있다. 위에서 __ 표시한 것이 춤의 강세를 두는 박자다.

소절 수로 음악의 빠르기를 한눈에 알아보긴 힘들다. 그러나 BPM이나 M.M.으로 표시하면 10댄스의 빠르기를 일목요연하게 알아볼 수 있다.

|모던 라틴 종합|

탱고(60~66) 〈 왈츠(87~90) 〈 삼바(104~108) 〈 룸바(108~116) 〈 폭스트롯(116~120) 〈 파소도블레(120~124) 〈 차차차(120~128) 〈 자이브(168~176) 〈 비엔나왈츠(174~180) 〈 퀵스텝(192~200)

|모던|

탱고(60~66) 〈 왈츠(87~90) 〈 폭스트롯(116~120) 〈 비엔나왈츠(174~180) 〈 퀵스텝(192~200)

|라틴|

삼바(104~108) 〈 룸바(108~116) 〈 파소도블레(120~124) 〈 차차차(120~128) 〈 자이브(168~176)

2. 워크 |walk : 걷기|

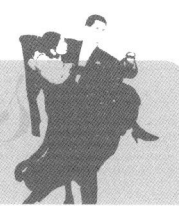

1) 음악에 맞춰 걷기

[바른자세로 걷기]

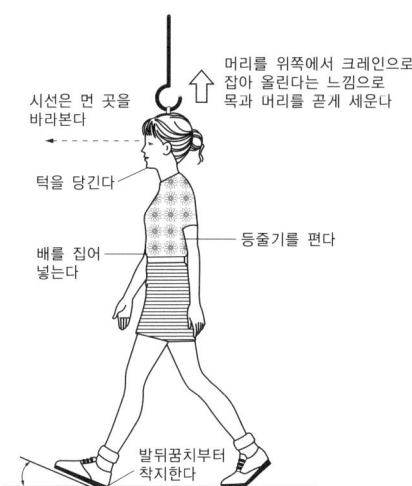

평상시 걸음부터 댄스를 하기에 적합하게 단련한다.
① 차렷자세에서 그대로 전진한다.
② 발을 '八'자 같은 '\/'와 같이 오므리거나 벌려서 걷지 않는다.
체중이 무거운 사람은 무의식적으로 체중에 몸의 밸런스를 유지하기 위해 발을 벌리고 걷는다.

발을 벌리고 걸으면 배가 나온다. 차렷자세에서 11자 자세로 턱을 잡아당기고 먼 곳을 바라보면서 걸으면 온몸이 균형 있게 만들어진다.

댄스음악을 들을 수 있게 되면 음악에 맞춰 걸어본다. 걸을 때는 음악의 한 박자 한 박자에 체중을 완전히 이동한다. 박자에 맞춰 걸을 수 있다면 다음으로 피겨 연습을 한다. 하나의 피겨를 수십 번, 수백 번 연습하여 무의식중에라도 스텝이 나와야 한다. 특히 모던의 경우는 플로어 안에는 많은 사람들이 춤을 추기 때문에 루틴대로 출 수가 없다. 우리가 자동차 운전을 할 때 커브가 나오면 무의식중에 핸들을 돌리듯, 빨간불이 켜지면 무의식중에 브레이크를 밟듯이 춤도 마찬가지다. 앞뒤 또는 옆에 사람이 있으면 무의식중에 방향을 전환하여야 한다. 파티장은 음악과 사람들의 왁자지껄한 소리에 상당히 혼란스럽다. 설사 몇 가지 루틴을 외우고 있다 하더라도 무의식중에 나올 수 있도록 하지 않으면 금방 잊어버린다. 춤을 추다 루틴을 잊어버리면 무척 당황하게 된다. 평소에 연습할 때 루틴을 무시하고 춤추는 습관을 들이자.

2) 댄스 워크 방법

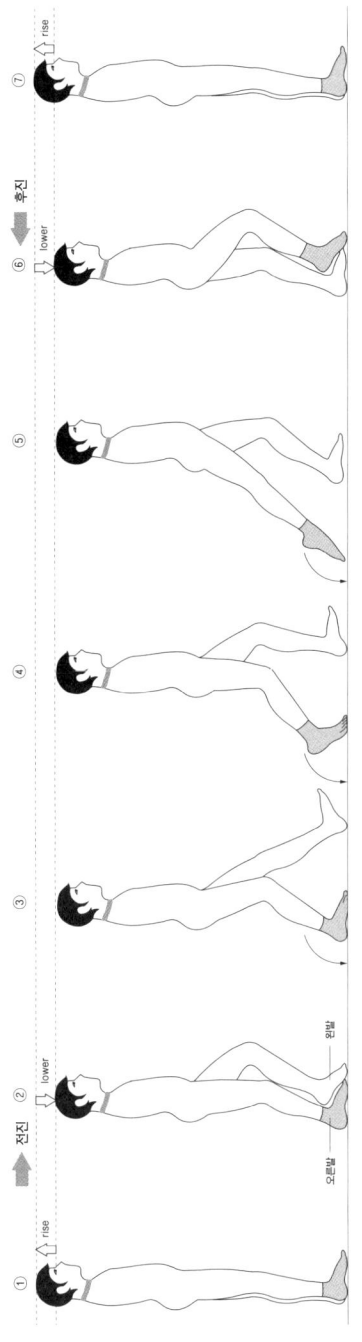

① 차렷 자세

② 모아딛는다. 양 무릎을 굽히며 축이 되는 오른발은 발바닥 전체로 바닥을 딛고 움직이는 왼발은 토 또는 볼로 바닥에 닿게 한다.

③ 무빙 풋인 왼발을 앞으로 뻗는다. 이때 반드시 축이 되는 오른발로 바닥을 힘껏 누르면서 바닥을 밀면 상체가 앞으로 움직이면서 왼발이 바닥을 스치면서 앞으로 나가게 된다.

④ ③의 상태로 계속 민다. 결코 몸을 일으켜 세우지 않는다. 센터 밸런스 이후에는 뒷꿈치로 끌어당긴다는 느낌이 중요하다.

⑤ ④의 상태로 계속 밀면 축이 되는 다리는 쭉 빠지게 되고 제중은 무빙 풋으로 옮겨가게 된다. 센터 밸런스 이후에는 오히려 무빙 풋의 뒷꿈치로 끌어당긴다는 느낌이 중요하다.

⑥ 무빙 풋으로 제중이 완전히 옮겨지면 축이 되는 발을 완전 옆으로 가지고 온다.

⑦ 양다리를 모은 후 무릎을 펴면 전진 구 운동작이 끝난다. 처음 자세로 돌아온다.

*후진 요령은 전진과 같다. 먼저 모아딛한 다음 무빙 풋을 뒤로 뻗는다. 센터 밸런스 이후에는 오히려 무빙 풋의 발끝으로 잡아당긴다는 느낌이 중요하다.

- 몸을 이동할 때 움직이기 전에 반드시 축이 되는 발을 로어 |lower| 한다.
- 로어한 후 서포팅 풋 |supporting foot : 축이 되는 발|을 밀어서 무빙 풋 |moving foot : 움직이는 발, acting leg|을 보낸다. 서포팅 풋을 밀 때는 반드시 발바닥 전체를 마룻바닥에 붙인 채 |whole flat| 민다. 축이 되는 발을 밀 때 처음부터 볼 |ball : 전진의 경우|이나 힐 |heel : 후진의 경우|로 밀지 않는다.
- 계속 밀면 전진일 때는 어느 순간 체중이 볼 - 토 |toe|로 넘어가면서 힐이 들리게 된다. 마찬가지 이유로 후진의 경우는 토 - 볼이 들리게 된다.
- 몸을 똑바로 위쪽으로 늘려 뻗은 채 보낸다.
- 허리 또는 머리를 거의 일정한 높이로 유지하여 수평이동시킨다.

3) 댄스는 실제 연습이 최고

　춤은 이론보다는 연습을 많이 해야 한다. 실전이 최고다. 춤이란 몸으로 직접 표현해야 하는 종합예술이기 때문에 말이나 글로 표현하기에는 한계가 있다. 하지만 개인지도를 못 받는 단체반 레슨 수강생이나 혼자서 독학하는 사람들은 이론을 알고 연습하는 것이 실력 향상에 많은 도움이 된다. 댄스스포츠는 커플댄스이지만 혼자 연습을 많이 해야 한다. 혼자서 스텝을 밟을 수 없으면 결코 파트너와 같이 춤을 출 수 없다. 혼자 연습하기 위해서는 댄스 이론을 어느 정도 알고 있어야 한다. 그러나 이론만 알고 있다고 해서 연습을 게을리 하면 이론은 무용지물이다.

남자 전진 워크 요령

· 바른 자세로 서고 양 무릎을 약간 헐겁게 한다.
· 체중은 양발의 볼에 느껴지도록 한다.

결코 양 무릎을 구부리는 것은 아니다. '약간 헐겁게 한다'는 뜻은 바른 자세로 선 채로 가볍게 무릎으로 바운스 |bounce|를 할 정도면 된다. 어떤 선생님은 줄넘기 정도의 점프가 가능한 것이라고 하지만 아주 약간의 점프가 가능한 상태가 헐겁게 하고 있다는 것이다. 바운스가 불가능하다면 너무 뻣뻣한 차렷자세를 하고 있든가 체중이 힐에 있는 경우다.

체중을 양 볼에 두면 몸 전체가 앞으로 약간 기울어지게 된다. 이때 지나치게 앞으로 기울어지지 않게 조심해야 한다. 그렇다고 발뒤꿈치가 마룻바닥에서 떨어져서도 안 된다. 체중을 발뒤꿈치에 둘 필요는 없고 발뒤꿈치가 마룻바닥에 가볍게 닿아 있으면 된다.

워크는 어느 발부터 시작해도 무방하지만 여기서는 설명의 편의상 오른발을 서포팅 풋, 왼발을 무빙 풋으로 한다. 즉 오른발에 체중을 두고 왼발부터 시작한다.

우선 오른발의 무릎은 몸을 앞으로 보내는 느낌으로 헐겁게 하고 무릎 발목 관절을 구부린다. 축이 되는 다리를 먼저 로어한 다음 무빙 풋을 앞으로 내민다.

전진 스텝에서 무빙 풋의 풋워크

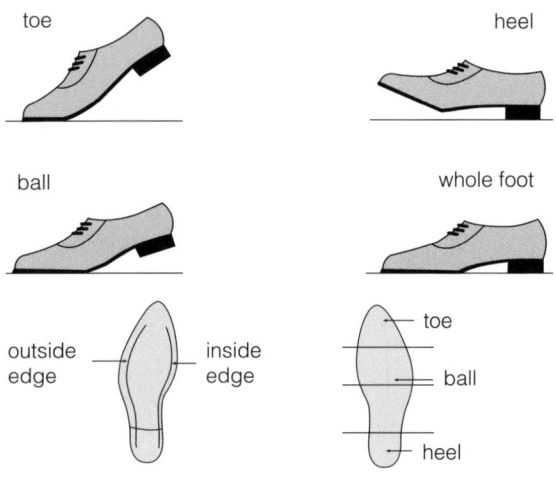

| 풋워크 |

플로어와 접촉하는 발의 부분. 토 |T, toe, 발끝|, 힐 |H, heel, 뒤꿈치|, 볼 |B, ball, 앞뿌리|, 아웃사이드 에지 |outside edge|, 인사이드 에지 |inside edge| 등의 명칭이 있다. 왈츠, 폭스트롯, 퀵스텝에서는 T와 H 두 가지를 사용하고 T는 볼 부분을 포함하는 뜻으로 사용된다. 탱고는 H과 B 을 사용한다.

대부분의 댄스지도자들은 초보자를 가르칠 때는 이해의 편의상 무빙 풋의 전진 스텝은 힐로 나가라고 가르친다. 하지만 신체구조상 양다리를 헐겁게 한 상태에서 서포팅 풋을 로어하면서 무빙 풋을 자연스럽게 전진해보면 토가 바닥을 스치면서 먼저 나가게 된다.

계속 무빙 풋을 앞으로 뻗는다면 토는 바닥에서 떨어지고 힐이 바닥에 닿게 되며 왼 무릎은 가볍게 펴진다. 서포팅 풋에 체중을 둔 채로 밀어서 무빙 풋을 앞으로 보내는데, 이 경우 체중을 실어 몸도 같이 앞으로 움직인다. 그러면 어느 순간 양발을 벌린 상태에서 체중이 센터 밸런스 |center balance|가 된다. 이때 왼발은 힐이 바닥에 닿아 있고 오른발은 토가 바닥에 닿아 있다.

다음으로 중요한 것은 많은 댄스지도자 선생님들이 단체반에서 워크를 가르칠 때 서포팅 풋을 밀어서 무빙 풋을 보내라고 설명한다. 이렇게 하면 체중을 완전히 이동하는 순간 관성의 법칙에 의해 몸의 균형을 유지하기가 힘들다. 센터 밸런스 이후는 무빙 풋의 뒤꿈치를 끌어당겨서 뒤에 있는 오른발을 끌어 와야 한다. 끌려 오는 오른발도 체중을 완전히 없애는 것이 아니라 체중을 조금 남긴 상태에서 몸의 균형을 유지하면서 끌어 온다.

체중이동의 단계를 숫자로 표시해보면 다음과 같다.

서포팅 풋 : 100 - 80 - 60 - 50 - 40 - 20 - 10 - 0
무빙 풋 : 0 - 10 - 20 - 40 - 50 - 60 - 80 - 100
센터 밸런스 : 50

댄스에서의 워크란 순간적으로 이루어지기 때문에 이론적으로 위와 같다는 뜻이지 실제 동작에서 위와 같이 하기는 힘들다. 그렇지만 워크의 원리를 알고 연습하면 빨리 배울 수 있다. 특히 왈츠의 클로즈드 체

인지 |closed change| 2스텝은 발을 옆으로 옮길 때 끌려 오는 발에도 체중을 어느 정도 두는 것이 균형 잡기 편하다.

효과적인 연습 방법

(1) 사이드 스텝 |side step|

양발을 어깨 넓이만큼 벌리고 선다. 그리고 숨을 들이마시면서 양발을 가운데로 모은다. 처음에는 상당히 힘들지만 나중에는 다리에 힘이 생기고 숙달된다. 이런 요령으로 한쪽 발을 고정시키고 다른 쪽 발을 끌어 모은다.

(2) 전진 스텝

센터 밸런스 이후 체중을 무빙 풋으로 옮기면서 토를 바닥에 내리고 계속 몸을 앞으로 이동시킨다. 이때 동작을 멈추지 않고 오른발의 앞뿌리에 약간 압력을 주면서 오른발을 앞으로 끌어당겨 왼발 옆으로 모으면 왼발 전진 워크가 끝난다.

여기서 특히 주의할 점은 오른발을 앞으로 끌어당겨 왼발 옆으로 모을 때는 순간적으로 옮겨야 한다. 그리고 서포팅 풋이 된 왼발에 체중이 100% 실려야 함은 물론 왼발 하나로 몸의 균형을 완전히 유지해야 한다. 이런 상태를 만들려면 엄지발가락 부분에 힘을 많이 주면서 마룻바닥을 힘껏 눌러야 한다. 그리고 한쪽 발로 몸을 지탱할 때 균형이 완전히 이루어져야 남성은 리드하기 편하고 여성은 폴로하기 수월하다. 남성은 리드를 잘 할 수 있고 여성은 리드를 잘 받을 수 있다.

이어서 오른발을 앞으로 내밀면서 위의 동작을 반복하면 오른발 전진 워크가 된다.

몸을 이동할 때의 주의점

- 몸을 똑바로 위쪽으로 늘려 뻗은 채 보낸다. 특히 척추를 기울이지 않은 채 움직인다.
- 허리나 머리를 거의 일정한 높이로 유지하여 수평이동시킨다.
- 처음에는 센터 밸런스를 유지한 채로 앞뒤로 몸을 이동시키면서 체중이동을 느껴본다.

몸의 모양을 '人'자로 만들고 양발은 제자리에서 움직이지 않고 몸을 앞뒤로 흔들면서 체중이동을 느껴본다. 처음부터 발을 많이 벌리면 균형 잡기 어려우므로 양발을 적당히 벌린다. 최소한 앞쪽 발은 힐이 바닥에 닿고 뒤쪽 발은 토가 바닥에 닿을 수 있으면 된다. 그래서 양쪽 발을 교대로 플랫|flat|이 되게 앞뒤로 천천히 움직여본다. 이때 엄지발가락 부분에 힘을 주면 균형 잡는 데 도움이 될 것이다.

체중이동을 느껴보았으면 댄스 워킹의 구분동작을 연습한다.

전진 워크

우선 서포팅 풋을 로어한 후 무빙 풋의 힐로 전진한다. 서포팅 풋을 누르면서 계속 무빙 풋을 전진시키면 어느 순간 서포팅 풋의 힐이 들리기 시작하고 무빙 풋의 힐에 체중이 이동되면서 센터 밸런스가 된다. 센터 밸런스란 양 다리에 느끼는 체중의 무게가 같다는 말이다. 센터 밸런스 이후에는 무빙 풋의 힐로 당겨서 뒤에 남아 있는 발을 가지고 온다. 이때 주의해야 할 점은 허리나 머리의 높이가 일정해야 하므로 체중이 이동하는 무빙 풋의 다리|acting leg|는 무릎이 구부러지고 뒤에 남아 있는 다리는 뒤로 쭉 뻗게 |stretching| 된다.

후진 워크

　후진은 전진의 반대로 하면 된다. 우선 서포팅 풋의 다리를 로어한 후 무빙 풋을 후진한다. 상체의 높이를 일정하게 유지하면서 서포팅 풋을 누르면서 밀면 무빙 풋은 계속 뒤로 후진하고 어느 순간 서포팅 풋의 토가 마룻바닥으로부터 들리고 무빙 풋의 토에 체중이 이동되면서 센터 밸런스가 된다. 센터 밸런스 이후에는 무빙 풋의 토로 바닥을 끌면서 무릎을 구부리고 체중을 뒤로 이동한다. 앞에 남은 다리는 앞으로 쭉 뻗는다.

　구분동작으로 하면 위와 같이 된다는 뜻이지 실제로 춤을 출 때는 스윙|swing| 개념으로 춘다. 댄스의 워크는 일반 워크와 다르다. 반드시 다리를 로어한 후 전·후진을 한다. 댄스의 스텝은 음악의 1박 또는 2박, 1/2박, 3/4박, 1/4박을 많이 사용한다. 이러한 박자의 시간적 길이는 매우 짧다. 따라서 구분동작으로 연습할 때에 로어한 후 전·후진하지만 실제로 연속동작으로 춤을 출 때는 명확히 구분되는 것은 아니다. 로어하면서 축이 되는 발의 볼 |또는 토| 위로 체중이 넘어가고 있다고 보아야 한다.

　걷는다는 것은 몸의 중심이 이동하는 것이므로 상체가 먼저 움직이고 나서 하체가 움직여야 한다. 후진하는 사람은 발을 밟히지 않으려고 발부터 뒤로 내보내므로 보폭이 줄어들게 되고 몸의 접촉|body contact|이 떨어지게 된다. 평상시 걸을 때도 발이 바닥으로부터 높아질수록 몸의 균형을 유지하기 힘들다. 따라서 춤을 출 때에는 움직이는 발|acting leg or moving foot|은 바닥으로부터 멀리 떨어지지 않도록 한다. 토나 힐로 마룻바닥을 끈다는 느낌으로 발을 옮긴다.

전진 워크의 연습 요령

무빙 풋에 체중이 이동될 때의 풋워크는 힐 - 홀 플랫 - 볼 - 토 순으로 들게 |rise| 된다. 이때 히프를 앞으로 쭉 민다는 느낌으로, 상체는 뒤로 젖힌다는 느낌으로 몸을 스윙한다. 여기서 느낌이라고 표현한 것은 실제로 지나치게 히프를 앞으로 쭉 내밀고 몸을 뒤로 젖혀서는 안 되지만 그런 느낌으로 하라는 것이다.

후진 워크의 연습 요령

후진하는 발의 댄스화 밑바닥을 위로 향하게 한다. 초급자는 통상의 걸음을 걷듯이 댄스화의 밑바닥이 마룻바닥을 향해 거의 닿는 듯이 하면서 후진한다. 그렇게 하면 후진을 멀리 할 수 없다. 구두밑창 홈에 빈 깡통이 끼어 있어 밟으면 서서히 찌그러지는 그런 느낌으로 힐을 마룻바닥에 천천히 내려놓는다.

뒤로 발을 내디딜 때는 반드시 앞쪽에 남겨둔 서포팅 풋에 체중을 100% 남겨둔다. 서포팅 풋을 밀면 어느 순간에 움직이는 발과 센터 밸런스가 된다. 즉 축이 되는 발의 힐과 움직이는 발의 토가 마룻바닥에 닿게 된다. 이때 움직이는 발의 발끝으로 마룻바닥을 잡아당긴다는 느낌으로 상체를 뒤쪽으로 옮긴다.

무빙 풋에 체중이 이동될 때의 풋워크는 토 - 홀 플랫 - 힐 순으로 된다. 즉 NFR |no foot rise|하게 된다. 이때 히프를 뒤로 쭉 뺀다는 느낌으로 그리고 상체는 약간 앞으로 구부린다는 느낌으로 몸의 균형을 잡는다. 여기서 느낌이라고 표현한 것은 전진 요령과 같이 실제로 지나치게 히프를 뒤로 쭉 빼고 몸을 앞으로 구부려서는 안 되고 그런 느낌으로 한다는 뜻이다. 후진 시 NFR는 왈츠, 퀵스텝에는 남녀 공통이지만 폭스

트롯에서는 좀 다르다. 여성은 NFR이지만 남성은 토 |T| 또는 토힐 |TH|이다.

4) 전·후진 연속 워크

설명의 편의상 서포팅 풋을 왼발, 무빙 풋을 오른발이라고 한다.

전진

일단 움직이기 전 왼발을 로어한 후 밀어서 |왼발을 움직이지 않고 마룻바닥을 눌러서 제자리에서 앞으로 민다| 오른발을 앞으로 뻗는다. 계속 밀어 체중이 오른발에 실리면 다리와 몸을 스트레칭과 동시에 들면서 |rise| 왼발을 오른발에 신속히 끌어 모은다. 이때 오른발 제자리에서 다리와 몸을 계속 들면 몸이 앞쪽으로 그네 타는 것처럼 쏠리게 된다. 즉 그네 타는 것이나 큰 괘종시계의 시계추처럼 앞으로 흔들린다. 특히 히프 부분이 앞으로 휙 나간다는 느낌으로 한다. 이것을 스윙이라 한다. 계속 들면 토로 서게 된다.

다음에는 세운 오른쪽 다리가 축이 되어 로어하면서 왼발을 앞으로 내밀면 토가 마룻바닥에 닿은 상태에서 앞으로 나아가게 된다. 완전히 로어한 후 오른발을 밀어 왼발을 전진한다. 이 동작을 반복하면 전진 워크의 연속이다. 전진 워크 시 남성의 라이즈 & 폴 |rise & fall|은 로어 - 토 라이즈다.

후진

전진 워크와 같은 요령으로 왼발을 로어한 후 밀어서 오른발을 후진시킨다. 체중이 왼발에 실리면 다리와 몸을 스트레치하여 들면서 오른 발을 왼발에 끌어 모은다. 오른발 제자리에서 다리와 몸을 계속 든다. 후진 시 홀 플랫 상태에서 다리와 상체만으로도 최대한 세운다. NFR 상태이다.

다시 NFR한 오른쪽 다리를 로어한 후 왼발을 후진한다. 이 동작을 반복하면 후진 워크의 연속이다. 후진할 때 끌려 오는 발은 토는 마룻바닥에서 떨어지고 힐은 마룻바닥에 닿은 상태에서 끌어 온다.

프로 선수들의 동영상을 보면 축이 되는 발을 힘껏 밀어 움직이는 발을 멀리 미끌어지듯 나아가는 것을 볼 수 있는데 이러한 동작은 파트너와의 부단한 연습의 결과이다. 초·중급자가 이러한 동작을 흉내내다 보면 홀드의 프레임 |frame|은 물론 다른 댄스기술까지 엉망이 되어버린다.

5) 아름다운 워크를 위해 중요한 댄스기술

댄스의 워크는 일반 보행과는 다르다. 움직이기 전에 축이 되는 다리를 반드시 로어하고 전진은 힐부터 후진은 토부터 진행하고 춤을 추는 동안 특별한 경우 외에는 항상 라이즈 & 폴이 수반되며 회전을 원활히 하기 위하여 CBM이 요구되며 회전 시 균형을 잡기 위해 스웨이 |sway| 가 따른다. 스텝에 따라서는 파트너 사이에 트러블을 적게 하기 위해 CBMP가 필요한 경우도 있다. 이와 같이 춤을 아름답게 추기 위해서는 고난도의 댄스기술이 필요하다.

CBM |Contrary Body Movement|

|CBM이란?|

반동 운동. 댄스에 있어서 좌우의 어느 쪽으로 회전이나 커브를 돌기 위해 전·후진한 무빙 풋의 반대쪽 어깨나 허리를 무빙 풋의 방향으로 뻗거나 흔드는 것과 같은 운동.

(CBM : A body action used to initiate turn. It is the moving of the opposite side of the body towards the stepping foot, either forward or backward. This action will be strongest on Natural and Reverse Turn Pivots. When stepping forward using CBM, the toe will turn slightly out. When stepping back, the toe will turn in.)

스텝의 이동 거리가 길고 힘차게 회전을 하면 매우 아름답고 역동적인 춤이 된다. 이를 위해서는 반드시 CBM이 걸려야 된다. 그렇다면 도대체 CBM이란 무엇인가? 우선 적당한 공간, 방 안도 좋고 무도장도 좋다. 출발점에 선을 긋고 시작한다.

|CBM 연습|

① 다리의 움직임과는 전혀 관계없이 유치원생처럼 양팔을 똑같이 앞뒤로 흔들면서 10보 전진한다. → 거리 측정(약 xm)
② 다리의 움직임과 팔의 움직임이 같게 전진한다. '왼발 전진 - 왼팔 앞으로, 오른발 전진 - 오른팔 앞으로'를 반복한다. → 거리 측정(x+a)m

> ③ 다리의 움직임과 팔의 움직임이 서로 다르게 전진한다. '왼발 전진 - 오른팔 앞으로, 오른발 전진 - 왼팔 앞으로'를 반복한다. 일반적인 걸음걸이 방법이다. → 거리 측정 (x+b)m
> ④ ③과 같은 방법으로 하되 모델처럼 골반보행을 하면서 전진한다.
> → 거리 측정 (x+c)m
> 위 ①②③④ 순서(a〈b〈c)대로 움직인 거리도 점차 길어진다. 즉
> x〈x+a〈x+b〈x+c = ①〈②〈③〈④

 댄스의 스텝에서도 이 원리를 이용하면 보폭의 길이가 길어지고 회전도 힘차고 생동감 있게 할 수 있다. 주의할 점은 CBM의 댄스기술을 구사한다고 움직이는 발의 반대쪽 팔이나 어깨를 일부러 전·후진한 발의 반대쪽으로 뻗거나 향하게 해서는 안 된다. 댄스에 있어서 CBM은 허리나 골반을 이용하되 어깨나 팔은 허리나 골반이 돌아간 만큼만 돌아가면 된다. 평소에 CBM을 위한 몸매 만들기 연습을 많이 했으면 허리나 골반이 많이 돌아갈 것이고 어깨도 그만큼 더 돌아간다.

 서포팅 풋을 로어하면서 무빙 풋을 앞으로 내밀어보자. 멀리 내밀면 자연히 무빙 풋의 반대쪽 히프 |또는 골반|과 어깨가 앞으로 돌아간다. 일부러 CBM을 만들 필요도 없고 의식할 필요도 없지만 힘차게 전·후진하거나 회전하려면 자연히 CBM이 걸린다. 내추럴 피벗 |natural pivot|이나 리버스 피벗 |reverse pivot|의 경우는 강하게 CBM을 걸어야 한다. 그러기 위해서는 전진할 때는 약간 토 턴 아웃 |toe turn out|이 되며 후진할 때는 토 턴 인 |toe turn in|이 된다.

 그러면 스텝에서 언제 CBM을 걸어야 하는가?

1. 처음 시작할 때
2. 시작한 후 계속 움직이면서
3. 무빙 풋이 바닥에 닿을 때
4. 스텝이 이루어지고 난 후

특히 4의 경우 무빙 풋에 체중이 완전히 이동된 후로 설명하면 CBM이 회전에 별 도움을 줄 수 없다. 1의 '처음 시작할 때' CBM을 건다는 것도 운동법칙에 맞지 않다. CBM이란 어깨나 팔이 허리나 골반이 돌아간 만큼만 돌아가는 것이므로 피겨의 스텝 하나하나는 몸 움직임의 연속동작이므로 어느 한 순간에 어깨나 팔을 완전히 돌아가게 해놓고 춤을 출 수는 없다.

따라서 춤은 연속된 몸동작의 연속이므로 2와 같이 스텝을 시작한 후 계속 움직이면서 무빙 풋이 바닥에 닿기 전, 닿아도 체중이 완전히 이동하기 전까지 CBM을 걸면 된다. 그러니 무빙 풋 스텝의 시작부터 체중이 완전히 이동하기 전 사이에 CBM을 걸면 된다. 모델이 걷는 것을 보면 계속 움직이면서 골반보행을 하는 것이지 스텝하기 전에 골반을 미리 돌리는 것도 아니고 발이 바닥에 닿을 때 골반을 움직이는 것도 아니다.

위의 설명은 정지한 상태에서 CBM을 거는 경우이지만 춤이란 동작의 연속이므로 한 동작이 끝나고 다음 동작으로 들어갈 때 이미 CBM을 걸기 시작해야 한다. 왈츠의 내추럴 턴 |natural turn|의 1보와 4보에서 남녀 모두 CBM이 있다. 4보를 예로 들자면, 3보의 3카운트 |count|를 3+&으로 나누어 3에 최고 정점 |highest rising|으로 들었다가 &에 로어하는 순간 이미 CBM이 시작된다고 본다. 왜냐하면 로어하는 순간 4보의

무빙 풋이 움직이기 시작하기 때문이다.

■ 모든 회전은 반드시 CBM을 수반하는가?

왈츠의 터닝 록 투 라이트 |turning lock to right| 의 경우 1과 3 사이에 회전이 수반되지만 CBM은 없다. 퀵스텝의 룸바 크로스 |rumba cross| 의 경우도 1과 3 사이에 회전이 수반되지만 CBM은 없다. |『댄스스포츠』, 박효, 2001, 194쪽|

CBMP |Contrary Body Movement Position|

|CBMP란?|

발의 위치의 한 종류. 몸을 가로질러서 앞쪽이나 뒤쪽으로 스텝할 때 발의 위치.
(CBMP : The placing of the stepping foot, forward or back, onto or across the line of the other foot, giving the appearance of CBM having been used, but without turning the body.)

CBMP라는 개념을 이해하기 위해서는 CBM과 CBMP는 별개의 개념으로 생각한다. CBM은 '움직이는 운동'의 개념이고 CBMP는 '정지된 발의 위치' 개념이다. 발의 위치 |position of the feet|는 남녀가 함께 스텝할 때 트러블을 적게 하고 움직임을 부드럽게 하기 위해 설정한 것이다. CBMP라는 용어는 CBM이 일어나는 경우의 발의 위치를 표시하는 것이 통상적이어서 CBMP라는 용어를 사용하는 것 같다.

발 위치란 한쪽 발이 다른 쪽 발에 대해 어떠한 위치에 있는가를 말한다. 남녀가 앞을 보고 11자로 서 있는 상태에서, 전진은 '앞', 후진은 '뒤', 좌우 횡은 '옆', 앞 또는 뒤도 아닌 비스듬한 전진과 비스듬한 후

진은 '사선 앞' '사선 뒤'라고 하며 왼발 오른발은 움직이는 라인 |line|이 각각 따로 있다. 그러나 CBMP는 한 선 위에서 양 발이 움직인다.

■ 발의 위치와 관련된 용어

CBMP, PP |promenade position |, OP |outside partner |, Side Leading | 발과 몸을 같은 쪽으로 움직이는 것|

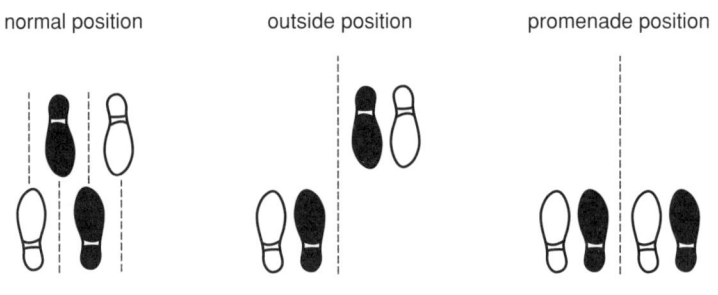

발 포지션의 종류

CBMP란 통상 다음과 같이 설명한다.
- 보디라인을 유지하고, 서포팅 풋의 라인 위 또는 가로질러서 |across| 전방이나 후방으로 놓인 발의 위치.
- 지탱하는 발의 라인 위나 건너편에 있는 발의 위치. 보디라인을 유지하기 위해서 앞이나 뒤에 위치한다 |cross : 체중이 있는 발의 앞이나 뒤에 교차하여 스텝하는 것|.
- 몸의 회전을 행하지 않고 어느 쪽의 발이 몸을 가로질러서 앞쪽이나 뒤쪽으로 스텝할 때 발의 위치 |across : 한쪽 발이 체중을 지탱하고 있는 다리를 가로질러 스텝하는 동작|.
- 전·후진 시 몸과 상관없이, 몸을 돌리지 않고 체중이 있는 발의 앞

이나 뒤로 몸을 가로질러 엇걸어 스텝하여 CBM의 효과를 나타내는 발의 위치. 전진 시 라인을 건너가는 것을 어크로스 |across| CBMP라 한다. 발이 보디라인을 유지하면서 1개의 라인을 이루는데 몸은 허리가 꼬여 있는 CBM 상태가 많다.

이해의 편의를 위해 예를 들어 CBMP를 설명하면 다음과 같다.
 CBMP란 몸을 가로질러서 앞쪽이나 뒤쪽으로 스텝할 때 발의 위치이다. 보통 일반적인 워크는 몸과 발끝이 같은 방향을 향해서 그 방향으로 똑바로 전·후진을 하지만, 탱고에서는 몸과 발끝은 같은 방향으로 향해 있어도, 전진할 때 왼발은 약간 오른쪽으로 자신의 몸을 가로질러 전진한다. 또 후진하는 경우는 오른발이 약간 왼쪽으로 자신의 몸을 가로질러 후진한다. 이와 같이 몸과 발끝이 같은 방향을 향해서 전·후진하는 일반적인 워크와는 달리 몸을 가로질러 전·후진하는 탱고의 프로그레시브 링크 |progressive link|의 남녀 각 1보, 프로그레시브 사이드 스텝 |progressive side step|의 남녀 각 1보 등 탱고의 남자 전진 왼발 스텝, 여자의 후진 오른발 스텝은 대부분 CBMP이다.
 그렇지만 CBMP와 CBM과는 직접적인 관계는 없다. 왈츠의 피겨 중에는 남녀가 트러블 없는 진행을 위해 CBM은 없지만 CBMP가 되는 경우가 있다. 예컨대 위브 프롬 피피 |weave from PP|의 남녀 각 1보는 어크로스 CBMP, 남녀 각 4, 7보는 CBMP이지만 남 1, 4, 여 4보는 CBM이 없고 남 7, 여 1, 7보는 CBM이 있다.
 CBMP는 신체의 회전을 도와주는 일은 없고 전진이나 후진하는 발이 몸의 회전 없이 체중이 실린 발의 일직선상에 위치한다. 그러나 샤세 프롬 피피 |chasse from PP|와 같은 경우에는 한쪽 발이 완전히 라인을

넘어 교차하여 이동하는데 이를 어크로스 CBMP라고 한다.

쉽게 예를 들면 오른발 한 발로 선 다음 그 오른발의 앞·뒤로 일직선을 긋고 그 일직선 위에 왼발을 앞 또는 뒤에 놓는 것을 CBMP라고 이해하면 쉬울 것이다. 이 경우의 CBMP는 몸과 발의 방향이 같다.

어크로스의 경우는 왼발로 선 다음 오른발을 왼발의 라인을 가로질러 전진 스텝하는 것이다. 어크로스의 경우는 몸의 방향과 발의 방향은 다르다. 이 경우의 얼라인먼트 |alignment|는 포인팅 |pointing : 향하여|이다.

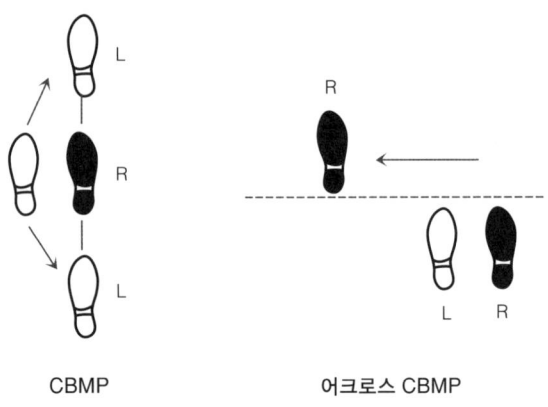

CBMP   어크로스 CBMP

라이즈 & 폴 |rise & fall|

스텝을 밟기 위해서는 움직이기 전에 반드시 로어해야 한다. 그러기 위해서는 로어와 라이즈의 개념을 반드시 알아야 한다.

- 하이스트 라이징 |highest rising| : 최고 정점.
- 라이즈 |rise| : '일어나다, 올라가다'와 같이 움직이는 개념.

- 업 |up| : 하이스트 라이징보다는 높이의 정도가 다소 낮은 라이즈가 된 상태.
- 다운 |down| : 무릎을 부드럽게 하여 보통의 상태보다도 좀 더 낮은 상태.
- 로어 |lower| : '낮추다, 끌어내리다'와 같이 움직이는 개념.

라이즈 & 폴에서의 로어, 다운, 라이즈, 업은 어떻게 다를까? 다운, 폴, 로어는 모두 '내리다', 라이즈와 업은 모두 '일어나다, 일어서다'의 뜻이 있다. 따라서 가르치는 선생님마다 조금씩 다르게 설명하고 있으나 근본적인 차이는 없다. 따라서 다음과 같이 정리할 수 있다.

(1) 하이스트 라이징 : 왈츠의 클로즈드 체인지 |closed change| 1 2 3을 예로 들면, 1의 마지막에 라이즈 시작, 2 라이즈 계속, 3 라이즈 계속 마지막에 로어, 즉 3의 로어하기 직전 최고 정점에 오른 후 로어한다 |rise → highest rising → lower|.

(2) 업 : 왈츠의 샤세 프롬 피피의 제4보, 두 다리를 벌리고 서 있는 토인 상태와 폭스트롯의 피겨 중 여러 스텝으로 구성되어 있는 경우의 중간 스텝이 두 다리를 벌리는 경우는 거의 대부분 업이다. 예컨대 페더 스텝 |feather step|의 2, 3보의 업은 최고 정점보다는 높이의 정도가 다소 낮지만 라이즈한 상태를 나타낸다.

(3) 라이즈 : 로어한 상태에서 몸을 일으켜 세우는 것을 말한다.

(4) 로어 : 로어란 똑바로 선 자세에서 발목 무릎 대퇴관절을 굽히면서 몸을 낮추는 것을 말한다. 라이즈 |rise or highest rising| 또는 업의 위치에서부터 보통의 위치에 돌아올 때 로어라고 한다.

(5) 다운 : 무릎을 부드럽게 하여 보통의 상태보다도 좀 더 낮게 하는

것을 말한다. 폭스트롯의 바운스 폴어웨이 위드 위브 엔딩 |bounce fallaway with weave ending| 4, 5, 6보의 라이즈 & 폴을 보면 4보 업, 끝에서 로어, 5보 다운, 끝에서 라이즈, 6보 업으로 되어 있다. 이것을 보면 다운은 로어보다 다소 낮은 것을 의미하는 것으로 볼 수 있다.

(6) 폴 |fall| : 통상 라이즈에서 보통의 위치로 내려오는 것을 로어, 보통의 위치에서 더 내려가는 것을 다운이라 하고 이 두 가지를 포함하여 폴이라고 한다.

댄스 용어란 사람마다 나라마다 조금씩 다르게 사용되므로 용어의 뜻에 너무 집착할 필요는 없다. 높낮이에 따라 정리해보면 아래와 같다. 업 후에 다시 라이즈하는 경우는 없다.

① 아래에서 위로 : rise → up, rise → highest rising
② 위에서 아래로 : up → lower, highest rising → lower,
  rise → lower

몸을 낮추기 위해서는 발목, 무릎, 대퇴관절의 의미를 정확히 알아야 한다. 로어할 때는 발목, 무릎, 대퇴관절을 충분히 구부리도록 한다.

- 발목 : 다리와 발이 이어지는 곳. 발의 관절 부분
- 무릎 : 정강이와 넓적다리 아래 사이에 있는 관절의 앞쪽
- 대퇴 |大腿| : 허리에서 무릎 사이의 부분, 넓적다리뼈 |대퇴골|가 있는 부분
- 대퇴관절 : 골반과 대퇴골을 연결하는 관절, 고관절이라고도 한다.

예컨대 폭스트롯에서는 왈츠와 같이 발을 모으는 경우는 거의 없고 두 발을 벌리는 스텝이 많이 사용되므로 첫 시작 스텝의 끝에서 라이즈, 중간 스텝은 업, 마지막 스텝의 업 후 끝에서는 로어를 많이 사용한다.

왈츠에서는 콘트라 체크 |contra check|의 1보 |down|와 샤세 프롬 피피의 4보 |up| 같은 특별한 경우를 제외하고는 라이즈 & 폴은 3보 스텝에서 1보 라이즈 시작, 2보 라이즈 계속, 3보 라이즈 후 마지막에 로어 등과 같이 라이즈와 로어를 많이 사용한다.

스텝을 시작하기 전에 '움직이기 전에 로어하라'는 말을 많이 듣는다. 물론 선생님에 따라서는 다운하라는 분도 있다. 개념을 정확히 알아두는 것도 필요하지만 혹시 혼동되더라도 몸을 움직이기 전에 반드시 로어나 다운을 한다. 로어나 다운하는 경우 앞으로의 설명에서는 '로어'로 통일하겠다.

어떤 사람은 '로어하면서' 전진 또는 후진하라고 하는데, 연속동작이라면 몰라도 댄스 학습법에서의 부분동작, 즉 분습법으로 설명하면 반드시 '로어한 후'에 전진 또는 후진해야 한다. 사실 연속동작을 하면 로어한 후에 움직이는지, 로어하면서 움직이는지 그 구별은 모호하다.

스웨이 |sway|

스웨이는 회전 및 커브를 행할 때 신체의 균형을 잡기 위해 신체가 회전 내측 방향으로 저절로 기울어지는 것을 말한다. 몸이 오른쪽이나 왼쪽으로 기울어질 때 몸의 균형을 잡기 위해 일어나는 동작으로 회전할 때 원의 안쪽으로 기울어진다. 발끝에서 머리끝까지 몸이 일직선을 유지한 채로 스윙해서 기울이는 것이 원칙이다. 스웨이는 보통 무빙 풋으로부터 멀리 떨어진 신체를 기울이는 것이며, 턴 |turn|의 안쪽을 향한

다. 왈츠의 내추럴 턴 남성 2보는 왼발 옆으로 스텝을 하므로 오른쪽 신체 부분을 스웨이한다. CBM이 있는 곳은 스웨이가 일어나지 않고 다음 스텝에 일어난다. 예컨대, 남성 내추럴 턴 1보는 CBM이 있고, 몸은 똑바로 |straight|, 즉 스웨이가 없다. 2, 3보에 스웨이가 일어난다.

스웨이는 '기울다'는 뜻인데, 오른쪽 스웨이는 오른쪽으로 기우는 것, 즉 몸이 〈왼쪽 '(' 오른쪽〉 모양으로 기운 것을 말하고, 왼쪽 스웨이는 왼쪽으로 기우는 것, 즉 몸이 〈왼쪽 ')' 오른쪽〉 모양으로 기운 것을 말한다.

스웨이를 할 때 특히 주의해야 할 점은 몸이 기울 때 목과 머리도 '(' 또는 ')'의 모양을 만들어야 한다. 이 원리를 알면 개인레슨을 받지 않아도 머리 |head|의 방향을 알 수 있다. 개인지도와 단체반 레슨의 차이점은 개인레슨은 댄스기술을 하나하나 가르치면서 몸의 모양과 동작 하나하나를 교정해준다. 그러나 단체반 레슨은 댄스기술을 설명해주는데 있어서는 개인레슨과 큰 차이가 없지만 단체반 레슨의 특성상 댄스기술을 하나하나 가르치면서 몸의 모양이나 동작 하나하나를 교정해주지는 않는다. 스웨이와 머리 및 시선 방향을 예를 든다면 개인레슨에서는 동작 하나하나를 설명해주고 직접 몸을 만들어주지만 단체반 레슨은 이론적인 설명만으로 끝난다.

통상 홀드할 때 여성의 머리는 남성의 머리 |또는 얼굴|의 오른쪽에 위치하고 시선은 남성의 오른쪽 귀 뒤쪽을 들여다보는 느낌으로 정면보다 조금 높은 곳 |벽과 천정이 맞닿은 모서리 부분|을 향한다. 초급자는 춤을 출 때 스웨이에 관계없이 머리는 고정시킨다. 즉 스웨이가 왼쪽이든 오른쪽이든 여성의 머리를 항상 남성의 귀 뒤쪽을 바라본다. 예컨대 폭스트롯의 체인지 오브 디렉션 |change of direction : 1 2 3=S S S|을 출 때 초급자는

처음 홀드할 때의 머리 및 시선을 고정시킨 채로 춘다. 그러나 스웨이의 원리를 아는 상급자는 스웨이와 머리 및 시선을 몸과 일치시킨다.

체인지 오브 디렉션의 스웨이는 남성은 SLS |strait, left, strait|이고 여성은 SRS |strait, right, strait|이다. 남성의 몸과 머리를 똑바르게 |strait| 할 때, 즉 스웨이가 없을 때는 처음 홀드할 때의 머리 위치 그대로 하고 왼쪽 스웨이인 경우는 몸과 머리는 〈왼쪽 ')' 오른쪽〉의 형태를 취한다. 여성의 몸과 머리를 똑바르게 할 때, 즉 스웨이가 없을 때는 처음 홀드할 때의 머리 위치 그대로 하고 오른쪽 스웨이의 경우는 몸과 머리는 〈왼쪽 '(' 오른쪽〉의 형태를 취한다.

요약하면 폭스트롯의 체인지 오브 디렉션의 2보 남성은 왼쪽 스웨이, 여성은 오른쪽 스웨이이므로 남녀가 홀드한 상태에서 남녀 모두 같은 방향으로 기우는 형태〈))〉를 취한다. 즉 여성의 머리와 시선이 남성의 오른쪽 귀 뒤쪽을 들여다보는 것이 아니라 여성을 기준으로 여성의 오른쪽 전방을 향한다. 이런 형태〈))〉가 되는 것은 남성이 스웨이를 많이 준 경우이고 남성이 통상의 스웨이를 주는 경우, 여성은 약간의 스웨이를 주되 머리까지 스웨이를 할 필요는 없다. 3보에서는 남녀 모두 똑바로 원위치로 돌아온다. 즉 여성의 머리 및 시선은 남성의 오른쪽 귀 뒤쪽을 향하게 한다.

왈츠의 내추럴 스핀 턴 |natural spin turn| 다음의 터닝 록 |turning lock : 남 - LLSSS, 여 - RRSSSS|의 경우도 1, 2보는 스웨이가 있으므로 남녀가 홀드한 상태에서 〈))〉형태를 취하고 여성의 머리 및 시선이 남성의 오른쪽 귀 뒤쪽을 들여다보는 것이 아니라 여성을 기준으로 여성의 오른쪽 정면보다 조금 높은, 벽과 천정이 맞닿은 모서리 부분을 향한다.

춤을 출 때 특별한 경우를 제외하고는 약간의 스웨이가 걸리더라도 여성의 머리가 남성의 얼굴 앞을 왔다 갔다 하지는 않는다. 처음 시작할 때의 홀드 상태를 그대로 유지한다.

왈츠의 헤지테이션 체인지 |hesitation change : 1 2 3 4 5 6|의 경우 스웨이는 남성 SRRSLL, 여성 SLLSRR이다. 외국 프로 선수들의 동영상을 보면 스웨이를 많이 주지 않고 여성의 머리와 시선도 남성의 오른쪽 귀 뒤쪽으로 고정시키고 추는 것을 많이 볼 수 있다. 물론 5, 6보에 스웨이를 많이 주면 남녀의 몸과 머리를 같은 방향으로 기울게 하여 〈)))처럼 같은 방향으로 기울게 할 수 있다.

이와 같이 피겨에 따라서는 스웨이를 많이 주는 경우, 왈츠의 터닝 록, 폭스트롯의 전·후진 페더 스텝과 스리 스텝 |three step| 등과 같이 남녀가 같은 방향으로 스웨이를 주면서 머리도 같은 방향인 〈)) 또는 ((〉 형태로 향하지만 스웨이를 적게 주면 머리 위치가 통상의 홀드와 같이 한다. 여성은 남성의 오른쪽 귀 뒤쪽을 바라본다.

스웨이는 반드시 옆으로 이동할 때만 일어나는 것은 아니다. 예컨대 폭스트롯의 호버 페더 |hover feather|의 남성 1보의 경우는 무빙 풋의 방향으로 스웨이가 일어난다.

초급자는 처음부터 스웨이를 의식할 필요는 없다. 우선 좋은 자세와 홀드를 유지하고 올바른 풋워크와 부드러운 스윙 액션 |swing action|으로 연습한다.

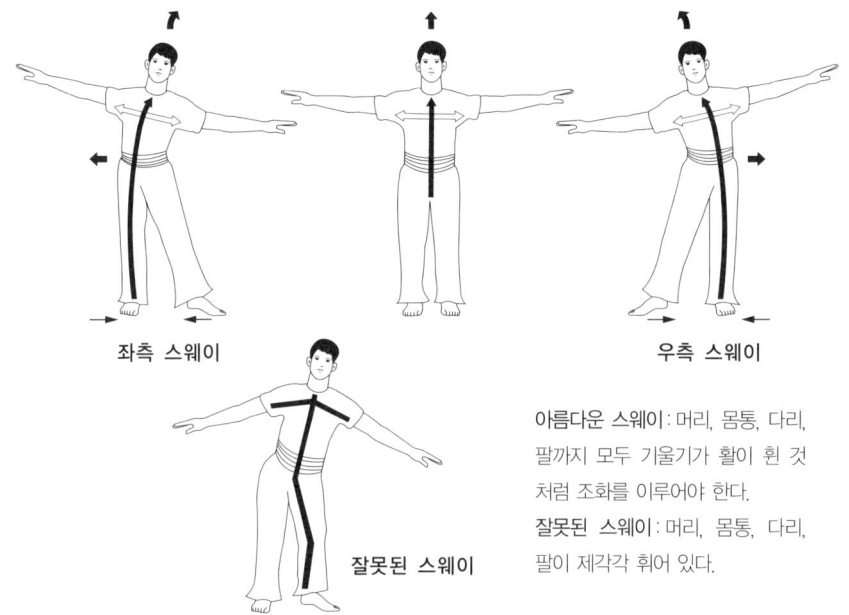

좌측 스웨이　　　　　　　　　　　　　우측 스웨이

잘못된 스웨이

아름다운 스웨이 : 머리, 몸통, 다리, 팔까지 모두 기울기가 활이 휜 것처럼 조화를 이루어야 한다.
잘못된 스웨이 : 머리, 몸통, 다리, 팔이 제각각 휘어 있다.

얼라인먼트 |alignment|

얼라인먼트는 무도장에 대한 발의 위치 |방향|를 말한다. 춤을 출 때, 무도장에 정해져 있는 방향 |L.O.D.. 벽, 중앙 등|에 관련된 발이 가리키는 방향으로서, '면하여' '배면하여' '포인팅 |향하여|' 3개의 용어가 사용된다. '면하여'와 '배면하여'는 발이 몸과 같은 방향에 있는 경우이고, '포인팅'은 스텝한 발과 몸의 방향이 다른 경우 사이드 스텝에 사용된다.

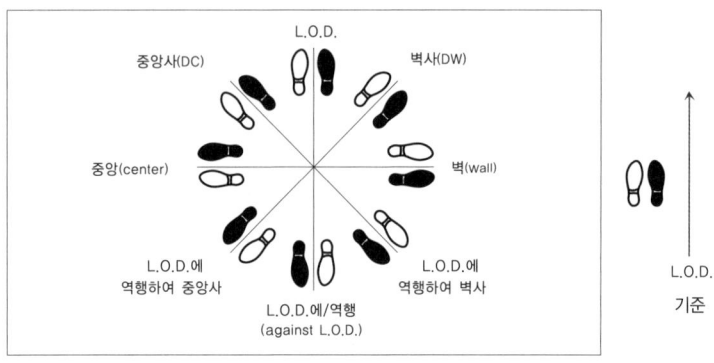

예컨대, 왈츠의 내추럴 턴 1~6보 |남자|의 얼라인먼트는 다음과 같다.

1보 : 오른발 앞으로, HT, 벽사면, 우회전 시작, 1의 끝에서 라이즈 시작.
2보 : 왼발 옆으로, T, 중앙사면, 1~2 사이에서 1/4 우회전, 라이즈 계속.
3보 : 오른발을 왼발에 모으고, TH, L.O.D. 배면, 2~3 사이에서 1/8 우회전, 라이즈 계속, 3의 끝에서 로어.
4보 : 왼발 뒤로, TH, L.O.D. 배면, 우회전 시작, 4의 끝에서 라이즈 시작. NFR.
5보 : 오른발 옆으로, T, 중앙사 포인팅, 4~5 사이에서 3/8 우회전 |몸 조금 회전 작게|, 라이즈 계속.
6보 : 왼발을 오른발에 모음, TH, 중앙사면, 몸 회전 완료, 계속 라이즈, 6의 끝에서 로어.

회전량 |amount of turn|

댄스의 회전에는 오른쪽 턴과 왼쪽 턴이 있으며 발의 위치가 똑바로 전진한 상태에서 동작을 행하며 동작을 멈추었을 때의 위치로 턴의 량을 정한다. 즉 몸으로부터 측정하는 것이 아니라 양발의 위치로부터 측정하는 것이고 인체 역학상 가장 편안하고 방향 전환이 용이한 회전량은 1/4과 3/8이다. 회전량은 1/8=45도, 2/8=1/4=90도, 3/8=135도, 4/8=1/2=180도, 5/8=225도, 6/8=270도, 7/8=315도, 8/8=1=360도 등 다양하다.

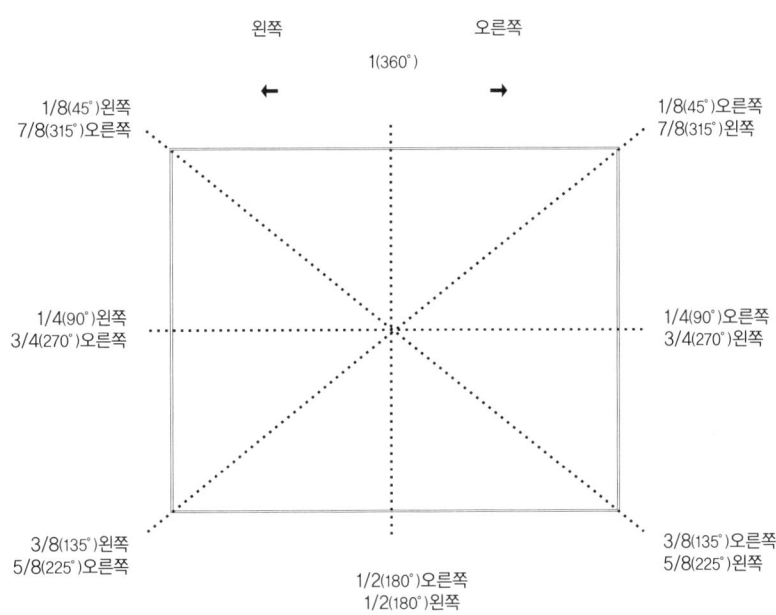

자세 |poise|

평형이나 안정 등 신체의 균형을 가리키는 말인데 댄스에서는 발과 다리와 상체, 머리 등 몸 전체의 균형이 바르게 유지된 자세를 말한다.

상체의 균형을 바르게 유지하기 위해서는 먼저 볼로 선다. 힐이 마룻바닥에 닿는 것은 상관없지만 힐에 체중이 너무 치우치지 않게 한다. 무릎은 곧게 펴지 말고 언제나 가볍고 헐겁게 약간 앞으로 구부린다. 등뼈에 똑바로 대들보를 세운다고 생각한다. 신체 그 자체는 나무틀처럼 딱딱하게 하지 말고 몸에 힘을 충분히 빼되 적절한 근육의 텐션은 있어야 한다. 이것은 모든 운동에 있어서 마찬가지다. 아주 유연하지만 탄력성이 느껴져야 한다. 여성에게 딱딱한 감촉을 느끼게 하면 안 된다.

머리 꼭대기부터 미골|척추 맨 아래쪽 꼬리뼈|까지 등뼈에 철근이나 막대기를 세웠다고 생각하고 등을 쭉 편다. 남성은 목덜미를 크레인으로 매달고 있다는 느낌으로 척추를 똑바로 세운다. 발뒤꿈치를 벽에 붙이고 다리, 히프, 어깨, 머리가 벽에 일직선이 되도록 연습한다. 머리는 등뼈 위에 똑바로 오게 해야 한다. 가슴 위에 오게 하면 안 된다. 가슴 위에 실으면 얼굴이 앞으로 나온다. 등에 막대 자를 넣고 그 자에서 후두부가 떨어지지 않도록 하고 턱을 올리지 않도록 한다.

귀와 어깨의 거리는 가능한 멀리 떨어지게 한다. 목을 학처럼 길게 빼주되 턱을 앞으로 들어서는 안 된다. 어깨는 바닥을 향하여 누르고 있어야 한다. 양 어깨에 힘을 빼고 마룻바닥에 똑바로 선다.

얼굴은 절대로 아래를 향하면 안 된다. 얼굴은 전방, 시선은 정면보다 조금 높은 곳|벽과 천정이 맞닿은 모서리 부분|을 향한다. 사람은 발을 움직일 때 습관상 아래를 보게 된다. 그러나 춤을 출 때는 결코 아래를 보면 안 된다. 왜냐하면 춤이 아름답게 보이지 않을 뿐 아니라 아래를 보면

서 익힌 춤이 몸에 밴 후에 얼굴을 들면 전혀 다른 동작으로 나타나고 스텝이 혼동되기 때문에 처음부터 다시 익혀야 한다. 습관이 든 몸동작을 다시 고치기는 상당히 어렵다. 세 살 버릇이 여든까지 간다는 속담이 있지 않은가?

여성의 경우는 상체를 약간 뒤로 젖히는데 과도하게 젖혀지지 않도록 주의한다. 여성은 왼쪽 견갑골을 남성에게 내준다는 느낌이 중요하다. 남성 오른손바닥에 왼쪽 견갑골이 가볍게 밀착되면서 텐션이 느껴져야 한다. 요령은 골반을 그대로 둔 채 상체만 약간 왼쪽으로 비튼다. 모던댄스를 출 때 블루스처럼 남녀의 상체가 가까이 있다면 춤추기도 불편할 뿐만 아니라 모양도 나쁘다. 그렇다고 너무 뒤로 젖히지는 말자.

춤을 배우는 대부분의 여성들은 상체가 뒤로 젖혀지지 않는다. 뼈와 근육이 굳어 있기 때문이다. 훈련 방법은 TV를 방바닥에 놓고 TV에서 조금 떨어져서 방바닥에 배를 깔고 엎드려서 양손을 등 뒤로 잡고 머리와 다리를 들고 TV를 보는 연습을 한다. 오래도록 연습하면 여성의 가슴 부분이 뒤로 아름답게 젖혀진다.

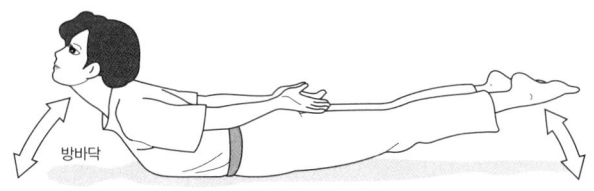

여성의 가슴 부분 뒤로 젖히기 연습 방법

가장 올바른 자세는 발꿈치 위에 허리가 있고, 그 위에 어깨가 그리고 머리가 있는, 전신이 일직선인 상태다. 이런 상태를 점검하기 위해서는 벽에서 약 4~5cm 정도 뒷꿈치가 떨어진 상태에서 히프, 등판, 뒤통수가 벽에 딱 붙도록 특히 광배근이 펼쳐진 상태여야 하고 견갑골이 바르게 펴지도록 하며 히프 위 척추 부분에 손을 넣어보아 벽에 붙지 않은 부분도 벽에 달라붙을 수 있도록 아랫배를 당기고 배근을 벽으로 밀어붙이면 곧추선 자세가 된다. 실제로 벽에 서보면 대부분의 사람들은 척추와 벽 사이에 빈 공간이 많이 생긴다. 그리고 남녀의 머리 |top|는 가능하면 멀리 떨어지게 한다.

댄스 전문지도자가 학생들을 지도할 때 관중들이 좀 거만하다는 느낌이 들 정도로 몸을 세우라는 말을 많이 한다. 숨을 들이마실 경우, 뱃가죽을 늑골 속으로 쑥 밀어 넣으면 가슴이 위로 부풀어 오른다. 이런 상태에서 몸을 꼿꼿이 세우고 얼굴을 홀의 천정과 벽 사이의 모서리를 향한다면 상당히 거만하게 보일 것이다.

홀드 |hold|

댄스스포츠는 커플댄스이므로 홀드를 잘해야 트러블 없이 춤을 잘 출 수 있다.

(1) 홀드 순서

꼭 정해진 것은 아니지만 남녀가 플로어에 나가서 바로 마주 보고 서서 홀드할 수 있다. 이때 바로 뒤에 사람이 있으면 춤의 진행에 방해를 받을 수 있다. 남성의 전방에 공간 |open space|을 확보하고 춤의 시작을 용이하게 하기 위해서는 1m 정도의 공간을 미리 확보하는 것이 좋다.

이렇게 하기 위해서 남성은 여성의 손을 잡고 플로어에 나가 여성을 적당한 공간에 세워두고 1m 정도 후진하여 여성과 마주 보고 선다. 음악이 나오면 남성은 홀드하기 적당한 높이로 왼손을 위로 든다. 여성은 사뿐사뿐 걸어서 남성 앞으로 와 남성의 왼손을 잡고 홀드한다. 남성은 왼쪽 손잡이 grip를 전방으로 내민다. 그리고 왼쪽 엄지손가락을 크게 벌려서 여성이 쉽게 손을 잡도록 한다. 여성은 남성에게 더 가까이 가서 몸을 밀착시킨다. 결코 남성이 여성을 맞으러 앞으로 나가서는 안 된다.

남녀 두 사람의 몸 사이에 손수건을 끼워서 춤을 춘다고 생각해보자. 손수건이 떨어지지 않도록 스텝하려면 두 사람의 신체가 항상 일정한 압력으로 접촉해 있지 않으면 안 된다. 이때 남녀 신체의 접촉 contact 부분은 어디가 좋을까? 가슴 바로 아래가 가장 바람직하다. 배꼽은 너무 낮아서 다리를 크게 움직일 수 없다. 백 밸런스 back balance 가 되기 쉽다. 배꼽과 명치 사이인 위장도 배꼽보다는 좋지만 백 밸런스가 되기 쉽다. 가슴 바로 아래는 상당히 높은 위치여서 가슴 아래가 자유롭게 all free 되기 때문에 몸 움직임이 자연스럽고 다이나믹한 보디 스윙 body swing 이 가능하다. 가슴 바로 아래의 접촉을 위해서는 볼에 체중을 많이 두면서 포워드 밸런스 forward balance 를 유지하고 히프 엉덩이 또는 고관절 를 뒤로 빼고 가슴을 앞으로 내밀어야 한다.

홀드는 춤의 종류에 따라 각기 다른 특징이 있다. 아르헨티나 탱고의 홀드는 왈츠처럼 '가슴 바로 아래'를 접촉하지만 모던댄스처럼 여성이 가슴을 뒤로 활짝 젖히지 않는다. 몸은 곧게 위로 세운다. 시선은 남성은 정면을 보고 여성은 남성의 왼쪽 가슴의 주머니 또는 왼쪽 가슴의 브랜드 로고 위치를 본다.

(2) 남성의 홀드

좌우 팔꿈치가 몸에서 가능한 멀게 되도록 한다. 좌우 팔꿈치의 플로어로부터의 높이는 같게 한다. 그리고 항상 어깨보다 약간 전방에 둔다. 이것은 매우 중요하다. 춤을 추면서 의도적으로 노력하지 않으면 팔꿈치가 어깨 뒤로 넘어가기 쉽다. 오른쪽 팔꿈치와 오른쪽 관자놀이를 가능하면 떨어지게 한다.

왼쪽 잡는 손은 항상 몸 앞에 위치하도록 한다. 그리고 골프공이 들어갈 정도로 가볍게 쥐고 높이는 남성의 눈높이가 적당하지만 여성의 키가 작을 때는 여성에게 맞춰서 조절한다.

팔 아래쪽에 커다란 드럼통을 아래에서 들어 올리는 듯 겨드랑이 아래 근육 |광배근|의 장력 |힘|을 느끼면서 홀드한다.

오른손은 여성의 견갑골을 아래에서 받쳐 올리듯이 한다. 이때 결코 여성의 견갑골에 힘이 가해져서는 안 된다. 오히려 여성이 남성의 오른 손바닥에 견갑골을 기대려고 하는 것이 좋다. 잘 이해가 안 되면 그냥 견갑골에 손을 대고 있다고만 생각한다. 이때 손목이 아래를 향해 굽어 있는 것은 모양이 좋지 않다.

(3) 여성의 홀드

왼손으로 남성의 팔을 잡지 않는다. 어깨 시작 부분에서 5cm 아래 지점에 살짝 놓기만 한다. 엄지손가락 이외의 네 손가락은 가지런히 한다. 약지만 올릴 수 있다.

오른팔은 힘을 넣지 않는다. 어깨 시작 부분부터 끝 부분은 남성에게 준다는 생각으로 양 어깨의 힘을 빼고 양 팔꿈치의 높이가 같도록 유지한다.

머리는 뒤로, 가슴은 앞으로, 히프는 뒤로 빼고, 무릎은 앞으로 한다. 후두부와 히프와 발뒤꿈치 이 세 점을 연결하는 라인이 일직선, 즉 수직이 되게 한다. 시선은 기본적으로 왼쪽 팔꿈치 방향이며 남성의 오른쪽 귀 뒤쪽을 들여다보는 느낌으로 한다.

　여성은 남성을 붙잡지 말 것. 남성의 오른팔 위에 올린 여성의 왼손으로 남성을 약간 민다는 느낌으로 장력을 유지하면 남녀의 머리가 멀어질 수 있다. 여성의 왼팔과 남성의 오른팔은 사이가 벌어져 공간이 보이면 안 된다.

　어떤 일이 있어도 홀드는 부드럽게, 여성이 움직이는 데 방해를 해서는 안 된다. 끌어당겨서도 안 되고 밀어서도 안 된다.

〔홀드 자세 만들기〕

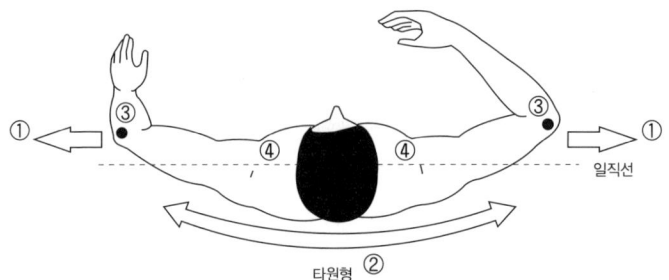

위에서 본 홀드

위에서 본 홀드
① 양쪽 팔꿈치를 좌우로 충분히 편다.
② 양팔과 가슴이 둥근 '타원형'을 이룬다.
③ 양 팔꿈치를 가능한 앞으로 내민다.
④ 양 어깨가 앞으로 나오면 안 된다. 양 어깨가 앞으로 나오면 양 팔굽이 일직선 상의 뒤로 나가게 되어 홀드가 찌그러진다.

정면에서 본 홀드
① 양쪽 어깨가 내려가 있다.

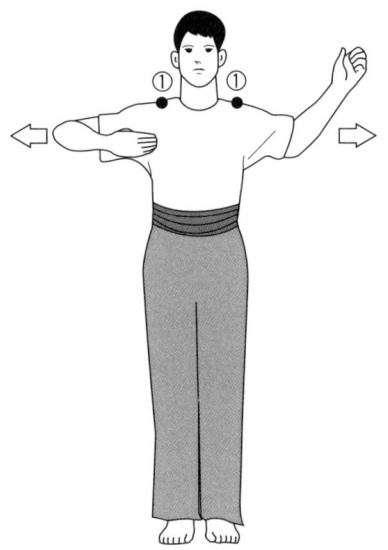

정면에서 본 홀드

3. 텐션 |tension|

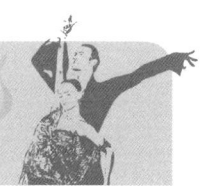

1) 텐션의 개념

텐션에는 긴장, 압력, 장력 등의 의미가 있는데, '긴장'이란 정신적인 면과 관련되고 '압력'은 기체에 가하는 힘과 관련되므로 춤에서의 텐션은 물리적인 힘을 나타내는 '장력'이란 의미가 가장 가깝다고 할 수 있다.

초급자의 경우 실제로 남녀가 서로 손을 잡고 텐션을 유지하려면 상당히 어렵다. 부단히 연습해야 터득할 수 있는 쉽고도 아주 어려운 개념이다. 남자가 10의 힘으로 밀면 여자도 10의 힘으로 밀고, 10의 힘으로 당기면 상대방도 10의 힘으로 당긴다는 개념이다. 요약하면 남자의 작용 힘만큼 여자도 똑같은 반작용 힘을 유지해야 한다는 뜻이다. 그렇지만 엄밀히 말하면 여자 쪽의 반작용 힘이 남자 쪽의 작용 힘보다 아주 미세하게 약해야 여성이 남성의 리드에 따라 움직일 수 있다. 그러나 그 힘은 거의 무시할 정도이므로 "작용과 반작용 힘이 같다"라고 표현한다.

일단 숫자로 힘의 양을 나타냈지만 텐션은 "힘이 들어가도 안 되고 안 들어가도 안 된다." 무슨 말인지 도저히 이해가 안 갈 수도 있을 것이다. 텐션이란 부드러우면 부드러울수록 좋다는 말이다. 서로 밀고 당기는 힘이 장작개비와 같이 딱딱하게 전달되면 안 되고 고무줄이나 부드러운 용수철의 탄력 있는 느낌의 힘이어야 한다.

텐션의 개념을 이해한 분도 리드와 텐션의 개념을 혼동할 수 있다. 텐션이 걸려야 정확히 리드할 수 있기 때문에 리드를 함에 있어 텐션은 매우 중요하다. 특히 라틴댄스의 경우는 피겨를 구성하고 있는 스텝 하나하나에 정확한 리드를 해주어야 한다.

예를 들어 살사 |salsa|의 여성 우회전을 시킬 경우 L to R |남성 왼손, 여성 오른손을 서로 맞잡고 있는 경우|의 리드를 분명해 해주어야 한다. 우선 남녀가 양손을 가슴과 배 사이의 위치에 맞잡고 선다.

· 남성

1(1)보   남성 왼발 전진. 왼손을 아래로 내리면서 왼쪽으로 벌린다.
2(2)보   남성 오른발 제자리. 왼손을 몸 쪽으로 당긴다.
3(3,4)보   남성 왼발 후진. 왼손을 여성 머리 오른쪽 위치까지 올린다.
4(5)보   남성 오른발 후진. 왼손은 3, 4 카운트와 같은 위치를 유지한다.
5(6)보   남성 왼발 제자리. 오른손을 놓고 왼손으로 여성을 우회전시킨다.
6(7,8)보   남성 오른발 전진. 왼손은 처음 시작할 때 양손을 잡은 위치로 한다.

이와 같이 매 카운트 또는 매 스텝마다 리드가 정확해야 여성은 남성의 의도대로 춤을 출 수 있다. 리드를 정확히 하려면 남녀 각자의 손과 팔 그리고 온몸에 텐션, 즉 '장력'이 느껴져야 한다.

2) 리드와 폴로 lead & follow

리드와 폴로의 뜻

춤을 출 때 남성은 기본적으로 여성에게 어떤 스텝이나 피겨를 할 것인지 사인 sign 을 보내기만 한다. 결코 남성이 손이나 팔로 여성을 움직이게 한다고 생각하면 안 된다. 이것이 리드다. 여성도 남성이 움직이게 만들어준다고 생각하면 안 된다. 여성도 자기 자신의 힘으로 움직여야 한다. 이것이 폴로다. 여성이 남성의 리드에 순간적으로 반응하기 위해서는 항상 만반의 준비, 즉 몸을 최적 상태로 만들어야 한다. 무빙 풋이 스텝을 완료할 때에는 체중을 100% 이동해야 하며 힐보다는 볼에 대부분의 체중을 두어야 한다.

춤은 항상 전진하는 사람이 주연이다. 댄스에는 반드시 전진과 후진 스텝이 있다. 댄스의 특성상 남성에게는 전진하는 스텝이 많고 여성에게는 후진하는 스텝이 많다. 실제로 남녀가 춤을 출 때도 남성 전진, 여성 후진의 경우는 별 지장 없이 스텝을 밟을 수 있지만 여성 전진, 남성 후진의 경우는 보다 밸런스가 무너지는 경우가 많다. 왜냐하면 여성이 전진하는 스텝에 익숙하지 않기 때문이다. 예를 들면 남성이 5의 힘으로 후퇴하려 할 때 여성이 4의 힘으로 나온다면 결과적으로 모자라는 1의 힘만큼 남성이 여성을 잡아당기게 되어 밸런스를 잃게 된다. 이런 경우 여성이 6의 힘으로 밀고 나오면 남는 힘만큼 남성이 힘을 조절하면 문제가 없다.

남성은 홀드한 상태에서 남성의 신호에 따라 여성이 자유롭게 움직이게 한다. 남성이 홀드로 직접 여성을 전·후·좌·우로 데리고 다녀서는 안 된다. 예컨대 내추럴 스핀 턴의 4보에서 여성을 잡아당겨서는 안

된다. 4보는 여성 전진 |주연|, 남성 후진 |조연|이므로 3보 후반에서 충분히 로어한 다음, 4보는 여성이 밀고 나오게 해야 한다. 남성은 여성의 미는 힘에 의해서 체중을 뒤로 이동하면서 오른쪽 가슴을 내주고 편안하게 여성이 밀고 들어오도록 한다.

여성은 항상 긴장하고 있으며 남성이 어떻게 움직일 것인가를 세심하게 주의하면서 온몸으로 남성의 움직임을 감지해야 한다. 그러기 위해서는 남녀 모두 배꼽이 서로 상대방을 향하고 있어야 하고 접촉 |body contact|이 적당히 유지되어 있어야 한다.

리드와 폴로가 잘 안 되는 이유가 한 가지 더 있다. 피겨의 한 스텝 한 스텝의 발을 옮길 때 체중을 완전히 이동하고 몸을 헐겁게 해야 한다. 헐겁게 한다는 것이 말은 쉽지만 춤을 처음 배우는 사람에게는 생각만큼 쉽지 않다. 홀드한 양 어깨, 허리, 골반, 무릎, 발목 등이 뻣뻣해서는 안 된다. 몸이 너무 긴장되어 있어 뻣뻣하면 상대방의 체중이동을 잘 감지할 수 없다. 몸을 헐겁게 한다는 것은 경직된 몸의 힘을 빼라는 것이다. 하지만 힘을 빼라고 해서 온몸이 흐늘흐늘해서는 안 된다. 힘을 완전히 뺀 상태라도 상대방에게 리드하는 힘이 전달될 때는 약간의 텐션이 느껴져야 한다. 남성이 밀고 당길 때 여성으로부터 힘의 반작용에 의한 밀고 당기는 부드러운 텐션이 느껴져야 한다. 춤을 출 때는 온몸에 힘을 빼면 뺄수록 좋다. 힘을 뺀 헐거운 상태에서 체중을 완전히 이동한 서포팅 풋의 한쪽 발로 선다. 이때 몸이 전·후·좌·우로 움직여서는 안 된다.

또 하나 리드와 폴로가 안 되는 큰 이유는 여성이 미리 몸을 움직이기 때문이다. 예를 들어 왈츠를 처음 시작할 때, 예비보 - 내추럴 턴 1~6을 가장 많이 사용한다. 그런데 내추럴 턴 1~3 후에 남성이 4보에 왼발 후

진 클로즈드 체인지 |closed change|를 하려고 하는데, 이때 대부분의 여성들은 내추럴 턴 4~6 피겨를 하려고 몸을 회전하려 한다. 그러다 보니 남성이 리드한 대로 여성이 움직이지 않고 몸의 균형이 깨지게 된다. 3보에 무빙 풋 |남 : 오른발, 여 : 왼발|에 체중을 완전히 이동하고 똑바로 선다. 이때 몸이 전·후·좌·우로 움직여서는 안 된다. 몸은 약간의 텐션은 있되 너무 경직되면 결코 상대방의 체중이동을 느낄 수 없다. 이러한 몸의 완벽한 균형 상태를 유지한다면 남성이 4보에 왼발을 후진하면 여성도 당연히 오른발을 전진하게 된다.

　이런 예는 몇 가지 더 있다. 왈츠의 클로즈드 임피터스 |closed impetus|의 후행 피겨는 통상 리버스 턴 |reverse turn| 4~6을 많이 사용하는데, '남성 오른발 후진 클로즈드 체인지 |closed change| - 아웃사이드 체인지 |outside change| -'로 속행할 수 있다. 내추럴 스핀 턴의 후행 피겨도 리버스 턴 4~6을 가장 많이 사용하는데, '남성 오른발 후진 클로즈드 체인지 - 아웃사이드 체인지 -' 또는 프로그레시브 샤세 투 레프트 |progressive chasse to left|도 초급자에게 많이 사용되는 속행 피겨다.

　춤 경력이 상당한 여성도 위에서 예로 든 후행 피겨를 사용하면 당황해 한다. 그 이유는 '몸의 힘을 빼고 체중을 완전히 이동한 한쪽 발로 서고, 이때 몸이 전·후·좌·우로 흔들리지 않아야 하고 미리 후행 피겨를 예측해서 움직이지 않아야 한다'는 몸의 최적 상태를 만들지 못했기 때문이다. 위와 같은 간단한 피겨를 가지고 후행 피겨를 반복하여 연습해보면 리드와 폴로의 느낌을 알 수 있다.

리드의 종류와 요령

- 피지컬 리드 |physical lead| : 텐션을 이용해 전달.
- 쉐이핑 리드 |shaping lead| : 몸과 팔로 모양을 내어 전달.
- 웨이트 체인지즈 리드 |weight changes lead| : 체중이동으로 전달.
- 비쥬얼 리드 |visual lead| : 시각적 형태로 전달.

댄스스포츠를 처음 배우는 사람들은 '댄스스포츠는 파트너 없이는 춤을 출 수 없다'는 고정관념부터 버리자. 그다음 텐션 감각을 익혀 텐션을 주고받을 수 있어야 한다. 아무리 음악을 잘 알아듣고 스텝을 능숙하게 밟을 줄 알아도 남성이 여성을 리드할 수 없으면 춤을 출 수가 없다. 리드에는 텐션을 이용한 피지컬 리드가 가장 중요하다. 리드란 남성 |leader|이 여성 |follower|에게 춤을 추면서 어떤 피겨를 사용할 것인지 미리 온몸으로 알려주는 신호이지 결코 여성을 당기거나 미는 것이 아니니다. 앞으로 춤을 배우면서 이 점을 분명히 머릿속에 기억하고 있어야 한다.

(1) 피지컬 리드

텐션은 손을 서로 맞잡은 팔에서도 세지는 않지만 서로의 힘을 느끼고 남자가 이끌고자 하는 방향을 감지하여 움직일 수 있도록 춤추는 동안 지속적으로 유지되어야 하고 여자의 오른팔 홀딩 포인트 |holding point|와 왼손 맞잡은 곳 그리고 배, 가슴 붙인 곳 |옆구리 contact|에도 텐션이 적당히 유지되도록 한다.

피지컬 리드는 라틴댄스와 지르박에서 제일 많이 사용하는 리드 방법인데 주로 손을 사용한다. 이때 주의해야 할 점은 손, 즉 팔만 밀고 당기는 것이 아니라 체중이 실린 몸도 함께 움직인다는 것이다. 당기고 미는 순서는 손끝 → 손목 → 팔 → 어깨 → 보디 순으로 힘이 전달되어야 하고, 당기는 경우는 고무줄을 당기는 느낌으로, 미는 경우는 늘어나 있는 용수철을 오므리는 느낌으로 부드럽게, 아주 부드럽게 힘이 전달되어야 한다. 손끝 → 손목 → 팔 → 어깨 → 보디 순으로 힘이 전달되면 고무줄 당기는 느낌이나 부드러운 용수철을 미는 그런 느낌을 반드시 체험할 것이다.

그러면 어느 정도 부드러워야 할까? 자동차 운전 중 코너를 돌 때의 자동차 핸들|handle : steering wheel. 요즈음은 모두 오일을 사용하기 때문에 핸들을 상당히 부드럽게 작동할 수 있다|에서 느껴지는 밀고 당기는 힘 정도라면 적당할까? 아니면 어렸을 적, 고무줄넘기 할 때의 그런 고무줄 2~3겹을 당기고 놓을 때의 그런 느낌이면 적당할까. 아무튼 천천히 고무줄을 당겨보자. 내가 당기는 힘과 고무줄이 잡아당기는 힘이 서로 반대로 작용하지만 내가 당기는 힘이 조금 더 세니까 고무줄이 늘어난다. 놓을 때도 그냥 놓는 것이 아니라 고무줄이 줄어들 때의 당기는 힘보다 약간 내 힘이 적게 작용하여 당기는 듯하면서 끌려가는 그런 느낌. 이처럼 텐션을 말로 표현하기란 상당히 어렵다. 약간의 힘이 느껴진다고 해서 잘못된 것은 아니다. 약간의 힘이 들어가도 손과 팔에서 느껴지는 감각이 부드러우면 바로 그것이 텐션이다.

우선 남녀 두 사람이 20~30cm 떨어져서 마주 보고 선다. 양손을 가슴 앞에서 서로 깍지 끼고 밀고 잡아당기는 연습을 한다. 처음에는 잘 안 되지만 잘 될 때까지 반복 연습한다. 다음에는 남성 왼팔, 여성 오른팔을 'ㄴ' 모양으로 서로 잡고 팔꿈치가 갈비뼈 뒤로 나가지 않게 하고 서로 밀고 당겨본다. 결코 팔이 장작개비처럼 딱딱해서는 안 되고 고무줄처럼 늘어났다 줄어들었다 하는 느낌이 들어야 한다.

초보 운전자일 때 손과 팔은 물론 온몸에 힘이 바짝 들어간 긴장된 상태에서 몇 시간 운전을 하고 나면 어깨에 담이 걸리는 경험을 했을 것이다. 능숙한 운전자는 손과 팔에 힘이 하나도 들어가지 않은 상태에서, 즉 힘을 빼고 운전대를 잘 조작할 수 있다. 힘을 빼라고 해도 흐느적거리는 손으로는 운전대를 조작할 수 없듯이 운전대를 움직일 수 있을 만큼의 최소한의 힘만 있으면 이것이 바로 텐션이다.

또 남자 왼손, 여자 오른손을 머리 높이로 올려 서로 잡고 룸바의 전·후진 스텝을 밟아본다. 어느 경우에도 서로 밀고 당기는 힘이 같아야 한다. 여성 후진의 경우도 남성이 밀면 여성은 같은 힘으로 밀면서 밀려서 후진하고 남성이 당기면 여성도 같은 힘으로 당기면서 끌려와야 한다. 결코 여성이 먼저 앞뒤로 움직여서는 안 된다.

춤을 많이 추신 분들은 잘 아시겠지만, 텐션이 걸리는 경우와 잡은 손에 적당한 힘의 느낌이 없이 흐느적거리는 경우와는 춤추는 느낌이 다르다는 것을 많이 느껴보았을 것이다. 춤을 잘 추는지 못 추는지는 홀드를 해보면 춤을 추지 않고도 알 수 있다. 텐션이 걸리면 우선 느낌이 좋다. 홀드의 경우에도 홀드한 팔의 움직임이 몸과 어깨, 즉 몸과 함께 움직여야 팔만 좌·우·앞·뒤로 움직여서는 결코 남성이 여성을 리드할 수 없고 여성은 결코 남성의 리드를 받을 수 없다. 즉 폴로할 수 없다.

남성이 리드하기 때문에 텐션 감각은 남성이 더 빨리 터득한다. 여성이 폴로하기가 그만큼 더 어렵다는 뜻이다. 따라서 텐션 감각을 익히기 위해서 남성과 여성이 서로 역할을 바꿔서 여성이 리드하고 남성이 폴로해보는 것도 좋은 방법이다. 특히 모던댄스 홀드의 경우 여성의 손을 잡아보면 어떤 여성은 약간의 힘이 느껴져도 가볍고 어떤 여성은 힘의 느낌 정도가 약할 뿐만 아니라 손이 무겁게 느껴진다. 무거운 경우는 분명히 여성의 손이 남성의 힘에 의지하기 때문이다. 남성의 손에 힘을 빼보라. 분명 여성의 손이 아래로 떨어질 것이다. 여성은 남성의 힘에 결코 의존해서는 안 된다. 자기 힘으로 지탱해야 한다. 홀드 자세를 취하고 나홀로 댄스를 할 때처럼.

(2) 쉐이핑 리드

손을 잡지 않지만 몸의 형체로 신호를 만드는 것이다. 룸바의 사이드 스텝과 쿠카라차 |side step & cucarachas|의 경우는 손을 잡지 않지만 몸의 형체를 보면 알 수 있다. 물론 양손을 잡고 할 수도 있다. 라틴댄스의 스폿 턴 |spot turn|을 할 경우, 남녀가 손바닥을 서로 맞대고 밀어주면서 턴을 할 수 있지만 스폿 턴의 리드 방법은 쉐이핑 리드다. 남성이 손끝까지 확실히 펴서 예쁜 형태의 신호를 만들어주면 여성은 스폿 턴의 준비를 한다. 룸바의 숄더 투 숄더 |shoulder to shoulder|도 통상 양손을 잡고 하는데 인터넷 동영상에서 양손을 놓고 하는 경우를 본 적이 있다. 이것도 쉐이핑 리드다.

(3) 웨이트 체인지즈 리드

몸의 접촉 |body contact|을 정확히 하여 체중이동을 느끼면서 리드와 폴로를 하는 것이다. 댄스스포츠 모던 5종목의 경우는 말할 필요도 없고 우리의 전통 사교춤인 블루스의 경우에도 여성이 남성의 체중이동

을 느끼는 것이 무엇보다도 중요하다. 우리나라의 사교춤에 대한 사회적 인식이 암울했던 60~70년대에 블루스를 배운 분들은 남녀의 몸 사이에 주먹 하나 들어갈 정도의 간격을 두고 배운 분들이 많다. 물론 이 방법이 틀렸다는 것은 아니다. 하지만 이렇게 홀드하면 체중이동을 느낄 수 없어 블루스를 제대로 출 수 없다.

 어려운 피겨를 잘하는 여성도 한 발 한 발 앞뒤로 전·후진하는 스텝를 밟으면 십중팔구는 스텝이 엉킨다. 이런 현상은 여성이 춤을 못 춰서가 아니라, 여성이 남성의 체중이동을 느끼지 않고 여성이 다음에 무슨 스텝을 할 것이라는 예측을 하고 먼저 자기가 생각한 스텝을 밟은 경우이다. 이런 경우 스리 스텝 |three step|을 하면 모든 여성이 틀리지 않고 잘한다. 그런데 여성 뒤에 사람이 있어 스리 스텝으로 남성이 전진할 수 없다면, 한 발 전진이나 후진 스텝를 할 수밖에 없다. 이런 현상이 발생하지 않으려면 여성은 항상 남성보다 0.1초 정도 발을 늦게 마룻바닥에 내려놓아야 한다. 체중이동을 잘 느끼면서 남성보다는 조금, 아주 조금 늦게 발을 내려놓아야 한다.

 체중이동과 관련하여 우리의 사교춤 트로트의 사이드 샤세 |side chasse|를 예를 들면, 통상 학원에서는 좌우 2번씩 샤세하는 것만 가르치기 때문에 3번, 4번 그 이상 계속 한 방향으로 샤세를 하면 아무리 춤을 잘 추는 여성들도 3번째에서 더 이상 옆으로 나아가려고 하지 않는다. 이 경우 여성이 남성의 체중이동을 정확히 감지할 수 있다면, '아하! 남성이 옆으로 계속 샤세를 하려고 |게처럼 옆으로 가려고| 하는구나' 하고 금방 알 수 있다. 체중이동을 느끼려면 반드시 몸의 접촉이 이루어져야 한다. 그리고 체중이 있는 발 위에 몸의 균형이 완벽히 이루어져 있어 남성의 전·후·좌·우 움직임을 순간적으로 감지할 수 있어야 한다.

그러면 왜 이런 스텝를 해야 하는가, 좌우 2번씩만 하면 되는데. 그러나 사람이 많아 도저히 전·후진을 할 수 없는 상황이라면 옆 걸음을 해서라도 사람이 없는 빈 공간으로 빠져 나와야 하기 때문에 이 경우는 2번, 아니 3번 그 이상이라도 샤세를 해야 한다.

다음은 여성이 자기 자신의 힘 |engine|으로 움직이는 경우를 예를 들어보자. 지도자 중에는 이럴 때 '여성이 리드한다'는 표현을 쓰기도 한다. 왈츠의 더블 리버스 스핀|double reverse spin|은 1 2 카운트는 남성이, 3 & 카운트는 여성이 자기 자신의 힘으로 움직여야 서로 중심을 잃지 않고 스텝을 할 수 있다. 1 2는 남성이 여성의 회전을 돕지만 3 &는 여성이 남성의 회전을 돕는다. 또한 모던댄스의 경우 여성의 전진 스텝은 여성의 힘으로 전진해야 한다. 결코 남성이 끌어서는 안 된다. 비엔나 왈츠의 경우는 남녀가 번갈아 전·후진하면서 회전하기 때문에 비록 여성이라도 전진하여 회전하는 경우에는 여성이 자기 자신의 힘으로 움직여야 한다.

위와 같이 여성이 주역이 되는 경우 남성이 주의해야 할 점은 여성이 밀고 들어올 때 앞을 가로막아 서서는 안 된다. 항상 여성이 적극적으로 전진하도록 공간을 만들어주든지 혹은 밀고 들어올 수 있는 힘의 여백을 남겨두어야 한다.

(4) 비쥬얼 리드

사랑은 눈 |eye|으로부터 온다고 누군가 말했다. 하기야 요즘 젊은이들에게 물으면 구체적이고 다양한 답변을 하겠지만 사랑이란 상대방의 반짝이는 까만 눈동자로부터 짜릿한 필 |feel|을 느끼는 순간에 찾아오는 것이다.

춤이란 거의 대부분이 사랑을 몸으로 표현하는 동작들이다. 서로 사랑하는 마음이 통하는 사이라면 상대방의 눈빛만 보아도 상대방이 무슨 피겨를 하려고 하는지 알 수 있다. 라틴댄스의 시선은 원칙적으로 상대방의 눈을 본다. 눈을 보기 쑥스러우면 최소한 이마를 보도록 해야 한다. 왜냐하면 고개를 돌리면 중심축이 옆으로 이동하여 회전이 불안정하게 되기 때문이다.

리드와 관련된 잘못된 인식

리드와 관련해 간혹 여성들이 남성의 리드가 잘못되었다고 하면서 춤을 중단하는 경우가 있는데, 서두에서 밝혔듯이 잘되고 잘못된 것은 이 세상에 아무것도 없다. 방법이 좀 달랐을 뿐이거나 리드가 서툴렀을 뿐이다.

예를 들어 자이브의 윈드밀 |windmill|의 경우, 인터내셔널 스타일 |international style|과 아메리칸 스타일 |american style|이 있는데 리드 방법이 다르다. 인터내셔널 스타일은 팔을 쭉 펴고 약간 경사지게 하면서 풍차가 돌아가는 형태로 리드하지만 아메리칸 스타일은 왼팔과 오른팔을 서로 밀고 당긴다. 또 오른쪽으로 원을 그리도록 가르치는 선생님이 있는가 하면 |이 경우에도 남성은 거의 제자리에서 방향을 바꾸되 여성은 멀리 원을 그리면서 추도록 지도하는 선생님도 있다.| 왼쪽으로 원을 그리되 팔을 쫙 벌려 남녀가 바짝 다가서도록 하면서 춤을 추라고 가르치는 선생님도 있다. 이처럼 한 가지 피겨도 리드 방법이 여러 가지 있을 수 있다. 문제는 어떠한 경우든 텐션이 유지된 채로 정확히 밀고 당기면 남성의 의도대로 여성을 리드할 수 있다는 것이다. 물론 여성도 리드받는 방법을 어느 정도는 알고 있어야 한다.

처음엔 리드가 능숙하지 않더라도 부단한 노력과 연습을 하면 곧 익숙해질 수 있다. 춤은 기능이다. 머리 좋은 사람이 아무리 책상 앞에서 깊이 연구하더라도 오로지 열심히 연습하는 사람에게는 못 따라간다. 춤은 머리가 좋은 사람이라고 해서 더 잘 추는 것은 절대 아니다.

3) 파티장에서 춤추다 스텝이 잘못된 경우

춤은 남성이 리드하기 때문에 미리 루틴을 약속하지 않으면 남성의 의도대로 여성이 못 따라줄 때가 있다. 여성이 춤추다 스텝이 잘못된 경우의 원인은 남성의 리드가 불명확하던가 여성의 춤이 서툰 경우 등 여러 가지가 있을 수 있다. 이러한 경우 어떻게 사태를 빨리 수습할 수 있을까? 남성이 왼발을 후진하려고 하는데 여성은 왼발을 전진하려고 한다거나 그 반대의 경우도 발생할 수 있다. 이렇게 되면 제자리에서 오래 머뭇거리게 된다. 그러면 다른 사람의 춤 진행에 방해를 주는 것은 물론 같이 춤을 추는 파트너도 무척 당황하게 된다.

해결 방법
우선 신속히 클로즈드 포지션 |closed position|으로 선다.

(1) **말로 한다** : 여성에게 '왼발 후진 하세요' '오른발 전진 하세요' 등 말로 한다. 하지만 춤은 보디 랭귀지 |body language|인데 춤을 추면서 말로 하기는 적절치 못한 것 같다.

(2) **홀드한 '팔'이나 '손'으로 한다** : 이 방법은 여성 전진의 경우에는

여성의 견갑골 쪽에 대고 있는 남성의 오른손으로 여성을 앞으로 밀어주는 신호를 하면 수월하지만 여성 후진 신호를 하기에는 적당하지 않다. 잡고 있는 남성의 오른손과 여성의 왼손에 적당한 텐션이 걸려 있으면 여성을 뒤로 밀어서 후진 신호를 할 수 있지만 초보자에게는 어려운 방법이다.

(3) 체중이동으로 한다 : 블루스나 아르헨티나 탱고처럼 충분히 몸의 접촉이 있고 라이즈 & 폴을 거의 하지 않는 춤은 체중이동만으로 충분히 스텝이 엉킨 사태를 수습할 수 있다. 그러나 스윙댄스의 경우는 움직이기 전에 반드시 로어부터 먼저 하므로 로어하는 동안 체중이동만으로 무빙 풋의 움직임을 예측할 수 없다.

(4) CBM으로 한다 : CBM을 걸면 무빙 풋의 반대편 어깨는 무빙 풋이 움직이는 방향과 같은 방향으로 움직인다. 예컨대 남성의 왼발이 전진하면 남성의 오른쪽 어깨가 앞으로 나가고, 남성의 왼발이 후진하면 남성의 오른쪽 어깨가 뒤로 간다. 여성도 같은 원리로 발과 어깨가 움직인다. 따라서 남성의 오른쪽 어깨가 앞으로 나가면 여성은 왼쪽 어깨가 뒤로 간다. 이 경우 남성의 오른발|supporting foot|에 체중이 있다면 남성 왼발이 앞으로 나가고 왼발에 체중이 있다면 오른발이 후진하게 된다.

그러면 왼발이나 오른발에 체중이 있다는 것, 즉 서포팅 풋을 어떻게 상대방이 알 수 있을까? 서포팅 풋에 체중이 있다는 것을 여성에게 알리기 위해서는 서포팅 풋을 로어할 때 무릎 발목을 최대한 굽혀 여성 쪽으로 들어가게 하면 그 발에 체중이 있고 다른 쪽이 무빙 풋이 된다. 하지만 CBM은 매우 예민한 댄스기술이므로 신속하게 상대방에게 전달하기는 좀 무리가 아닌가 싶다.

리드는 온몸으로 한다. 모던댄스는 몸의 접촉이 되어야 하므로 손과 팔, 몸 전체에 모두 약간의 힘 |텐션|이 유지되어 있어야 한다. 라틴댄스는 주로 손과 팔로 상대방을 밀고 당기지만 손과 팔에 전달되는 힘은 몸의 체중이동에서 오는 것이므로 라틴댄스도 온몸으로 리드한다는 표현이 적합하다.

아무튼 위의 여러 가지 방법을 적시적소에 이용해 플로어에서의 돌발상황에 대처해나가도록 노력하자.

4) 댄스 학습에 있어서 루틴 |routine|은 필요 없는 것일까?

루틴의 필요성

리드가 정확하다면 루틴 없이도 능숙하게 춤을 출 수 있다. 그러나 댄스스포츠는 커플댄스이므로 상대의 춤 실력은 천차만별이다. 춤 실력이 어느 단계에 오르기까지는 루틴이 필요할 수도 있지만 파티장에서는 불특정 다수의 상대와 춤을 추기 때문에 자기가 배운 루틴대로 춤을 출 수는 없다. 그러므로 댄스 학습에 있어서는 루틴을 정해놓고도 해야 되고 루틴 없이도 해야 한다.

루틴 없이 춤추는 요령

· 텐션 감각을 익힌다.
· 리드 방법을 터득한다.

- 홀드 및 몸의 프레임 |frame|이 무너지지 않도록 노력한다.
- 한 피겨의 선·후행 피겨, 특히 후행 피겨를 순간적으로 생각해내는 능력을 기른다. 처음에는 외워두는 것이 좋다.
- 한 피겨의 선·후행 피겨를 연결한 간단한 피겨 조합을 수십 번 연습한다.
- 단체반 레슨에서 많이 사용된 기존 루틴을 가지고 연습해본다.
- 스스로 초·중·상급 수준에 맞는 루틴을 직접 만들어본다.

춤을 배우는 데 있어서 루틴은 필요 없는 것이 아니다. 초급시절에는 루틴을 정해놓고 연습하면 훨씬 효과적일 수 있다. 그러나 너무 루틴을 강조하다 보면 파티장에서 루틴이 생각나지 않는 경우에 춤을 출 수 없는 상황이 발생하기 때문에 루틴 없이도 춤을 출 수 있는 능력을 기르는 것이 중요하다는 것이다.

하지만 중급 정도일 때는 루틴 없이 춤을 추고 싶지만 상급 실력이 되면 오히려 루틴이 더욱 필요하다고 느끼게 된다. 왜냐하면 루틴 없이 춤을 추다 보면 자기가 좋아하는 피겨만 사용하기 때문에 다른 피겨를 잊어버릴 수 있다. 오히려 자기가 배운 피겨를 모두 포함한 루틴을 만들어 열심히 연습하는 것이 춤을 숙달시키는 지름길이다. 루틴을 만들 수 있다는 자체가 벌써 루틴에 상관없이 춤을 출 수 있는 실력이 되었다는 증거다.

Part.3

모던댄스

1. 왈츠 |Waltz|

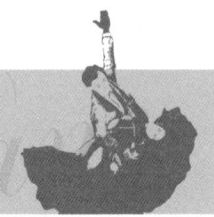

1) 왈츠의 기원

프랑스의 볼타 |Volta|란 춤에서 기원하였다는 설이 있으며 1178년 11월 9일 파리에서 처음 추었다는 문헌이 남아 있는 것으로 보아 오랜 역사를 갖고 있는 듯하나 실제로 파리에서 유행하게 된 것은 16세기부터였다. 볼타란 '돌다'라는 뜻으로 그 당시의 춤은 원무 |round dance|였다.

독일의 발저 |Walser|는 '파도치듯 떠오르고 내려간다'는 뜻이며 이탈리아의 발즈 |Walz|, 영국의 왈츠 |Waltz| 모두가 '빙빙 돈다'는 뜻을 갖고 있다.

1780년경 독일 남부의 농부들이 추었던 렌틀러 |Landler|라는 민속춤에서 유래되었는데 무거운 신발을 신고 언더암 턴 |underarm turns|과 깡충깡충 뛰면서 손바닥을 치고 발을 쾅쾅 구르며 추었다. 1800년경에는 가벼운 신발을 신고 추며 템포는 약간 느렸지만 미끄러지듯 빠르게 회전하는 동작들로 이루어져 있었으며 파트너끼리 서로의 히프를 안고 추었다.

현재의 왈츠를 창안한 사람은 영국의 빅터 실베스터 |Victor Silvester|로 1922년 세계선수권대회에서 처음 선보여 관중과 심사위원 모두를 놀라게 한 기록이 있다.

2) 왈츠 기본 스텝 |waltz basic| 연습 요령

왈츠의 스텝은 발가락을 붓이라고 생각하고 붓으로 마룻바닥에 그림을 그린다는 느낌으로 발을 움직인다. 춤추는 사람은 백두산 천지 아래 펼쳐진 푹신한 운해 |雲海| 위에서 오만한 듯 춤추면서 우리가 왕이요, 왕비라는 자부심을 갖고 추기 바란다.

댄스 학습법에는 전습법 |全習法|과 분습법 |分習法|이 있는데, 왈츠의 기본 스텝인 클로즈드 체인지 |closed change : reverse to natural|를 전습법과 분습법으로 설명한다.

클로즈드 체인지

클로즈드 체인지는 몸의 회전 없이 발을 바꾸는 피겨인데 두 가지 종류가 있다.

(1) 오른발부터 시작하는 클로즈드 체인지 |natural to reverse|

카운트	스텝	발 위치	풋워크	얼라인먼트	회전량	라이즈 & 폴	CBM	스웨이
남								
1	1	오른발 앞으로	HT	중앙사면	–	1의 끝에서 라이즈 시작	약간 있음	똑바로
2	2	왼발 옆으로, 약간 앞에	T	중앙사면	–	라이즈 계속	–	오른쪽
3	3	오른발을 왼발에 모음	TH	중앙사면	–	3의 끝에서 로어	–	오른쪽

카운트	스텝	발 위치	풋워크	얼라인먼트	회전량	라이즈 & 폴	CBM	스웨이
여								
1	1	왼발 뒤로	TH	중앙사배면	–	1의 끝에서 라이즈 시작. NFR	약간 있음	똑바로
2	2	오른발 옆으로, 약간 뒤에	T	중앙사배면	–	라이즈 계속	–	왼쪽
3	3	왼발을 오른발에 모음	TH	중앙사배면	–	3의 끝에서 로어	–	왼쪽

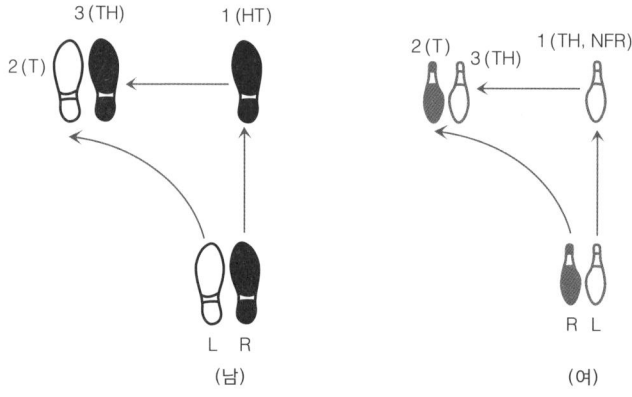

　대부분 사람들의 몸동작은 오른쪽으로 움직이는 것은 자연스럽고 왼쪽으로 움직이는 것은 상대적으로 부자연스럽다. 오른손잡이가 많고, 오른쪽으로 회전하는 것이 쉽고, 오른발로 공을 차는 것이 수월하다. 이런 현상은 사람이 오랜 세월 동안 그렇게 습관이 들었기 때문이다. 물론 왼손잡이는 태어날 때부터 그렇게 습관이 들었기 때문에 왼손잡이가 된 것이다. 따라서 댄스에 있어서 자연스럽다는 'natural'은 오른쪽을 의미한다. 따라서 'natural turn'은 '오른쪽 돌기'이다. 이와 반대인 'reverse turn'은 '왼쪽 돌기'이다.

|내추럴 턴에 대하여|

"Why Natural turn is Natural turn? Because lady is slightly to right of man so right side is naturally dominant like weight hanging on your right shoulder."

왜 내추럴 턴이라고 불릴까? 여성은 남성의 약간 오른쪽에 위치하기 때문에 오른쪽 어깨에 무게가 실려 오른쪽이 주(主)가 되기 때문이다.

- Pierre Allaire의 강습 내용 중에서

우선 남녀가 서로 마주 보고 선다. |normal position : 남 왼발 - 여 오른발 -남 오른발 - 여 왼발 순서로 선다|. 몸을 접촉하고 서포팅 풋|남 : 왼발, 여 : 오른발|을 로어한다. 이때 무빙 풋은 서포팅 풋이 먼저 로어한 후에 움직인다.

남성 1보 오른발 전진할 때 반드시 먼저 서포팅 풋인 왼쪽 다리를 로어한 후 왼발의 마룻바닥을 힘껏 밟아 미는 힘에 의하여 오른발을 힐부터 마룻바닥에 닿고 전진한다. 여성 1보도 마찬가지다. 왼발을 후진할 때 축인 오른쪽 다리를 로어한 후 오른발로 마룻바닥을 힘껏 밟아 미는 힘에 의해 왼발을 토부터 마룻바닥에 닿으면서 후진한다.

(2) 왼발부터 시작하는 클로즈드 체인지 |reverse to natural|

카운트	스텝	발 위치	풋 워크	얼라인먼트	회전량	라이즈 & 폴	CBM	스웨이
남								
1	1	왼발 앞으로	HT	벽사면	-	1의 끝에서 라이즈 시작	약간 있음	똑바로
2	2	오른발 옆으로, 약간 앞에	T	벽사면	-	라이즈 계속	-	왼쪽
3	3	왼발을 오른발에 모음	TH	벽사면	-	라이즈 계속, 3의 끝에서 로어	-	왼쪽
여								
1	1	오른발 뒤로	TH	벽사배면	-	1의 끝에서 라이즈 시작. NFR	약간 있음	똑바로
2	2	왼발 옆으로, 약간 뒤에	T	벽사배면	-	라이즈 계속	-	오른쪽
3	3	오른발을 왼발에 모음	TH	벽사배면	-	라이즈 계속, 3의 끝에서 로어	-	오른쪽

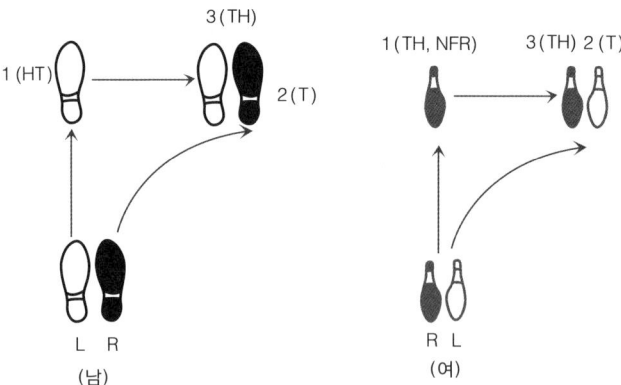

(3) 스퀘어 스텝/박스 스텝 |Square Step or Box Step|

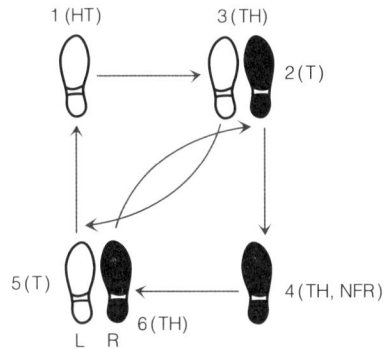

1 2 3 : reverse to natural
(왼쪽에서 오른쪽으로)

4 5 6 : natural to reverse
(오른쪽에서 왼쪽으로)

2와 5 스텝은 반드시 무릎을 스치면서 진행한다.

이 스텝은 클로즈드 체인지를 전·후진 연결하여 연습하는 방법이 마치 박스 모양과 같다고 해서 박스 스텝이라 한다.

(4) 관성 |慣性|의 법칙

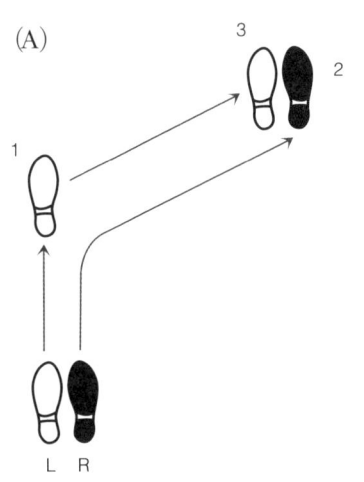

책에는 통상 (A)와 같이 그려져 있다. 이 모양은 운동의 관성 법칙을 반영한 것이다. 1보 전진하는 힘에 의해 2보는 90도 옆으로 진행하는 것이 아니라 약간 앞으로 진행한다는 의미를 그림으로 표현한 것이다. 1보를 강하고 힘차게 전진하면 그 힘에 의해 2보가 약간 앞으로 진행할 것이고 1보를 부드럽고 약하게 진행하면 2보를 90도 옆으로 진행할 수도 있다.

본래 클로즈드 체인지는 회전량이 없으나 관성의 법칙상 앞으로 전진하다가 갑자기 90도로 방향을 바꾸기가 어렵기 때문에 약간 앞으로, 즉 2스텝을 약 95~100도 방향으로 하게 된다. 그래서 약간의 CBM이 있게 된다. 가장 기본적인 스텝으로 연습을 많이 해야 한다.

(B)

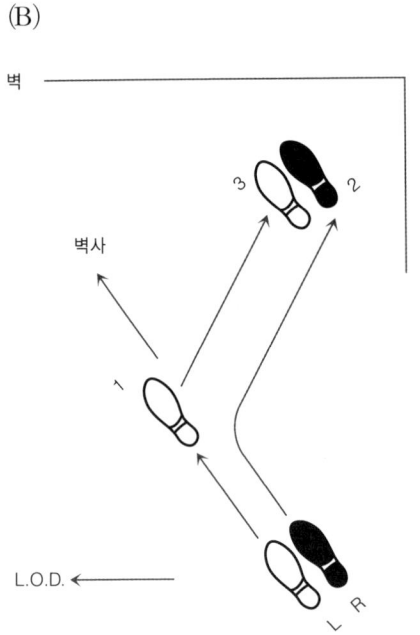

(B)는 (A)와 모양은 같지만 좌로 45도 기울어져 있다. 이것은 무도장에서 왈츠를 처음 시작할 때 '벽사면'하여 출발하는 것을 나타낸 것이다.

클로즈드 체인지를 연습함에 있어 라이즈 & 폴, CBM, 스웨이, 풋워크 등 댄스기술을 완벽히 구사할 수 있으면 다른 피겨를 숙달하는 데 많은 도움이 된다.

처음 춤을 배우는 사람들은 댄스기술을 터득하기도 전에 빨리 피겨를 배워 파트너와 손을 잡고 춤을 추고 싶어 한다. 좀 지루하겠지만 댄스기술을 충분히 익힌 다음 피겨를 배우면 춤의 발전 속도가 훨씬 더 빠르다는 것을 깨닫게 될 것이다.

전습법과 분습법

(1) 전습법

전체 동작을 대충 정리해서 학습하는 방법인데 왈츠의 기본 스텝인 클로즈드 체인지를 1 |one| 2 |two| 3 |three|로 세면서 연습하는 것을 말한다.

> |남녀 공통|
> 1보 : 왼발 전진, HT
> 2보 : 오른 무릎이 왼 무릎을 스치면서 오른발 옆으로, T
> 3보 : 왼발을 오른발에 모음, TH

(2) 분습법

댄스의 기술을 개별적으로 익혀가는 방법, 즉 구분동작으로 연습하는 방법을 말한다. 예컨대, 왈츠의 기본 스텝인 클로즈드 체인지의 카운트 1 2 3을 & 1 & 2 & 3로 세분하여 구분동작으로 연습하는 것을 말한다.

실제로 춤출 때는 순간적으로 분습법으로 하기가 힘들지만 춤에 있어서의 체중이동과 발이나 다리의 이동 원리는 정확히 알고 있어야 연습이 효과적이고 빠른 시일 내에 댄스 실력이 향상될 수 있다.

① &
서포팅 레그 |오른 다리|의 대퇴관절, 무릎, 발목을 충분히 구부린다 |bending knees|. 이때 엄지발가락을 중심으로 볼로 마룻바닥을 힘껏 누른다. 체중은 계속 축이 되는 오른발 |주로 ball|에 있다.

■ 축이 되는 다리 |supporting leg|를 구부릴 때 주의해야 할 점

상체를 위로 반드시 곧게 세운 채로 로어해야 한다.

이때 왼 다리는 자연히 무릎을 편 채 앞으로 뻗게 되고 왼발 힐은 바닥 |heel strike|에 닿게 된다. 서포팅 풋으로 밀어서 체중을 계속 앞으로 이동시키면 왼발은 힐이 바닥에 닿은 채 앞으로 계속 밀려간다. 어느 순간 체중이 센터 밸런스에 오게 될 때 마룻바닥에 닿은 왼발 힐로 당겨서 오른발을 끌어 온다. 체중이동을 할 때 센터 밸런스 이후 끌어 오는 발에도 얼마간의 체중을 유지하면서 발, 다리, 몸을 이동해야 몸의 균형이 깨어지지 않는다.

체중이동을 정확히 표현하면, 서포팅 풋 위에 체중을 100% 유지한 후 밀어서 무빙 풋의 힐로 전진하면서 양발에 체중이 센터 밸런스가 되면 이때부터 왼 다리 |acting leg|를 멈추고 왼발의 힐 끝을 당겨서 오른발을 왼발로 끌어온다.

■ 서포팅 풋을 로어한 후 무빙 풋을 움직일 때 주의할 점

1. 몸을 똑바로 위쪽으로 뻗은 채 보낸다.
2. 허리나 머리는 거의 일정한 높이로 유지하여 수평이동시킨다.

서포팅 풋 |오른발|을 밀어서 체중을 이동시키면서 왼발을 전진할 때 물웅덩이를 뛰어넘듯이 폴짝 뛰면서 보폭을 옮기면 균형 잡기도 힘들 뿐만 아니라 커플이 한 몸이 되어 매끄럽고 부드럽게 춤을 출 수 없다.

서포팅 풋을 로어한 후 마룻바닥을 누르면서 밀 때 서포팅 풋은 전체 |whole foot|가 마룻바닥에 닿아 있어야 한다. 물론 이 경우에도 체중은

볼에 주로 실려 있다. 서포팅 풋을 계속 밀면 어느 순간 힐이 바닥에서 들리기 시작하여 볼에 체중이 실리고 무빙 풋의 힐 체중과 균형을 이루게 된다. 즉 센터 밸런스가 된다.

이와 같은 체중이동은 서포팅 풋의 볼 → 토 위로 정확히 이동되어야 춤이 부드럽고 밀고 당기는 어색한 느낌이 없다.

② 1

왼발에 체중이 완전히 이동된 상태가 되어야 한다. 1박자에 체중을 완전히 이동하고 스텝을 완료하기 위해서는 앞의 &에서 비록 서포팅 풋에 체중은 있지만 무빙 풋은 미리 앞으로 무릎을 펴 나가야 한다. 1박자, 즉 쿵 하는 시점에 무빙 풋이 마룻바닥에 완전히 닿고 체중이 100% 이동되면 1보가 끝나게 된다. 이때 체중이동이 이루어진 한쪽 발로 몸의 균형이 완벽히 이루어져야 한다. 동시에 오른발이 왼발까지 신속히 따라간다. 대부분의 춤은 위와 같이 발을 움직인다.

③ &

오른발을 오른쪽으로 벌린다. 이때 반드시 오른 무릎이 왼 무릎을 스치면서 지나가야 한다. 서포팅 풋|왼발|을 계속 밀어서 오른 다리를 옆으로 보내면 어느 순간 체중이 센터 밸런스에 오게 된다. 센터 밸런스에 체중이 왔을 때 오른발은 제자리에 두고 왼발을 오른발에 끌어온다. 체중이동을 할 때 센터 밸런스 이후 무빙 풋에도 얼마간의 체중을 유지하면서 끌어와야 몸의 균형이 깨어지지 않고 자연스럽게 스웨이가 이루어진다.

체중이동을 정확히 표현하면, 축이 되는 발|왼발|에 체중을 100% 두고 마룻바닥을 힘껏 누르면서 밀면 액팅 레그|acting leg|는 오른쪽으로 밀려 나가며 어느 순간 양발의 체중이 센터 밸런스가 된다. 이때부터

액팅 레그 |오른발|를 멈추고 오른발 볼의 인사이드 에지 |inside edge|로 마룻바닥을 누르면서 당겨 왼발을 오른발에 끌어 모은다. 이때 라이즈가 시작된다.

④ 2

체중이 오른발에 완전히 이동된 상태. 계속 볼로 라이즈한다. 이 경우에도 오른쪽 한발로 몸의 균형이 완벽히 이루어져 좌·우·앞·뒤로 흔들림이 없어야 한다.

⑤ &

계속 라이즈하면 왼발이 자연히 오른발 옆으로 모아진다.

⑥ 3

왼발을 오른발에 완전히 끌어 모으고 체중이동. 최고 정점 상태를 유지한다. 이때 양발 토로 선다.

⑦ &

축이 되는 왼발을 로어하면서 오른 다리를 후진한다. 계속 후진하다 어느 순간 체중이 센터 밸런스에 오게 될 때 마룻바닥에 닿은 오른발 토로 당겨서 왼발을 끌어 온다. 이때 끌려 오는 발에도 얼마간의 체중을 유지한다.

체중이동을 정확히 표현하면, 축이 되는 발에 체중을 100% 유지한 후 축이 되는 발을 누르면서 밀어서 무빙 풋을 토로 후진시키고 어느 순간 양발에 체중이 센터 밸런스가 되면 이때부터 오른 다리 |acting leg|를 멈추고 토의 끝으로 마룻바닥을 눌러 당겨서 왼발을 오른발로 끌어 온다.

3) 왈츠 출 때 명심해야 할 점

볼 밸런스 |ball balance|

왈츠 한 곡이 끝날 때까지 결코 힐에 체중을 완전히 옮기지 않아야 한다. 풋워크가 TH로 되어 있어도 체중은 볼에 두어야 한다. 힐에 두면 몸이 뒤로 기울어져 보기 싫고 상대방의 춤이 무겁게 느껴지기 때문이다. 힐은 마룻바닥에 닿아 있기만 하면 된다. 단, 오픈 또는 클로즈드 임피터스 |open or closed impetus|의 힐 턴 |heel turn|처럼 힐에 체중이 완전히 이동 후 회전하는 피겨는 예외다.

보디 콘택트 |body contact|

남녀 몸의 접촉한 부분에 손수건을 끼워 놓았을 때 왈츠 한 곡이 끝날 때까지 손수건이 마룻바닥에 떨어지는 일이 없어야 한다. 물론 초보자는 혼자 분습법으로 기초동작을 열심히 연습해야겠지만 초보 단계를 넘어선 경우는 남녀가 함께 홀드하고 분습법으로 왈츠 베이식을 열심히 연습하여 보디 콘택트가 벌어지지 않도록 한다.

연습 방법

남녀가 약간 비껴서 |여성이 남성의 오른쪽| 마주 보고 똑바로 선 후 여성은 오른팔을 앞으로 곧게 뻗어 남성의 오른쪽 어깨와 목이 닿는 부분에 올려놓고 나머지 손은 각자 등 뒤로 |열중쉬어 자세| 놓고 가슴 아래만 접촉이 된 채로 박스 스텝을 연습한다. 숙달된 후 똑같은 방법으로 비교적 쉬운 피겨로 춤을 추면서 플로어를 한 바퀴 돌아본다. 처음에는 상당히 어렵겠지만 열심히 연습하면 큰 효과를 볼 것이다.

■ 후진할 때 주의할 점

1. 몸을 똑바로 위쪽으로 뻗은 채 보낸다.
2. 허리나 머리는 거의 일정한 높이로 유지하여 수평이동시킨다.
3. 신발바닥이 마룻바닥을 향하면 안 된다. 충분히 로어하면서 토로 마룻바닥을 스치면서 신발바닥이 위로 향하게, 즉 하늘로 향하게 하면서 후진한다.

스위트 스폿 |sweet spot|

스위트 스폿이란 직경 10cm 원의 크기로 골프 클럽·라켓·야구 배트 등에서 공 맞히기 가장 좋은 곳을 뜻한다. 댄스에서는 직경 10cm의 원 안에 남녀의 네 발이 다 들어가야 한다. 10cm 원 안에 남녀 발 4개가 어떻게 들어갈 수 있는지 의문이 들지 모르지만 볼에 체중을 두면 상체가 앞으로 약 5cm 정도 기울어지기 때문에 직경 10cm 원 둘레에 볼이 위치하면 된다.

특히 내추럴 스핀 턴 4보의 경우 여성의 회전을 돕기 위해 대부분의 남성들은 지나치게 왼쪽 옆으로 왼발을 빼는 경향이 많다. 여성은 전진 스텝을 하는데 남성이 후진을 안 하고 옆으로 발을 빼면 여성은 회전하기는 수월할지 모르지만 스위트 스폿을 만들 수 없을 뿐만 아니라 춤이 아름답지 못하다.

왈츠는 물 흐르듯 춘다

춤 경력이 상당한 사람도 왈츠 베이식의 1보를 하고 나서 2보로 나갈 때 1보에서 순간적으로 멈추는 듯이 추는 경우를 많이 볼 수 있다. 예컨대, 남성 왼발 전진 1보에 오른발을 바로 뒤따라 왼발 옆에 붙인 후에 순간적으로 정지한 후 2보로 나아가는 느낌을 말한다. 정지한 느낌이 들지 않으려면 1에서 오른 무릎이 왼 무릎을 스치면서 바로 옆으로 오른발을 벌린다. 스텝과 스텝 사이를 연결할 때 순간적인 멈춤 동작이 나타나서는 안 된다.

그러나 춤에 따라서는 차차차와 같이 춤을 역동적으로 보이기 위해서 순간적으로 멈추는 동작 |2 3 4 & 1을 2 3 4 & stop으로 연습하는 경우|을 하는 경우는 있다.

4) 왈츠 호흡법

댄스에서 호흡은 몸을 내릴 때 숨을 내쉬고 몸을 올릴 때에 숨을 가슴 안쪽으로 들이쉰다. 남성의 경우 숨을 가슴 안쪽으로 들이쉬면 앞가슴이 부풀어 올라 몸이 커 보일 뿐만 아니라 도도하고 거만하게 보인다. 비록 일상생활에서는 스트레스를 받을지라도 춤출 때만큼은 왕이나 왕비가 되었으면 좋겠다.

|댄스호흡 주기|cycle|
첫 박자에 숨을 내쉬고,
두 번째 박자에서 숨을 들이쉬기 시작하면서 몸을 라이즈시키고,
마지막 세 번째 박자에서 들이쉬기 호흡을 끝마친다.

댄스는 연속동작이므로 '댄스호흡 주기'대로 3의 최고 정점에서 들이쉬기 호흡을 끝마치고 3 &의 &에서 로어하면서 숨을 내쉰다. 내쉰 상태에서 1까지 계속하고 1 &의 &시점에 라이즈 시작하면서 숨을 들이쉬기 시작하여 3의 최고 정점까지 숨을 들이쉰다.

댄스 선수들은 다운 |down|할 때 허파를 쥐어짜듯이 숨을 내쉬고 |squeeze| 라이징할 때는 겨드랑이 근육을 사용해서 옆으로 확장시켜 숨을 들이키는, 한 마리 새가 날개를 펴고 하늘을 나는 것 같은 모습을 상상하면서 숨을 들이쉰다.

왈츠의 느낌은 라이즈했다가 다시 폴하는 유연하며 부드러운 웨이브 |wave|, 즉 파도 타는 느낌을 나타내기 위해 체공시간을 길게 할 필요가 있는데 그렇게 하려면 라이즈할 때 호흡을 들이쉴 수밖에 없다.

5) 왈츠 스텝의 시작 타이밍 |timing|

스텝은 박자의 어느 시점에서 시작할까? 이것은 댄스기술 중 라이즈 & 폴과 밀접한 관계가 있다.

왈츠 기본 스텝인 박스 스텝을 예로 들자.

> 리듬 |또는 카운트| = 쿵 짝 짝 |1 2 3|
> 1보 : 1의 마지막에 라이즈 시작.
> 2보 : 2에 계속 라이즈.
> 3보 : 3에 계속 라이즈하여 최고 정점이 된 후 3의 마지막에 로어한다.

통상 춤은 박자의 길이를 같게, 즉 ' ~1 ~2 ~3 ~1 ~ '과 같이 균등한 시간의 길이로 춘다. 이러한 박자의 길이를 편의상 숫자로 표시해보자.

~ (1=①②) ~ (2=③④) ~ (3=⑤⑥) ~
=①②/③④/⑤⑥/①②/③④/⑤⑥/①②……

=①②③④⑤⑥①②③④⑤⑥①②③④⑤⑥ ……

①은 3의 후반부와 1의 전반부가 겹치는 부분이고, ③은 1의 후반부와 2의 전반부가 겹치는 부분이고 ⑤는 2의 후반부와 3의 전반부가 겹치는 부분이다.

비트 또는 타임 밸류|beat or time value : TV|란 박자의 길이를 말한다. 예컨대 왈츠의 1 2 3 각 스텝에 대한 박자의 길이는 1박 1박 1박이다. 샤세의 1 2 & 3＝1박 1/2박 1/2박 1박이다.

여기서 또 다른 TV의 개념을 설명할 필요가 있는데, 가수나 연주자가 노래를 부르거나 연주할 때 각 박자의 길이를 균등하게 하는 것이 원칙이나 그때그때 노래의 분위기나 감정을 고려해서 각 박자의 길이를 미묘하게 변화시키는 것이 바로 TV이다.

■ TV |time value : 시가, 時價|

음악에서 음표나 쉼표로 표시되는 길이. 음악의 시가는 1박을 단위로 잰다. 그러나 1박의 길이는 1박의 빠르기에 따라 결정되기 때문에 일정하지는 않다. 따라서 음표나 쉼표가 나타내는 시가는 상대적인 것이다

댄스에서도 마찬가지다. 같은 1박자의 경우에도 그 길이에 변화를 줄 수 있다. 왈츠의 클로즈드 체인지 1 2 3을 숙달된 댄서나 프로 선수들이 춤추는 것을 보면 각 박자의 TV를 변화시켜 추는 것이 더 자연스럽게 느껴지는 경우가 많다. 즉 1은 짧게, 2는 가장 길게, 3은 가장 짧게 박자 길이를 사용한다. 그 이유는 춤은 음악에 맞춰 추어야 하는데 특히 어느 순간 춤의 강세를 줘야 할 순간이 있다. 왈츠의 경우는 음악적 강세는 첫 박자|쿵|에 있지만 춤의 강세는 2보|짝|에 있다. 2보에 춤

의 강세를 주자면 2보를 강하고 크게 움직여야 한다. 따라서 2보를 가장 길게 3보는 가장 짧게 ⑥에서 최고로 높이 라이즈했다가 바로 로어한다. 2보는 가장 길기 때문에 3박자의 전반부까지 길게 끌고 가야 한다. 따라서 2보는 ③④⑤, 1보는 ①②, 3보는 ⑥이 된다.

스텝할 때 주의할 점은 박자 '쿵'에 해당하는 소리를 듣고 로어를 시작해서 1보를 나가면 음악에 발을 맞출 수 없다. '짝'도 마찬가지다. 짝 소리를 듣고 스텝을 시작, 즉 밀기 시작하면 발이 느리다. 박자와 발을 맞출 수 없다. 쿵 짝 짝 소리와 동시에 발은 이미 움직여 체중이 100% 이동해야 한다. 다만 위의 TV는 순간적인 소리, 즉 음이나 박자의 길이지만 그 음을 끝까지 끌고 가서 마지막에 스텝하느냐 아니면 음의 중간에 스텝하느냐의 차이가 있을 뿐이다.

예컨대, 1보 음의 길이 '~~ =①②로 할 때 '쿵' 소리를 들을 때는 이미 무빙 풋에 체중이 완전히 이동하여 발의 움직임이 정지해 있어야 한다. '쿵' 소리를 듣고 나서 발을 움직이기 시작해서는 안 된다. 2보도 마찬가지다. 2보의 음의 길이 '~~~ =③④⑤로 표현해볼 때, '짝'에는 이미 체중이 완전히 이동해야지 '짝' 소리를 듣고 발을 움직이기 시작해서는 안 된다.

체중이동을 '쿵'일 때 ① 또는 ②, '짝'일 때 ③④⑤ 중 어느 시점에 할 것인가는 전적으로 춤추는 사람 마음에 달려 있다. 통상 초보자는 ①과 ③ 또는 ④에 완전한 체중이동을 하지만 상급자는 음악을 최대한 길게 끌어가다가 마지막 ②와 ⑤에 체중이동을 한다.

6) 왈츠 시작의 예비보 |남성 : 왼발 전진|

예비보가 필요한 것은 클로즈드 포지션 |closed position| 상태로 홀드한 경우 춤 시작에서 어느 발이 먼저 움직이기 시작하는지 상대방에게 쉽게 알리기 위함이다.

우선 남녀가 나란히 노멀 포지션 |normal position. 오른발이 상대방의 양발 사이에 있는 상태|으로 서서 홀드한다. 그리고 양발을 어깨 넓이만큼 벌리고 왼발이든 오른발이든 체중을 한쪽 발에 완전히 옮긴다. 여기서는 남성 오른발에 체중이 있는 경우를 설명한다. 여성은 이와 반대이다.

음악이 흘러나오면 '쿵 짝 짝 1 2 3……' 하면서 박자를 센다. 박자가 파악되면 1에 오른 다리에 체중을 두고 약간 굽히면서 몸을 왼쪽으로 민다. 2 3에도 계속 밀면서 3에 체중을 왼발로 옮긴다. 다시 같은 요령으로 1에 왼발을 밀어서 2에 오른발로 체중을 완전히 이동한 후 3에 왼발 전진한다. 이 3의 왼발 전진을 통상 예비보라 한다.

예비보와 CBM과의 관계

춤에 있어서 CBM이 필요한 것은 스텝을 할 때 '다음 스텝이 회전을 수반할 때 회전을 원활하게 하기' 위함이다. 여기서는 예비보 다음에 후행 피겨로 내추럴 턴의 1보 |남자 오른발|를 예로 설명한다. 예비보 다음의 내추럴 턴 1보는 회전을 수반하지 않고 예비보와 같은 방향으로 전진한다. 따라서 예비보 다음에 속행하는 내추럴 턴 1보는 회전이 필요 없으므로 예비보는 CBM이 필요 없다. |그러나 약간의 CBM을 줄 수도 있다|.

예비보 다음에 내추럴 턴 1보를 전진할 때는 CBM이 필요하다. 왜냐하면 예비보와 내추럴 턴 1보 사이에는 회전을 수반하지 않지만 내추럴 턴 1보와 2보 사이는 1/4 우회전을 한다. 즉 1보부터 회전이 수반되기 때문에 내추럴 턴 1보를 전진할 때는 CBM을 만든다.

예비보 전진 시 서포팅 풋의 로어 여부

예비보를 멀리 딛을 필요가 있는가? 예비보는 말 그대로 춤 시작의 준비 단계, 즉 피겨가 아니므로 멀리 딛을 필요가 없다. 따라서 서포팅 풋을 반드시 로어할 필요는 없다. 약간의 헐거운 상태만 유지하면 된다.

서포팅 풋을 로어하는 것은 무빙 풋를 멀리 보내기 위한 것인데 예비보를 멀리 딛을 필요가 없다면 서포팅 풋을 로어할 필요가 없다. 그러나 약간 로어한다고 틀린 것은 아니다. 춤은 남녀가 홀드한 상태에서 편하게 추면 된다.

왈츠 시작 방법 : 예비보를 어떻게 준비할 것인가?

남녀가 클로즈드 포지션 상태로 마주 보고 선다. 양발을 어깨 넓이만큼 벌린다. 체중을 왼발 또는 오른발로 옮긴다.

(1) 체중이 왼발에 있는 경우 : 1카운트에 왼발을 밀어서 2카운트에 오른발로 체중을 옮긴 후 3카운트에 예비보인 왼발을 전진한다.

(2) 체중이 오른발에 있는 경우 : 1카운트에 오른발을 밀어서 2, 3카운트에 왼발로 체중을 옮긴다. 다시 1카운트에 왼발을 밀어 2카운트에 오른발로 체중을 옮긴 후 3카운트에 예비보인 왼발을 전진한다.

7) 남성의 리드 요령

· 한 발 한 발 움직일 때 체중을 100% 이동해야 한다. 체중을 이동

하고 난 후에도 몸의 균형을 바로잡아 앞·뒤·좌·우로 흔들리지 않게 한다.
- 남성은 자기의 피겨뿐만 아니라 상대방, 즉 여성의 피겨를 완전히 숙지하면 여성의 리드에 많은 도움이 된다.
- 구체적 피겨에 따른 피지컬 리드, 쉐이핑 리드, 웨이트 체인지즈 리드, 비주얼 리드가 정확해야 한다.

춤은 피겨의 조합이고 피겨는 스텝과 스텝의 조합이다. 스텝은 한 발 한 발의 움직임이다. 댄스스포츠는 커플댄스이다. 파트너와 함께 추는 춤은 남녀 모두 상당한 요령이 필요하다. 그 첫 번째 요령은 한 발 한 발 움직일 때 체중을 100% 이동하고 체중을 이동하고 난 후에도 몸의 균형을 바로잡아야 한다는 것이다. 이것은 대단히 중요한 포인트다. 이것만 잘 되면 춤은 50% 이상은 숙달된 것이다.

8) 댄스파티에서 루틴 없이 불특정 상대와 왈츠 추는 요령

이 요령은 초급자로부터 상급자에 모두에게 필요한 것이다. 우리나라의 댄스스포츠 학습법을 보면 개인레슨이든 단체반 레슨이든 일정한 루틴을 정해놓고 그 순서에 따라 춤을 가르치는 것이 일반적이다. 그러나 이렇게 배우면 응용력이 생기지 않아 아무리 오래 춤을 배워도 같은 선생님 밑에서 같이 배우지 않은 다른 사람과 춤출 기회가 생기면 두려움이 앞선다. 이제부터 이 두려움을 없애는 방법을 같이 연구해보자.

초급자를 위한 방법

기본 피겨 숙달

(1) 왈츠 베이식 |box or square step|

왈츠 베이식 스텝을 풋워크, 라이즈 & 폴, 스웨이 등 댄스기술을 적용하여 자연스럽게 출 수 있을 때까지 여러 번 반복 연습한다.

- 클로즈드 체인지만으로 직사각형이나 마름모 |box step|를 그려본다.
- 클로즈드 체인지만으로 계속 전진해본다.
- 클로즈드 체인지만으로 계속 후진해본다.

위 세 가지를 혼합하여 미리 약속하지 않고 남성이 여성을 전·후진 마음대로 리드해본다.

(2) 쿼터 턴 |quarter turn|

카운트	스텝	발 위치	풋워크	얼라인먼트	회전량	라이즈 & 폴	CBM	스웨이
남								
1	1	오른발 앞으로	HT	벽사면	우회전 시작	1의 끝에서 라이즈 시작	있음	똑바로
2	2	왼발 옆으로	T	중앙사배면	1~2 사이에서 1/8	라이즈 계속	-	오른쪽
3	3	오른발을 왼발에 모음	TH	중앙사배면	2~3 사이에서 1/8	라이즈 계속, 3의 끝에서 로어	-	오른쪽
여								
1	1	왼발 뒤로	TH	벽사배면	우회전 시작	1의 끝에서 라이즈 시작. NFR	있음	똑바로

카운트	스텝	발 위치	풋워크	얼라인먼트	회전량	라이즈 & 폴	CBM	스웨이
여								
2	2	오른발 옆으로	T	중앙사포인팅	1~2 사이에서 1/4 몸 회전 조금 적게	라이즈 계속	–	왼쪽
3	3	왼발을 오른발에 모음	TH	중앙사면	몸 회전 완료	라이즈 계속, 3의 끝에서 로어		왼쪽

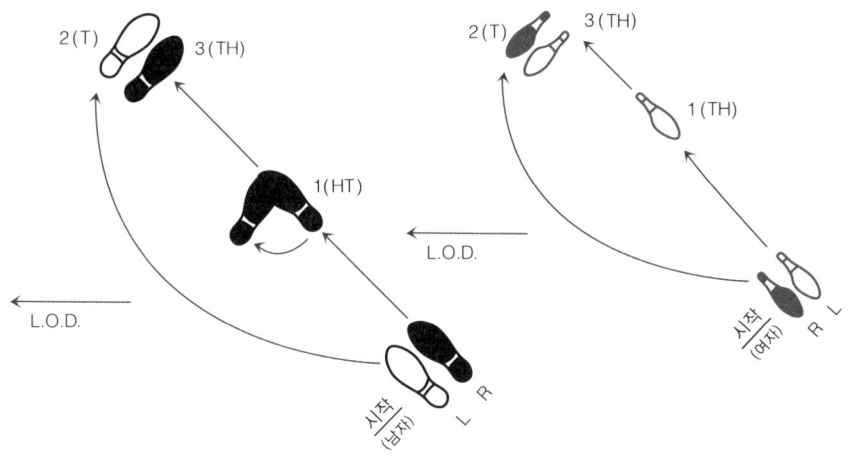

쿼터 턴에도 우회전과 좌회전 두 가지가 있다. 춤은 L.O.D.상 시계 반대 방향으로 진행하므로 우회전 쿼터 턴을 많이 사용한다. 내추럴 턴, 리버스 턴과 같은 요령이지만 회전량이 다르다. 내추럴 턴과 리버스 턴은 회전량이 3/8인데 쿼터 턴은 1/4이다. '쿼터 턴 - 아웃 사이드 체인지'를 잘 이용하면 쉬운 피겨로, 생각보다 멋진 춤을 출 수 있다. 춤을 추면서 L.O.D. 진행방향의 플로어 공간이 좀 더 남아 있는 경우에 내추럴 턴 1~3보다 회전 각도가 작은 쿼터 턴을 이용한 다음에 아웃 사이드 체인지로 연결하여 PP & 샤세로 피겨 조합을 길게 할 수 있다.

· 연습 방법

◇ 오른쪽 쿼터 턴을 4번 하여 제자리로 온다.

◇ 왼쪽 쿼터 턴을 4번 하여 제자리로 온다.

◇ 쿼터 턴 |90도 회전|과 클로즈드 체인지를 마음대로 혼합하여 여성을 자유자재로 리드해본다.

(3) 내추럴 턴 |natural turn|

카운트	스텝	발 위치	풋워크	얼라인먼트	회전량	라이즈 & 폴	CBM	스웨이
남								
1	1	오른발 앞으로	HT	벽사면	우회전 시작	1의 끝에서 라이즈 시작	있음	똑바로
2	2	왼발 옆으로	T	중앙사배면	1~2 사이에서 1/4	라이즈 계속	−	오른쪽
3	3	오른발을 왼발에 모음	TH	L.O.D.배면	2~3 사이에서 1/8	라이즈 계속, 3의 끝에서 로어	−	오른쪽
4	4	왼발 뒤로	TH	L.O.D.배면	우회전 시작	4의 끝에서 라이즈 시작. NFR	있음	똑바로
5	5	오른발 옆으로	T	중앙사 포인팅	4~5 사이에서 3/8 몸 회전 조금 적게	라이즈 계속	−	왼쪽
6	6	왼발을 오른발에 모음	TH	중앙사면	몸 회전 완료	라이즈 계속, 6의 끝에서 로어	−	왼쪽
여								
1	1	왼발 뒤로	TH	벽사배면	우회전 시작	1의 끝에서 라이즈시작. NFR	있음	똑바로
2	2	오른발 옆으로	T	L.O.D.로 포인팅	1~2사이에서 3/8 몸 회전 조금 적게	라이즈 계속	−	왼쪽
3	3	왼발을 오른발에 모음	TH	L.O.D.로 향해	몸 회전 완료	라이즈 계속, 3의 끝에서 로어	−	왼쪽

카운트	스텝	발 위치	풋워크	얼라인먼트	회전량	라이즈 & 폴	CBM	스웨이
여								
4	4	오른발 앞으로	HT	L.O.D.로 향해	우회전 시작	4의 끝에서 라이즈 시작	있음	똑바로
5	5	왼발 옆으로	T	중앙배면	4~5 사이에서 1/4	라이즈 계속	–	오른쪽
6	6	오른발을 왼발에 모음	TH	중앙사배면	5~6 사이에서 1/8	라이즈 계속, 6의 끝에서 로어	–	오른쪽

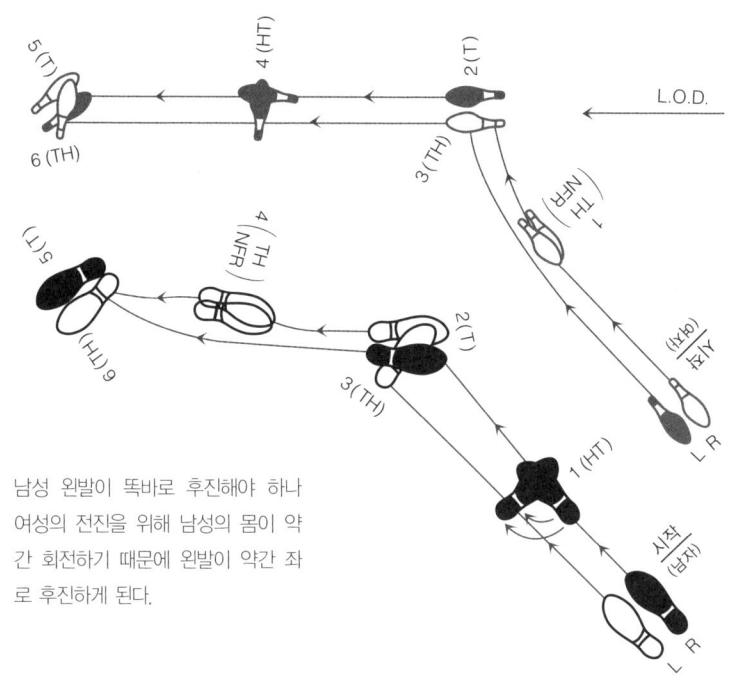

남성 왼발이 똑바로 후진해야 하나 여성의 전진을 위해 남성의 몸이 약간 회전하기 때문에 왼발이 약간 좌로 후진하게 된다.

내추럴 턴의 스텝은 전반부 1 2 3, 후반부 4 5 6으로 이루어져 있다. 회전량은 3/8.

〈내추럴 턴 전반부 1 2 3〉

· 남성

① 1보

서포팅 풋 |왼발|을 밀어서 무빙 풋 |오른발| 힐을 앞으로 뻗는다. 이때 오른발 모양은 진행방향과 일치한다.

오른발을 진행방향으로 똑바로 놓아야 하는데 내추럴 턴은 135도 우회전하기 때문에 회전을 돕기 위해 미리 오른발의 발목을 오른쪽으로 45도 정도 꺾어서 마룻바닥을 딛는 사람이 많다. 초급자뿐만 아니라 춤을 상당히 오래 추신 분들도 습관적으로 오른발을 그렇게 놓는 것을 자주 볼 수 있다. 11자로 놓은 발 앞에 진행방향으로 직선을 그어놓았다고 생각하고 직선 위에 오른발 발끝이 직선 방향과 일치하도록 놓는다. 즉 몸과 발의 방향은 원칙적으로 같은 방향이다.

남성의 오른쪽 다리는 여성의 오른쪽 넓적다리의 안쪽을 겨냥해서 들어간다. 여성의 양다리의 안 |in|으로 들어가되 오른쪽 넓적다리 안쪽을 겨냥한다. 이때 주의할 점은 대퇴골 |넓적다리뼈|을 포함한 축인 왼 다리의 무릎과 발목을 최대한 굽힌 다음 |3카운트의 마지막 & 박자에 굽힘|에 왼발을 밀어서 오른발을 전진시키고 체중이 100% 오른발에 옮겨질 때 1보가 끝난다.

② 2보

카운트 1~2 사이에 1/4 우회전 |우회전은 이미 1에서 시작한다|. 왼발 옆으로 놓는다. 이때 주의할 점은 챠트상 '왼발 옆으로'로 되어 있지만 왼발을 옆으로 딛는 것이 아니라 왼발을 똑바로 앞으로 딛고 체중을 옮기면서 스위블을 하여 몸을 1/4 우회전한다. 즉 1보인 오른

발을 미리 1/4 우회전한 후 옆으로 밀어서 2보인 왼발을 옆으로 보내서는 안 된다.

③ 3보

오른발을 왼발에 모으면서 2~3 사이에서 1/8회전. 남성은 바깥쪽에서 돌기 때문에 이동 거리가 길다. 그래서 1~2보에서 1/4, 2~3보에서 나머지 1/8회전한다. 초급자는 이러한 회전 구분이 어렵기 때문에 1~2 사이에 3/8턴을 완료하는 사람이 오히려 더 많다. 그러나 중·상급으로 올라가면 1~2 사이에 3/8턴을 하면 회전과 몸의 균형을 잡기가 더 힘들다는 것을 느낀다. 그러므로 초보시절부터 바깥돌기를 할 때는 회전을 나누어 하는 습관을 들이는 것이 필요하다.

· 여성

① 1보

왼발 후진. 이때 여성은 남성이 지나가는 길을 열어주어야 한다. 댄스 피겨의 전·후진 각 스텝은 CBMP와 같은 특별한 경우를 제외하고 직선으로 움직인다. 따라서 여성 내추럴 턴 1보, 또는 남성 내추럴 턴 4보와 같은 후진 스텝은 직선으로 후진하는 것이 원칙이지만 위 1보와 4보는 처음 스텝을 시작할 때부터 벌써 우회전이 시작되므로 몸도 약간 |아주 약간| 오른쪽으로 회전하게 된다. 몸 회전의 결과 후진하는 발을 직선으로 딛더라도 처음 시작 지점에서 볼 때는 약간 왼쪽으로 발을 옮겨 딛는 결과가 된다. 오른쪽 몸 회전과 더불어 약간 왼쪽으로 발을 딛기 때문에 이때 오른쪽 골반을 열어주면 자연히 남성이 여성 앞을 지나가는 길을 만들어주는 모

양이 된다.

■ **후진할 때 주의할 점**

춤을 상당히 오래 추신 분들 중에도 파트너에게 길을 열어준다고 후진하는 발을 75도 정도 왼쪽으로 꺾어서 후진하는 경우를 종종 볼 수 있는데, 이것은 남녀가 서로 스텝을 밟기는 수월할지 몰라도 춤이 예쁘진 않다. 또한 전진하는 사람의 발 앞에 상대방의 발이 있어야 발이 없으면 전진하는 주역은 스텝을 밟으면서 상당히 허전함을 느끼고 스위트 스폿을 만들 수 없다.

스텝을 밟을 때 남녀의 발과 다리는 가볍게 밀착된 상태에서 같이 움직이는 것이 이상적이지만 초급자의 경우에는 그렇게 하기가 힘들다. 초급자는 무빙 풋이 서포팅 풋으로 바뀌는 순간 특히 후진의 경우 새로운 무빙 풋을 신속히 뒤로 빼주어야 전진하는 사람의 다리와 부딪히지 않는다. 마찬가지로 회전할 때도 전진하는 다리가 들어올 수 있도록 골반을 열어주어야 한다.

② 2보

발의 회전량은 2보에서 3/8회전을 마치지만 몸 회전은 조금 적게. 머리 방향은 1보와 같이 전방을 향하고 있도록 한다. 남성이 1~2보 사이에 1/4턴을 하기 때문인데 여성 2보는 몸 회전을 조금 적게 하므로 몸의 방향과 발의 방향이 다르다. 이 경우 발의 방향은 '향하여 pointing'라는 용어를 사용하고 몸의 상태는 '몸 회전 조금 적게 body turn less'라고 한다. 남성 내추럴 턴 4~5보도 발의 방향은 '향하여'이다.

여성은 남성보다도 먼저 2보를 마룻바닥에 착지하면 안 된다. 남성이 정한 위치에 발을 착지하면 여성은 나중에 착지한다. 여성은 안쪽에서 돌기 때문에 2보를 너무 멀리 먼저 착지하면 바깥돌기한 남성이 거리를 맞추기 힘들고 3/8회전을 다 못할 수도 있다.
여성 후진 2보 때 미리 머리를 오른쪽으로 돌리지 않는다. 가능한 1보 때와 같이 전방을 보도록 한다.

③ 3보
3보에서 여성은 몸의 회전을 완료한다.

■ 아웃사이드 오브 턴 |outside of turn|

전진하는 발에 회전이 일어날 때, 예컨대 남성 내추럴 턴은 1~2 사이에서 1/4회전하고 3에서 1/8회전하는데 풋 스위블 |foot swivel|은 2에서 일어난다.

This indicates the turn is made following a forward step. The amount of a turn will be spilt over the first three steps. There will be a foot swivel on step 2, eg(for example) turning 3/8 to Right ; There will be 1/4 between 1 and 2, 1/8 between 2 and 3.

■ 인사이드 오브 턴 |inside of turn|

후진하는 발에 모든 회전이 일어나며 발이 몸보다 더 회전하며 풋 스위블은 일어나지 않는다.
This indicates the turn is made following a back step. There will be no foot swivel on step 2, and all turn is made between the step back 1 and 2 3/8 to R, body turn less. then the body completes the turn between 2 and 3.

〈내추럴 턴 후반부 4 5 6〉

· 남성
여성의 내추럴 턴 전반부 1 2 3과 같다.

· 여성
남성의 내추럴 턴 전반부 1 2 3과 같다.

· 연습 방법
  ◇ 내추럴 턴 1~6 |135도 회전|을 4번 하여 제자리로 온다. 계속 반복하여 연습한다.

· 주요 포인트
  ◇ 전진하는 스텝은 직선으로 움직인다.
  ◇ 후진하는 스텝도 직선이지만 우회전이 수반되므로 약간 왼쪽으로 딛게 된다.
  ◇ 후진하는 스텝을 약간 왼쪽으로 딛지만 너무 왼쪽으로 치우치지 않도록 한다.
  ◇ 안쪽돌기를 하는 사람은 스텝을 너무 길게 하지 않는다.
  ◇ 머리를 멈추고 몸을 먼저 움직인다.

내추럴계의 회전은 자연스럽기 때문에 구태여 머리를 먼저 움직이고 회전할 필요가 없다. 초보자의 경우는 머리를 고정시키고 몸과 머리가 같이 움직인다고 생각하면 된다. 리버스계는 회전하기 어렵기 때문에 머리를 먼저 움직여 중심이동한 후 몸을 회전하면 회전이 수월하다.

남성의 왼손 끝에 시선을 고정시킨다는 느낌으로 춤을 추면 시선이 왔다갔다 하는 것을 방지할 수 있다. 물론 오픈 임피터스 |open impetus|의 힐 턴처럼 남성의 머리가 돌아가는 경우도 있다. 시선을 고정시키고 춤추는 연습으로는 손수건 한쪽을 입에 물고 한쪽을 왼손으로 잡아당긴 상태로 연습하는 것도 좋다.

(4) 리버스 턴 [reverse turn]

카운트	스텝	발 위치	풋워크	얼라인먼트	회전량	라이즈 & 폴	CBM	스웨이
남								
1	1	왼발 앞으로	HT	중앙사면	좌회전 시작	1의 끝에서 라이즈 시작	있음	똑바로
2	2	오른발 옆으로	T	벽사배면	1~2 사이에서 1/4	라이즈 계속	–	왼쪽
3	3	왼발을 오른발에 모음	TH	L.O.D.배면	2~3 사이에서 1/8	라이즈 계속, 3의 끝에서 로어	–	왼쪽
4	4	오른발 뒤로	TH	L.O.D.배면	좌회전 시작	4의 끝에서 라이즈 시작. NFR	있음	똑바로
5	5	왼발 옆으로	T	벽사면 포인팅	4~5사이에서 3/8 몸 회전 조금 적게	라이즈 계속	–	오른쪽
6	6	오른발을 왼발에 모음	TH	벽사면	몸 회전 완료	라이즈 계속, 6의 끝에서 로어	–	오른쪽
여								
1	1	오른발 뒤로	TH	중앙사배면	좌회전 시작	1의 끝에서 라이즈 시작. NFR	있음	똑바로
2	2	왼발 옆으로	T	L.O.D.로 포인팅	1~2사이에서 3/8 몸 회전 조금 적게	라이즈 계속	–	오른쪽
3	3	오른발을 왼발에 모음	TH	L.O.D.로 향해	몸 회전 완료	라이즈 계속, 3의 끝에서 로어	–	오른쪽
4	4	왼발 앞으로	HT	L.O.D.로 향해	좌회전 시작	4의 끝에서 라이즈 시작	있음	똑바로
5	5	오른발 옆으로	T	벽배면	4~5 사이에서 1/4	라이즈 계속	–	왼쪽
6	6	왼발을 오른발에 모음	TH	벽사배면	5~6 사이에서 1/8	라이즈 계속, 3의 끝에서 로어	–	왼쪽

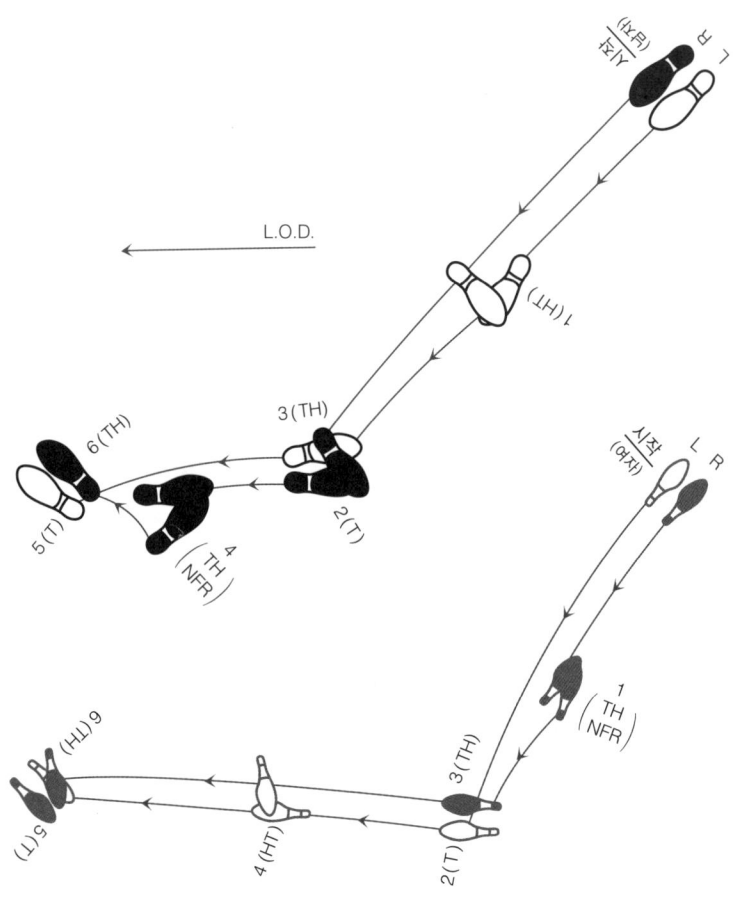

　리버스 턴의 스텝도 내추럴 턴과 같이 전반부 1 2 3과 후반부 4 5 6으로 이루어져 있다. 요령은 왼쪽으로 방향을 바꾸는 것이 다를 뿐이고 방법은 내추럴 턴과 똑같다.

〈리버스 턴 전반부 1 2 3〉

· 남성

① 1보

왼발을 진행방향으로 똑바로 놓아야 한다.

리버스 턴은 3/8 좌회전하기 때문에 회전을 돕기 위해 미리 왼발의 발목을 왼쪽으로 45도 정도 꺾어서 마룻바닥을 딛는 사람이 많은데 주의한다. 11자로 놓인 발 앞에 직선을 그어놓았다고 생각하고 왼발 발끝이 직선 방향과 일치하도록 놓는다.

이때 주의할 점은 대퇴골을 포함한 축인 오른 다리의 무릎, 발목을 최대한 굽힌 다음 |3의 마지막 &박자에 굽힘|에 왼발을 내밀어 체중이 100% 왼발에 옮겨질 때 1보가 끝난다.

② 2보

1~2 사이에 1/4 좌회전 |좌회전은 이미 1에서 시작한다|. 오른발 옆으로 놓는다. 이때 주의할 점은 챠트상 '오른발 옆으로'로 되어 있지만 오른발을 옆으로 딛는 것이 아니라 오른발을 똑바로 앞으로 딛고 체중을 옮기면서 스위블을 하여 몸을 1/4 좌회전한다. 즉 1보인 왼발을 미리 1/4 좌회전한 후 옆으로 밀어서 2보인 오른발을 옆으로 보내서는 안 된다.

③ 3보

왼발을 오른발에 모으면서 2~3 사이에서 1/8회전. 남성은 바깥쪽에서 돌기 때문에 거리가 길다. 그래서 1~2 사이에서 1/4회전하고 2~3 사이에서 나머지 1/8회전을 한다.

· 여성

① 1보

오른발 후진. 이때 여성은 남성이 지나가는 길을 열어주어야 한다. 요령에 관하여는 내추럴 턴에서 상세히 설명하였다. 왈츠가 아름답게 보이기 위해서는 앞에서 설명한 스위트 스폿에 남녀 발 4개가 가지런히 들어가야 한다. 너무 오른쪽으로 여성이 발을 후진하면 스위트 스폿이 이루어질 수 없다.

② 2보

발은 2보에서 3/8회전을 마치고 몸 회전은 조금 적게 한다. 여성은 안쪽돌기를 하기 때문에 이동거리가 짧다. 여성 2보를 너무 멀리 스텝하면 바깥돌기를 하는 남성의 이동거리가 길어져 몸의 균형을 잃기 쉽다. 남성이 1~2보 사이에 1/4턴을 하므로 몸 회전은 조금 적게 한다. 내추럴 턴에서 설명한 것과 같다. 발의 방향 alignment of foot 은 '향하여'라고 한다.

③ 3보

몸 회전을 완료한다.

〈리버스 턴 후반부 4 5 6〉

· 남성

여성의 리버스 턴 전반부 1 2 3과 같다.

· 여성

남성의 리버스 턴 전반부 1 2 3과 같다.

· 연습 방법

◇ 리버스 턴 1~6을 4번 하여 제자리로 온다. 여러 번 반복 연습한다.
◇ 클로즈드 체인지, 쿼터 턴, 내추럴 턴, 리버스 턴을 혼합하여 여성을 리드해본다. 이때 주의할 점은 회전 각도를 정확히 지켜야 한다.

· 주요 포인트

◇ 전진하는 스텝은 직선으로 움직인다.

◇ 후진하는 스텝도 직선이지만 좌회전이 수반되므로 약간 오른쪽으로 딛게 된다.

◇ 안쪽돌기를 하는 사람은 스텝을 너무 길게 하지 않는다.

◇ 머리를 먼저 움직이고 몸이 따라가면 왼쪽돌기가 수월해진다.

코너에서 방향 전환하는 피겨 숙지

내추럴 스핀 턴 |natural spin turn|, 클로즈드 임피터스 |closed impetus|, 오픈 임피터스 |open impetus|

L.O.D.상으로 진행하는 피겨로 춤을 추다가 코너가 나타나면 방향 전환을 해야 한다. 방향 전환하는 피겨는 많이 있지만 초·중급 수준에서 꼭 알아두어야 할 피겨는 위의 세 가지이다. 이 정도만 알아도 능숙하게 춤을 출 수 있다.

위 세 가지 피겨 모두 내추럴 턴 1~3 다음에 속행하는 피겨다. 내추럴 스핀 턴도 전반부가 내추럴 턴 1~3이다. 따라서 방향 전환하기 위해서는 항상 내추럴 턴 1~3으로 마무리한다.

피겨 조합의 예

· - natural spin turn |또는 closed impetus| - reverse turn 4~6 - reverse turn 1~3 - basic weave -

· - natural turn 1~3 |이것으로 끝난 경우| - open impetus turn |1/4회전| - weave from PP - natural turn 1~3 -

· - natural turn 1~3 |이것으로 끝난 경우| - open impetus turn |1/4회전| - weave from PP, ended in PP - chasse from PP -

(1) 내추럴 스핀 턴 |natural spin turn|

카운트	스텝	발 위치	풋워크	얼라인먼트	회전량	라이즈 & 폴	CBM	스웨이
남								
1	1	오른발 앞으로	HT	벽사면	우회전 시작	1의 끝에서 라이즈 시작	있음	똑바로
2	2	왼발 옆으로	T	중앙사배면	1~2 사이에서 1/4	라이즈 계속	–	오른쪽
3	3	오른발을 왼발에 모음	TH	L.O.D.배면	2~3 사이에서 1/8	라이즈 계속, 3의 끝에서 로어	–	오른쪽
4	4	왼발 뒤로	THT	다운 L.O.D., 토 내측 회전	4에서 오른쪽으로 1/2(피벗)	–	있음	똑바로
5	5	오른발 앞으로, CBMP	HT	L.O.D.로 향해	회전 계속	5의 끝에서 라이즈	있음	똑바로
6	6	왼발 옆으로 약간 뒤로	TH	중앙사배면	5~6 사이에서 3/8	업. 6의 끝에서 로어	–	똑바로

카운트	스텝	발 위치	풋워크	얼라인먼트	회전량	라이즈 & 폴	CBM	스웨이
여								
1	1	왼발 뒤로	TH	벽사배면	우회전 시작	1의 끝에서 라이즈시작. NFR	있음	똑바로
2	2	오른발 옆으로	T	L.O.D.로 포인팅	1~2 사이에서 3/8 몸 회전 조금 적게	라이즈 계속	–	왼쪽
3	3	왼발을 오른발에 모음	TH	L.O.D.로 향해	몸 회전 완료	라이즈 계속, 3의 끝에서 로어	–	왼쪽
4	4	오른발 앞으로	HT	L.O.D.로 향해	4에서 오른쪽으로 1/2(피벗)	–	있음	똑바로
5	5	왼발 뒤로, 약간 옆으로	T	L.O.D.배면	회전 계속	5의 끝에서 라이즈	–	똑바로
6	6	오른발을 왼발에 브러쉬하고 비스듬히 앞으로	TH	중앙사면	5~6 사이에서 3/8	업. 6의 끝에서 로어	–	똑바로

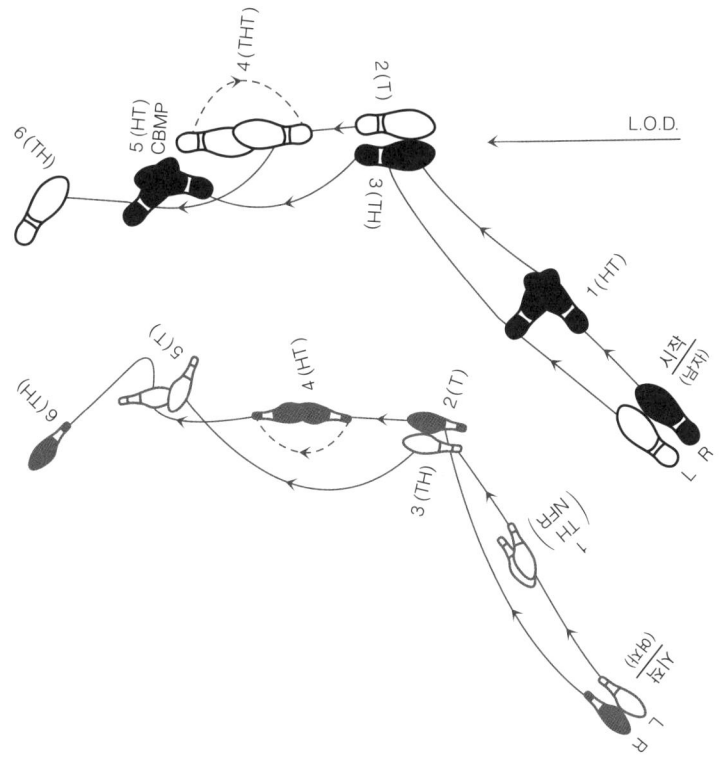

우선 왈츠 피겨를 배울 때 L.O.D.상으로 진행하는 피겨 조합과 코너에서 방향 전환하는 피겨를 항상 염두에 둔다. 그리고 초급자는 아래의 피겨 조합을 한 묶음으로 외워서 숙달시키면 좋다.

> natural spin turn - reverse turn 4~6 - whisk - chasse from PP - quarter turn - outside change - natural turn 1~3 -

내추럴 스핀 턴은 왈츠의 피겨 중에서 가장 아름다우며 가장 중요한 피겨다. '내추럴 스핀 턴 없이는 왈츠 한 곡 추는 것이 불가능하다'고 해도 지나친 말이 아니다.

〈내추럴 스핀 턴 전반부 1 2 3〉
요령은 내추럴 턴 전반부 1 2 3의 방법과 똑같다.

〈내추럴 스핀 턴 후반부 4 5 6〉
· 남성
① 4보
3 |오른쪽 스웨이|보에서 4보로 들어가기 전에 스웨이를 없애고 똑바로 선다. 3보의 마지막에 로어인 상태에서 왼발을 후진할 때 보폭을 작게 한다. 4보를 크게 후진하면 백 밸런스가 되어 회전량이 떨어지게 된다.
오른쪽으로 1/2피벗 |pivot|하는데 요령은 왼발을 후진하고 오른발은 앞 CBMP로 유지한 채 왼발 토로 회전 |toe pivot|한다.

■ 피벗 |pivot|

댄스에서 피벗이란 '한발을 축으로 하여 회전하는 일' 즉 '축이 되는 한쪽 발|체중이 있는 발|로만 회전하는 것'이다. 하지만 모던댄스에 있어서는 '축이 되는 반대쪽 발은 CBMP로 유지하면서 축이 되는 발로 회전하는 것'을 말한다.

풋워크는 THT다. 그러나 실제로 턴할 때는 힐이 플로어에 접촉해 있지만 체중이 실려 있지 않으므로 힐로 턴하는 것은 아니다. 그러므로 4보의 회전기술을 피벗 턴이라고 한다. 힐에 체중이 쏠리면 백 밸런스가 되기 쉽다. 힐을 내리지 않을 생각으로 춤을 추도록 노력한다.

4보에서 남성이 후진하면서 여성을 갑자기 끌어당겨서는 안 된다. 끌어당기지 않으려면 3의 마지막에 확실히 로어해줘야 한다. 로어한 후 여성의 전진을 받아서 그 힘으로 후진하면서 턴을 한다. 남성은 여성의 전진을 기다렸다가 그 힘을 받으면서 후진한다. 댄스에 있어서는 항상 전진하는 사람이 주역이다. 남성이 후진 신호를 주면 여성은 과감히 전진하여 들어와야 한다. 여성의 전진 힘으로 남성은 피벗을 쉽게 할 수 있다.

4보는 라이즈 & 폴이 없다. 4보는 피벗 턴과 스핀 턴이 결합되어 있다. 그리고 4보의 첫 동작은 L.O.D.로 후진하는 것이지, 여성의 전진을 돕는다는 생각으로 남성의 왼발을 옆으로 빼서는 안 된다. 다만 우회전이 시작되기 때문에 왼발이 약간 왼쪽으로 빠질 뿐이다. 왼발을 너무 옆으로 빼면 여성은 전진하기는 수월해도 보기 싫고 스위트 스폿에 남녀 발 4개를 넣을 수 없다.

■ 다운 |down| L.O.D.

왈츠에서 몸의 진행은 L.O.D.로 진행을 하지만 발의 상태는 정확하게 L.O.D.로 진행하지 않는다. 이렇게 몸의 방향과 발이 향하는 방향이 다르게 되는 것을 '다운'이라는 말로 표현한다. 내추럴 스핀 턴 남성 4보는 몸은 L.O.D.를 등지지만 토는 'turned in'으로 몸 방향과 다르게 진행하게 된다. 따라서 발의 방향은 '다운 L.O.D., 토 내측 회전 |down L.O.D., toe turned in|'이라고 말한다.

② 5보

CBM이 있으며 CBMP. 5보 |HT|를 놓을 때 주의해야 할 점은 '무릎을 펴지 않는' 것이다.

5보에 근접할 때는 충분히 무릎이 느슨해져 있어야 한다. 5보에서도 회전은 계속하며 5의 끝에서 라이즈한다. 서포팅 풋 |왼발|을 밀어서 5보에 무빙 풋 |오른발|을 가능한 멀리 스텝한다. 그리고 음악이 허용하는 한 오래 멈춘다. 왈츠는 음악의 한 소절에서 두 번째 카운트를 가장 길게 사용하므로 5보를 길게 오래 멈춘다. 오래 멈춰야 하는 이유는 또 한 가지 있다. 여성은 6보 전진할 때 오른발을 왼발에 스치면서 |brush| 전진하기 때문에 5보에서 회전과 5보 끝에서의 브러쉬를 완벽히 준비하고 있어야 한다.

③ 6보

풋워크는 남녀 모두 TH이다. 업 |up|한 후 6의 끝에서 로어한다.

힐을 내릴 때는 구두 굽 사이에 빈 깡통이 들어 있다고 생각하고 '빈 깡통을 천천히 찌그려 뜨린다'는 생각으로 천천히 마룻바닥에 놓는다.

· 여성

① 4보

3보의 끝에서 로어한 상태를 유지하며 오른쪽으로 1/2 피벗 액션|pivot action|. 피벗 액션이란 피벗을 닮은 동작을 말하는데, 남자가 내추럴 피벗|natural pivot|을 줄 때에 CBMP를 유지하지만 여자는 남자와의 포지션 때문에 뒷발이 CBMP를 유지할 수 없게 되어, 피벗을 닮은 동작이 된다. 남성이 우회전 피벗을 행할 때 여성은 오른쪽 발을 전진해서 피벗과 같이 회전하지만 뒷발은 약간 왼쪽을 향해 스텝한다.

② 5보

오른발을 왼발에 스치기 시작할 때, 즉 브러쉬할 때 오른발의 힐이 아닌 볼이 플로어에 접촉해야 한다. 5의 끝에서 라이즈하기 시작한다.

③ 6보

오른발을 왼발에 브러쉬하고 비스듬히 앞으로, 풋워크는 남녀 모두 TH이다. 업한 후 6의 끝에서 로어한다.

■ 내추럴 스핀 턴의 회전량

· L.O.D.상 : 4~5 사이 1/2, 5~6 사이 3/8, 전체 회전량 7/8.
· 코너 또는 L.O.D.상에서 회전을 적게 할 때 : 4~5 사이 3/8, 5~6 사이 1/4, 전체 회전량 5/8.

· 연습 방법

> closed change |남성 왼발 전진| - natural turn 1~6 - closed change
> - reverse turn 1~6 - closed change - natural turn 1~6 - closed
> change - reverse turn 1~6 - closed change - NST - reverse turn
> 4~6 - closed change - natural turn 1~6 -

　내추럴 스핀 턴 다음의 후행 피겨는 몇 가지 있지만 초·중급 시절에는 natural spin turn - reverse turn 4~6을 한 묶음으로 외워두는 것이 좋다. natural spin turn - reverse turn 4~6의 스텝을 밟으면 남성은 벽사로 서게 되어 다시 closed change - natural turn 1~6으로 진행할 수 있다.

　이런 방법으로 춤을 진행하면 closed change, natural turn, reverse turn, NST 등 4가지 피겨로 플로어를 몇 바퀴라도 돌 수 있다. 처음부터 어려운 피겨로 춤을 추려고 하지 말고 쉬운 피겨로 풋워크, 라이즈 & 폴, CBM, 스웨이, 회전량 등을 유념하여 추도록 한다. 기본 피겨가 숙달되면 어려운 피겨도 잘 출 수 있다.

natural spin turn (NST)의 회전량에 따른 족형도

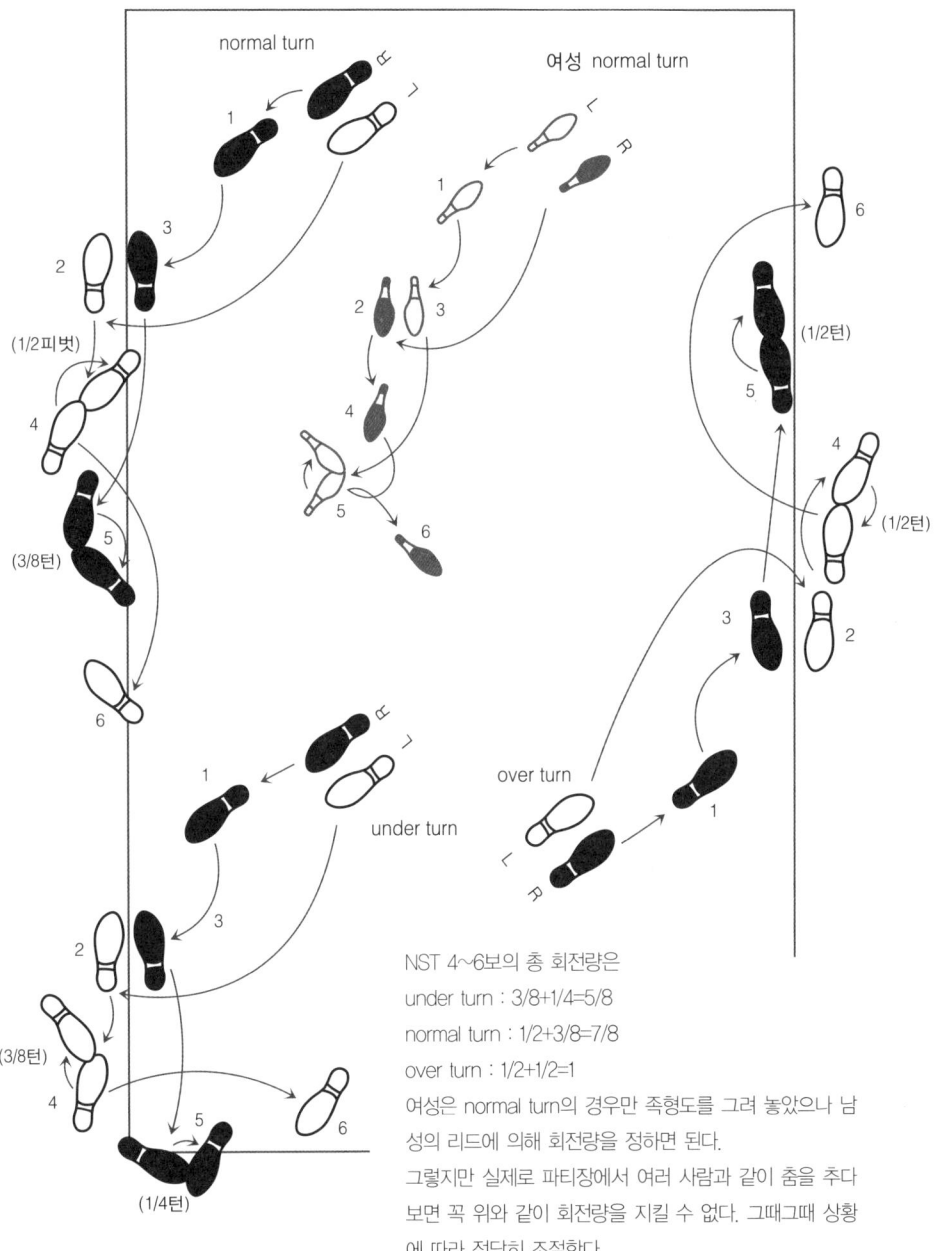

NST 4~6보의 총 회전량은
under turn : 3/8+1/4=5/8
normal turn : 1/2+3/8=7/8
over turn : 1/2+1/2=1
여성은 normal turn의 경우만 족형도를 그려 놓았으나 남성의 리드에 의해 회전량을 정하면 된다.
그렇지만 실제로 파티장에서 여러 사람과 같이 춤을 추다 보면 꼭 위와 같이 회전량을 지킬 수 없다. 그때그때 상황에 따라 적당히 조절한다.

· 연습

◇ 코너에서 under turn의 경우

- NST - reverse turn 4~6 - whisk - chasse from PP -

- NST - turning lock |or double lock| - throw over sway, ended in PP -

- NST - turning lock, ended in PP -

- NST - left whisk -

- NST - reverse corte - back whisk - chasse from PP -

◇ L.O.D.에서 under turn의 경우

- NST - progressive chasse to left - quick open reverse turn - hover corte |or throw over sway, high hover 등| -

- NST - reverse corte - back lock - outside spin - turning lock - NT 1~3 -

◇ L.O.D.에서 normal turn의 경우

- NST - reverse corte - back whisk - chasse from PP -

- NST - turning double lock - high hover |over sway, throwover sway 등| -

- NST - progressive chasse to left - NT -

◇ L.O.D.에서 over turn의 경우

- NST - turning lock to left - chasse from PP

(2) 클로즈드 임피터스 (closed impetus)

카운트	스텝	발 위치	풋워크	얼라인먼트	회전량	라이즈 & 폴	CBM	스웨이
남								
1	1	왼발 뒤로	TH	L.O.D.배면	우회전 시작	–	있음	똑바로
2	2	오른발을 왼발에 모으고 힐 턴	HT	중앙사면	1~2 사이에서 3/8	2의 끝에서 라이즈 업	–	왼쪽
3	3	왼발 옆으로, 약간 뒤로	TH	반 L.O.D.로 중앙사배면	2~3 사이에서 1/4	업, 3의 끝에서 로어	–	똑바로
1	4	오른발 뒤로	T	반 L.O.D.로 중앙사배면	–	–	있음	똑바로
여								
1	1	오른발 앞으로	HT	L.O.D.로 향해	우회전 시작	–	있음	똑바로
2	2	왼발 옆으로	T	중앙사배면	1~2 사이에서 3/8	2의 끝에서 라이즈	–	오른쪽
3	3	오른발을 왼발에 브러쉬하고 비스듬히 앞으로	TH	반 L.O.D. 중앙사면	2~3 사이에서 1/4	업, 3의 끝에서 로어	–	똑바로
1	4	왼발 앞으로	H	반 L.O.D. 중앙사면	–	–	있음	똑바로

　클로즈드 임피터스는 비교적 쉬운 피겨지만 남성 3보를 할 때 1~2 사이에서 힐 턴을 한 후 바로 후진하는 사람이 많다. 물론 이렇게 해도 후행 피겨로 속행하지 못하는 것은 아니지만 제자리에서 회전량이 1~2보에서 3/8, 2~3보에서 1/4을 회전해야 한다. 발 위치는 '왼발 옆으로, 약간 뒤로'다.

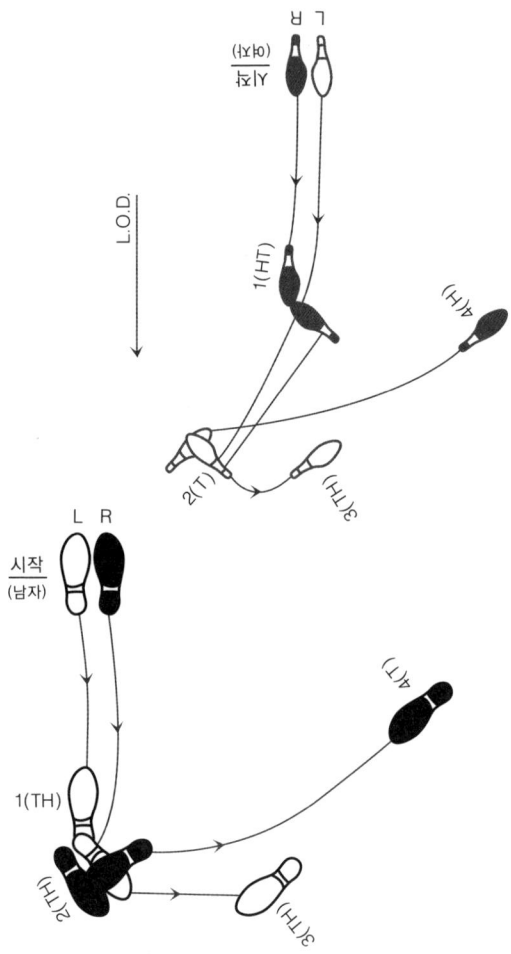

벽사배면으로 시작했을 때는 1~2 사이에서 3/8, 2~3 사이에서 1/8 회전한다.

· 연습

◇ 코너에서 - natural turn 1~3 |이것으로 끝난 경우| - closed impetus - reverse turn 4~6 - closed change - natural turn -

◇ 코너에서 - natural turn 1~3 |이것으로 끝난 경우| - closed impetus - closed change |오른발 후진| - outside change |outside change가 close로 끝난 경우| - natural turn 1~3 -

◇ 코너에서 - natural turn 1~3 |이것으로 끝난 경우| - closed impetus - closed change |오른발 후진| - outside change, ended in PP |outside change가 PP로 끝난 경우| - chasse from PP - natural turn 1~3 -

(3) 오픈 임피터스 |open impetus : 1 2 3| & 크로스 헤지테이션 |cross hesitation : 4 5 6|

카운트	스텝	발 위치	풋 워크	얼라인먼트	회전량	라이즈 & 폴	CBM	스웨이
남								
1	1	왼발 뒤로	TH	L.O.D.배면	우회전 시작	-	있음	똑바로
2	2	오른발을 왼발에 모으고 힐 턴	HT	중앙사면	1~2 사이에서 3/8	2의 끝에서 라이즈	-	왼쪽
3	3	왼발 비스듬히 앞, PP, 좌측 사이드 리딩	TH	중앙사 포인팅 몸은 L.O.D.를 향함	몸을 약간 우회전	업. 3의 끝에서 로어	-	똑바로
4	4	오른발 앞으로, PP와 CBMP	HT	중앙사 포인팅 몸은 L.O.D.를 향함	-	4의 끝에서 라이즈 시작	-	똑바로
5	5	왼발, 체중 싣지 않고 오른발에 모음	양쪽 발의 토	중앙사면	몸을 좌회전	라이즈 계속	-	똑바로
6	6	위치 유지	TH (오른발)	중앙사면	-	라이즈 계속, 6의 끝에서 로어	-	똑바로

카운트	스텝	발 위치	풋 워크	얼라인먼트	회전량	라이즈 & 폴	CBM	스웨이
여								
1	1	오른발 앞으로	HT	L.O.D.를 향해	우회전 시작	–	있음	똑바로
2	2	왼발 옆으로	T	중앙사배면	1~2 사이에서 3/8	2의 끝에서 라이즈	–	오른쪽
3	3	왼발을 오른발에 브러쉬하고 옆으로, PP	TH	중앙으로 포인팅(중앙사로 움직임)	2~3사이에서 3/8 몸회전 조금 적게	업. 3의 끝에서 로어	–	똑바로
4	4	왼발 앞으로, 어크로스, PP와 CBMP	HT	중앙으로 포인팅(중앙사로 움직임)	좌회전 시작	4의 끝에서 라이즈 시작	있음	똑바로
5	5	오른발 옆으로	T	L.O.D.배면	4~5 사이에서 1/4	라이즈 계속	–	왼쪽
6	6	왼발을 오른발에 모음	TH	중앙사배면	5~6 사이에서 1/8	라이즈 계속, 6의 끝에서 로어	–	왼쪽

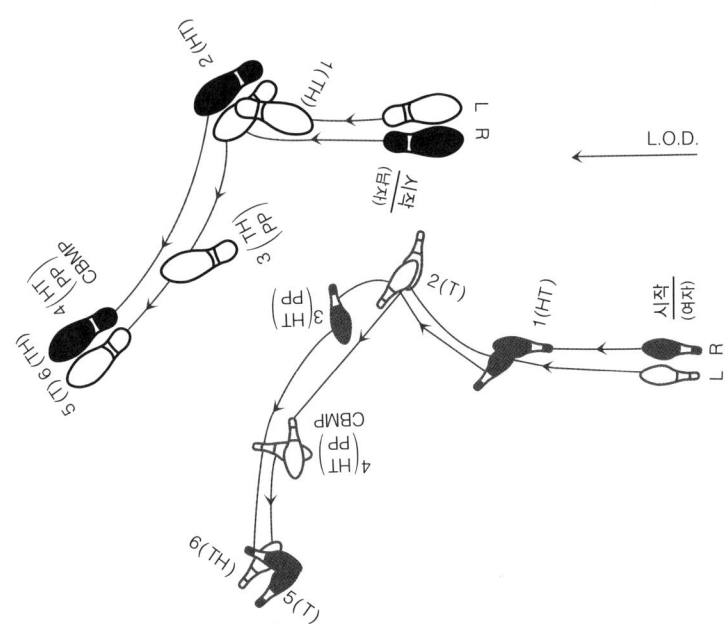

오픈 임피터스는 통상 L.O.D.상에서 남성이 'L.O.D.를 배면'하여 시작하기 때문에 회전량이 1~2 사이에서 3/8이지만 코너에서 1/8회전하여 방향을 전환할 수 있다.

· 연습
◇ 코너에서 - NT 1~3 |이것으로 끝난 경우| - open impetus |1/8| - weave from PP -
◇ L.O.D.상에서 - NT 1~3 |이것으로 끝난 경우| - open impetus |3/8| - weave from PP -
◇ L.O.D.상에서 - NT 1~3 |이것으로 끝난 경우| - open impetus |3/8| - corss hesitation - back whisk - weave from PP -

L.O.D.상으로 진행하는 피겨 조합 |amalgamation| 능력 향상

플로어에서 왈츠를 추려면 남성은 '벽사면 |벽을 비스듬히 향하여|'하여 서고 여성이 남성 앞에 서면 '벽사배면 |벽을 비스듬히 등지고|'하여 서게 된다. 이 상태에서 춤을 시작하는 방법은 남성 왼발 전진하는 클로즈드 체인지 - 내추럴 턴으로 이어지는 방법과 예비보로 왼발 전진한 다음 내추럴 턴으로 이어지는 방법 두 가지가 있다. 어느 방법이든 내추럴 턴 다음에 L.O.D.로 진행하여야 한다.

closed change |남성 왼발 전진| - natural turn 1~6 - closed change - reverse turn 1~6 - closed change - natural turn 1~6 - natural turn 1~6 - closed change - reverse turn 1~6

위의 예처럼 코너|coner|에서는 내추럴 턴 1~6을 반복하여 방향을 전환하면 플로어를 몇 바퀴라도 돌 수 있다. 플로어가 넓으면 L.O.D.상에 내추럴 턴 1~6 - 클로즈드 체인지 - 리버스 턴 1~6 - 클로즈드 체인지를 적당히 연장하여 춘다.

> closed change |남성 왼발 전진| - natural turn 1~3 - closed change |왼발 후진| - reverse turn 4~6 - closed change - natural turn 1~3 - closed change |왼발 후진|

위의 순서를 반복하여 여성을 리드하면서 L.O.D. 방향으로 진행해 본다. 내추럴 턴 1~3 다음에 왼발 후진 클로즈드 체인지는 잘 사용하지 않으므로 능숙한 여성도 리드를 잘 받지 못하는 경우가 있다. 왜냐하면 내추럴 턴 1~3 다음에는 내추럴 턴 4~6을 예상해서 미리 예상한 스텝을 하려고 하기 때문이다.

클로즈드 체인지, 내추럴 턴, 리버스 턴 이 세 가지 피겨를 가지고 L.O.D.를 따라 춤을 출 수도 있지만 너무 단조롭다. 몇 가지|whisk, chasse from PP, quarter turn, outside change 등| 새로운 피겨를 추가해서 L.O.D.를 길게 진행해보자.

> · 남성 벽사면 - closed change |남성 왼발 전진| - natural turn 1~6 - closed change - reverse turn 1~6 - whisk - chasse from PP - quarter turn - outside change - NT 1~3 -
> · closed change |남성 왼발 전진| - natural turn 1~6 - closed

change - reverse turn 1~6 - whisk - chasse from PP - quarter turn - outside change - NST -
· closed change |남성 왼발 전진| - natural turn 1~3 - closed change |왼발 후진| - reverse turn 4~6 - whisk - chasse from PP - quarter turn - outside change - NST -
· L.O.D.상에서 - NT 1~3 |이것으로 끝난 경우| - open impetus |3/8| - weave from PP - chasse from PP -

위의 경우 outside change가 PP로 끝나면 다시 chasse from PP - natural turn 1~3으로 피겨 조합을 할 수 있다.

(1)아웃사이드 체인지 |outside change|

카운트	스텝	발 위치	풋워크	얼라인먼트	회전량	라이즈 & 폴	CBM	스웨이
남								
1	1	왼발 뒤로	TH	중앙사배면	–	1의 끝에서 라이즈 시작. NFR	–	–
2	2	오른발 뒤로	T	중앙사배면	좌회전 시작	라이즈 계속	있음	–
3	3	왼발 옆으로, 약간 앞에	TH	벽사 포인팅	2~3 사이에서 1/4 몸 회전 조금 적게	업. 3의 끝에서 로어	–	–
1	4	오른발 앞으로, CBMP, OP	H	벽사면	–	–	있음	–
여								
1	1	오른발 앞으로	HT	중앙사면	–	1의 끝에서 라이즈 시작	–	–

카운트	스텝	발 위치	풋워크	얼라인먼트	회전량	라이즈 & 폴	CBM	스웨이
여								
2	2	왼발 앞으로	T	중앙사면	좌회전 시작	라이즈 계속	있음	–
3	3	오른발 옆으로, 약간 뒤에	TH	벽사배면	2~3 사이에서 1/4 몸 회전 조금 적게	업. 3의 끝에서 로어	–	–
1	4	왼발 뒤로, CBMP	T	벽사배면	–	–	있음	–

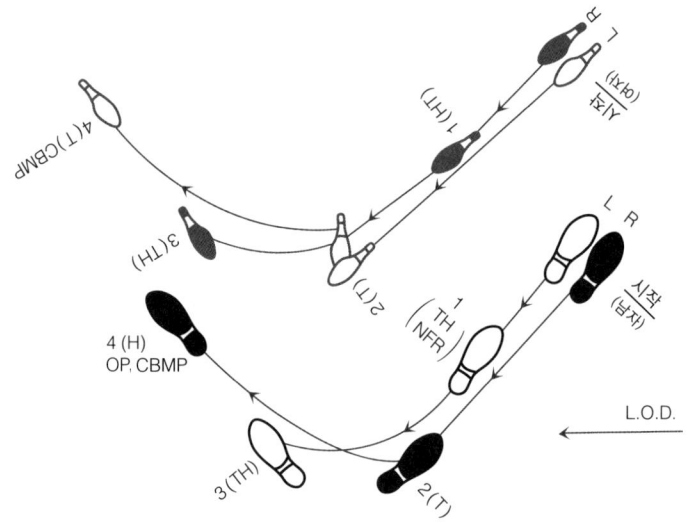

아웃사이드 체인지는 남녀가 서로 마주 보고 끝나는 클로즈|close| 상태와 PP 자세로 끝나는 두 가지 방법이 있다.

① 남녀가 서로 마주 보고 끝나는 클로즈 상태
스텝할 때 파트너 오른쪽 바깥쪽으로 전진하는 발을 놓을 때는 통상

적으로 OP |outside parter|라고 표시하고, 언제나 오른발을 오른쪽 바깥으로 CBMP로 스텝한다. 왼쪽 바깥으로 왼발을 전진하는 경우는 '왼쪽 OP'라고 한다. 여성의 경우는 오른쪽 바깥으로 후진하는데, PO |parter outside|라고 한다.

아웃사이드 체인지의 선행 피겨는 quarter turn, natural turn 1~3, reverse corte, cross hesitation, hover corte, high hover, running natural spin 등이다.

아웃사이드 체인지의 여성 1보는 선행 피겨의 종류에 따라 In 또는 OP로 구별된다. 쿼터 턴은 여성 1보가 In으로 들어와도 전혀 불편함이 없다. 그런데 러닝 내추럴 스핀 |running natural spin|에서는 여성이 In으로 들어오면 스텝하기가 상당히 곤란하다. 통상 러닝 내추럴 스핀은 OP로 스텝하라고 선생님이 가르친다. 그리고 리버스 코르테의 경우는, 모든 후행 피겨는 여성은 OP라고 책에 설명되어 있으므로 의문의 여지가 없다. 반대로 해석하면 OP라는 특별한 설명이 없는 선행 피겨의 첫 스텝은 In으로 전진한다.

OP냐 In이냐는 피겨와 피겨를 연결할 때 어느 쪽이 자연스러운가의 문제이다. 어느 선행 피겨에서 아웃사이드 체인지로 속행할 때 In으로 들어오는 것이 불편하다면 OP로 진행하는 것이 좋다. 그런 경우에 남성은 오른쪽 사이드 리드 |right side lead|를 하면 여성은 OP로 수월하게 진행할 수 있다.

② PP 자세

클로즈 포지션으로 끝나느냐? PP로 끝나느냐는 전적으로 남성의 리드에 달려 있다. PP로 끝나려면 남성의 왼손으로 약간 여성쪽으로 텐션을 준다.

· 연습

◇ - chasse from PP - quarter turn - outside change - natural spin turn 1~3 -

◇ - chasse from PP - quarter turn - outside change, end in PP - open natural turn -

(2) 위브 프롬 피피 |weave from PP|

카운트	스텝	발 위치	풋워크	얼라인먼트	회전량	라이즈 & 폴	CBM	스웨이
남								
1	1	오른발 앞으로 어크로스, PP, CBMP	HT	중앙으로 포인팅, 몸은 중앙사면	선행 스텝과 1 사이에서 1/8	1의 끝에서 라이즈 시작	-	-
2	2	왼발 앞으로	T	중앙을 향해	좌회전 계속	라이즈 계속	있음	
3	3	오른발 옆으로, 약간 뒤에	TH	L.O.D.배면	2~3 사이에서 1/4	업. 3의 끝에서 로어	-	-
4	4	왼발 뒤로, CBMP	TH	중앙사배면	3~4 사이에서 1/8	4의 끝에서 라이즈 시작. NFR	-	-
5	5	오른발 뒤로	T	중앙사배면	좌회전 시작	라이즈 계속	있음	
6	6	오른발 옆으로, 약간 앞에	TH	벽사 포인팅	5~6 사이에서 1/4 몸 회전 조금 적게	업. 6의 끝에서 로어	-	-
1	7	오른발 앞으로, CBMP, OP	H	벽사면	-	-	있음	
여								
1	1	왼발 앞으로, PP, CBMP	HT	반 L.O.D.로 중앙사면	좌회전 시작	1의 끝에서 라이즈 시작	있음	
2	2	오른발 옆으로, 약간 뒤에	T	중앙사배면	1~2 사이에서 1/4	라이즈 계속	-	-

카운트	스텝	발 위치	풋워크	얼라인먼트	회전량	라이즈 & 폴	CBM	스웨이
여								
3	3	왼발 옆으로, 약간 앞에	TH	중앙사 포인팅	2~3 사이에서 1/2 몸 회전 조금 적게	업. 3의 끝에서 로어	–	–
4	4	오른발 앞으로, CBMP, OP	HT	중앙사면	–	4의 끝에서 라이즈 시작	–	–
5	5	왼발 앞으로	T	중앙사면	좌회전 시작	라이즈 계속	있음	–
6	6	오른발 옆으로, 약간 뒤에	TH	벽사배면	5~6 사이에서 1/4 몸 회전 조금 적게	업. 6의 끝에서 로어	–	–
1	7	왼발 뒤로 CBMP	T	벽사배면	–	–	있음	–

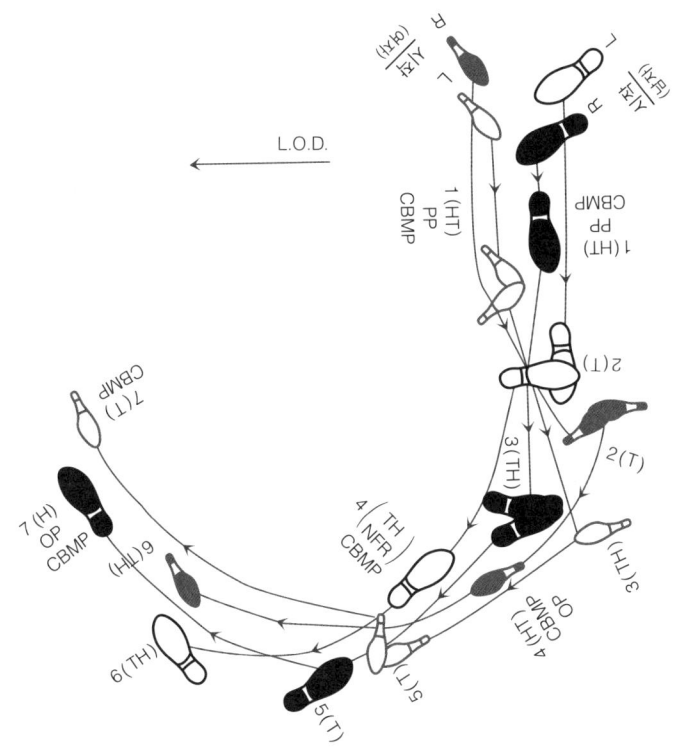

· 연습

◇ - natural spin (under) turn - hover corte - back whisk - weave from PP, end in PP - chasse from PP -

(3) 샤세 프롬 피피 |chasse from PP|

카운트	스텝	발 위치	풋워크	얼라인먼트	회전량	라이즈 & 폴	CBM	스웨이
남								
1	1	오른발 앞으로 그리고 어크로스, PP & CBMP	HT	벽사면 (L.O.D.를 따라서 움직임)	-	1의 끝에서 라이즈 시작	있음	-
2	2	왼발 옆으로, 약간 앞에	T	벽사면	-	라이즈 계속	-	-
&	3	오른발을 왼발에 모음	T	벽사면	-	라이즈 계속	-	-
3	4	왼발 옆으로, 약간 앞에	TH	벽사면	-	업. 4의 끝에서 로어	-	-
1	5	오른발 앞으로, CBMP, OP	H	벽사면	-	-	있음	-
여								
1	1	오른발 앞으로 그리고 어크로스, PP & CBMP	HT	중앙사면 (L.O.D.를 따라서 움직임)	좌회전 시작	1의 끝에서 라이즈 시작	있음	-
2	2	오른발 옆으로	T	벽배면	1~2 사이에서 1/8	라이즈 계속	-	-
&	3	왼발을 오른발에 모음	T	벽사배면	2~3 사이에서 1/8 몸 회전 조금 적게	라이즈 계속	-	-
3	4	오른발 옆으로, 약간 뒤로	TH	벽사배면	-	업. 4의 끝에서 로어	-	-
1	5	왼발 뒤로 CBMP	T	벽사배면	-	-	있음	-

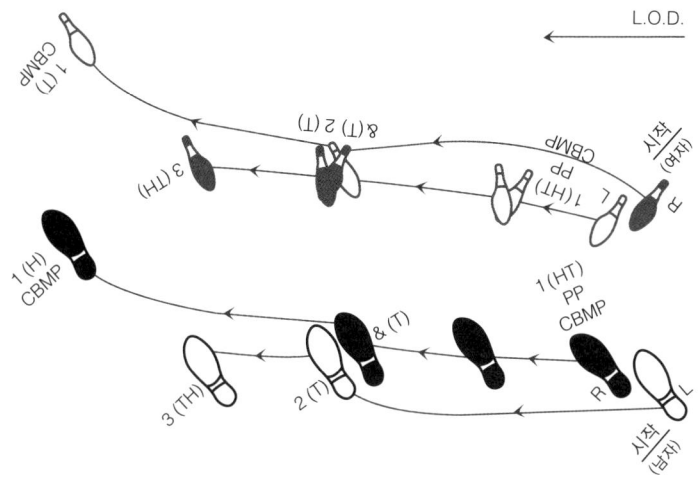

 여성은 1~2보 사이에서 1/8, 2~3보 사이에서 1/8 왼쪽으로 턴한다. &에서 발을 클로즈했을 때는 신체는 완전히 닫혀 있어야 한다. 남성은 회전이 없는 반면에 여성은 회전하는 만큼 신체의 움직이는 거리가 길어진다.

 남성과 같이 움직이면서 '몸을 열고 닫기'를 더 하기 때문에 어깨 자체를 열고 닫고 하면 밸런스에 무리가 온다. 따라서 여성은 히프만 열거나 닫는 느낌으로 춘다. 선행 피겨의 PP 자세에서 여는 것은 허리이고 어깨는 열지 않는다. 즉 어깨는 진행방향을 향하도록 한다. 남녀 모두 진행방향(L.O.D.)의 라인 위에 양 어깨를 올려놓고 간다는 생각으로 PP를 만든다. 이 자세를 유지한 채 히프만 열거나 닫는다. 상체는 그다지 움직이지 않는다는 느낌으로 춤춘다.

① 샤세 스텝 시 주의점

　샤세의 각 스텝|1 2 & 3|의 길이는 '1박 1/2박 1/2박 1박'이다. 춤 경력이 상당한 사람도 샤세를 할 때 2 & 카운트에서 걷지 않고 바운스|bounce|를 주어 콩콩 뛰는 느낌으로 어깨를 위아래로 움직이면서 춤을 추는 경우가 많다. 하지만 샤세도 분명 걷는 것이다. &에서는 순간적으로 멈춘다는 느낌으로 춤을 춘다.

　방법은, 3보의 &카운트에서 발을 클로즈하는 경우에 발을 옮기는 속도를 빨리 하고 4보의 3카운트에서 마룻바닥에 착지하는 순간에 속도를 떨어뜨려 부드럽게 내린다. 또 다른 방법은 &에 '순간적으로 멈추고 다시 한 번 라이즈한다는 느낌'으로 춤을 추면 스무드|smooth|하게 걷는 느낌의 스텝을 할 수 있다. 물론 1보 끝에서 라이즈하여 2보와 3보는 계속 라이즈한다.

　남녀 4개의 어깨가 진행방향의 라인 위에 실린다는 느낌으로 춘다. 이때 남성은 발끝이 벽사로 향해도 배꼽은 벽을 향해 있는 느낌으로 춤을 추면 어깨가 진행방향의 라인 위에 실리게 된다. 배꼽은 최대한 서로 마주 보도록 하고 히프만 열고 닫으면 된다. 따라서 보디, 특히 어깨가 벌어지는 일이 있어서는 안 된다. 샤세를 중앙사나 벽사로 나가는 경우도 있다.

② 록|lock|과 샤세의 구별

　록은 두 발을 교차시키는 것이고 샤세는 발을 '벌리고 모으고 벌리고'로 3보로 구성되어 있는 것을 말한다. 따라서 통상 프로그레시브 샤세|progressive chasse : 1 2 & 3|의 박자는 '1 1/2 1/2 1'이고 백 록|back lock : 1 2 & 3|의 박자도 샤세와 같다. 그러므로 록을 샤세로 추어도 박자가 맞으니 오히려 리드하기도 쉽고 여성도 폴로하기 쉽다. 그러나 록과 샤세

는 엄연히 다른 피겨이므로 구분하는 것이 좋다.

　남성의 리드가 정확하면 여성은 샤세와 록을 구별하여 폴로할 수 있다. 통상적으로 샤세는 L.O.D.를 따라서 진행하고 전·후진 록|forward & back lock|은 벽사|또는 벽사배면|를 향해서 진행한다. 전진 록은 왈츠에서 잘 사용하지 않지만 간혹 라이트 런지|right lunge|를 사용할 때 선행 피겨로 사용하는 경우가 있다.

　· 연습
　◇ - whisk - chasse from PP - natural spin turn - reverse pivot -

(4) 위스크|whisk|

카운트	스텝	발 위치	풋워크	얼라인먼트	회전량	라이즈 & 폴	CBM	스웨이
남								
1	1	왼발 앞으로	HT	벽사면	-	1의 끝에서 라이즈 시작	약간 있음	똑바로
2	2	오른발 옆으로, 약간 뒤에	T	벽사면	-	라이즈 계속	-	왼쪽
3	3	왼발이 오른발 뒤에서 크로스, PP	TH	벽사면	-	업. 3의 끝에서 로어	-	왼쪽
여								
1	1	오른발 뒤로	T	벽사배면	-	1의 끝에서 라이즈 시작, NFR	-	똑바로
2	2	왼발 비스듬히 뒤로	TH	중앙사 포인팅	1~2 사이에서 우로 1/4 몸 회전 적게	라이즈 계속	-	오른쪽
3	3	오른발이 왼발 뒤에서 크로스, PP	TH	중앙사면	몸 회전 완료	업. 3의 끝에서 로어	-	오른쪽

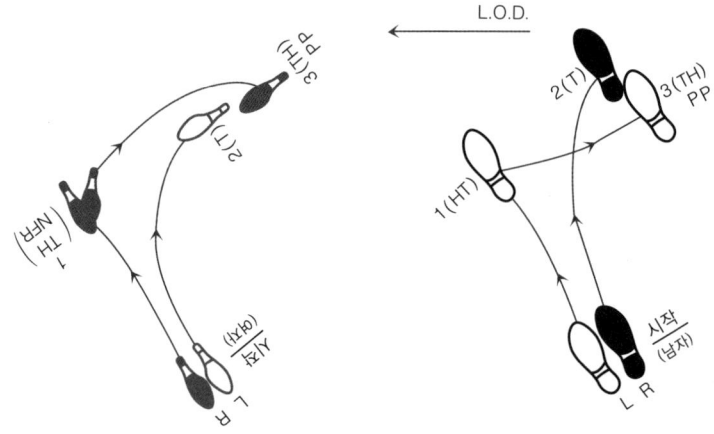

· 남성

◇ 1보

남성은 축이 되는 오른쪽 무릎을 충분히 구부린 후 왼발 전진.

◇ 2보

샤세로 연결되는 위스크의 경우 남성의 회전량은 0 |1. 2보는 클로즈드 체인지의 2보와 같다|이다.

◇ 3보

왼발이 오른발 뒤에서 교차하면서 PP 자세를 만든다. 이때 양발이 접할 정도로 왼발을 오른발 바로 뒤에 놓는다. 3보째 발을 론데|ronde : 원을 그리듯이 발을 돌리는 동작|하듯이 돌려서 교차하는 사람이 의외로 많은데 론데를 해서는 안 된다.

2보째에 토 라이즈하면서 몸을 스트레치하면 발이 똑바로 따라 들어오게 되어 있다.

PP를 만들 때 조심해야 할 점은 남녀가 V자 형으로 몸을 열어서는

춤이 아름답지 못하다. PP를 만들 때 여는 것은 허리이고 어깨는 열지 않는다. 어깨는 진행방향을 향하도록 한다. 남녀 모두 진행방향|L.O.D.|의 라인 위에 양 어깨를 올려놓고 간다는 생각으로 PP를 만든다. 남성은 오른쪽 사이드|여성은 왼쪽 사이드|의 스트레치를 유지한 채, 즉 오른쪽 어깨가 내려가지 않도록 하고 여성을 리드한다. 그리고 3보째 교차하는 발의 힐은 4보째가 전진하기 직전에 마룻바닥에 가볍게 놓고 신체의 밸런스를 앞으로 유지하면 다음 동작을 매끄럽게 할 수 있다. 3보째의 발이 착지하면 그것이 곧 후속 피겨의 1보 신호로 보면 된다. 힐 터치|heel touch|와 동시에 전진해 들어간다. 구두 굽 사이에 빈 캔을 끼웠다고 생각하고 그 빈 캔을 찌그러트리는 느낌으로 천천히 힐을 내리되 3보를 2보 바로 뒤에 교차하여 놓는다. 3보를 너무 뒤로 보폭을 크게 하면 백 밸런스가 되어 밸런스가 깨질 뿐만 아니라 앞발이 마룻바닥에서 위로 들리고, 동시에 몸이 뒤로 젖혀져 모양이 좋지 않다.

· 여성

여성은 1~2보 사이에 발은 오른쪽으로 1/4회전하되, 몸 회전은 적게 한다. 2보의 발 방향|alignment|은 '중앙사 향하여|pointing|'이고 양발은 1~2보 사이에서 회전을 완료하고 체중은 남녀 모두 센터 밸런스가 된다.

L.O.D.상에 남성이 내추럴 턴 1~3, 'L.O.D. 배면하여'로 끝난 경우

이 경우 계속 L.O.D.로 진행하고 싶은데 내추럴 턴 4~6 외에 어떤 피겨로 속행할 수 있을까? 남성이 '벽사면'한 상태에서 내추럴 턴 1~3을 하면 L.O.D.를 '배면하여' 끝난다.

· 연습

◇ - natural turn 1~3 |L.O.D. 배면하여 끝남| - natural turn 4~6 - closed change |남 : 오른발 전진| - reverse turn 1~6 -

◇ - natural turn 1~3 |L.O.D. 배면하여 끝남| - closed change |남 : 왼발 후진| - reverse turn 4~6 - whisk - wing -

◇ - natural turn 1~3 |L.O.D. 배면하여 끝남| - open impetus |3/8턴| - weave from PP -

◇ - natural turn 1~3 |L.O.D. 배면하여 끝남| - hesitation change - reverse turn 1~3 - basic weave -

◇ - natural turn 1~3 |L.O.D. 배면하여 끝남| - hesitation change - reverse turn 1~6 - whisk -

◇ - natural turn 1~3 |L.O.D. 배면하여 끝남| - hesitation change - reverse turn 1~3 - reverse corte - back whisk - chasse from PP - NT 1~3 -

◇ - natural turn 1~3 |L.O.D. 배면하여 끝남| - spin (normal) turn 4~6 - progressive chasse to left - natural turn 1~3 -

◇ - natural turn 1~3 |L.O.D. 배면하여 끝남| - spin (normal) turn 4~6 - closed change - outside change -

◇ - natural turn 1~3 |L.O.D. 배면하여 끝남| - spin (over) turn 4~6 -

turning lock to right - weave from PP -

◇ - natural turn 1~3 |L.O.D. 배면하여 끝남| - open impetus |3/8턴| - wing -

◇ - natural turn 1~3 |L.O.D. 배면하여 끝남| - closed change - reverse turn 4~6 - whisk - chasse from PP -

◇ - natural turn 1~3 |L.O.D. 배면하여 끝남| - closed impetus - reverse turn 4~6 - reverse turn 1~6 -

위와 같은 여러 경우가 무의식중에도 나올 수 있도록 반복 연습해두자. 처음에는 외워두는 편이 좋다.

중·상급자를 위한 방법

춤은 루틴을 염두에 두고 배우면 발전이 없고 파트너가 바뀌면 상대를 리드할 자신이 없게 된다. '어떻게 하면 루틴 없이 춤을 숙달시킬 수 있을까'를 항상 생각하고 연습한다면 그 방법을 분명 찾을 수 있을 것이다.

그 첫 번째 방법이 '코너에서 방향 전환하는 피겨'와 'L.O.D.'를 따라 진행할 수 있는 피겨 조합 |amalgamation|'을 확실히 알아두는 것이다. 여기서는 초급자에서 설명한 부분은 제외하고 좀 더 어려운 피겨로 설명한다.

코너에서 방향 전환할 수 있는 피겨

코너에서 방향을 전환하는 데 가장 중요한 피겨는 내추럴 스핀 턴이

다. 그런데 클로즈드 임피터스의 마지막 4보가 내추럴 스핀 턴 6보와 거의 비슷하게 끝나므로 후행 피겨도 거의 비슷하다. 헤지테이션 체인지 |hesitation change|도 코너에서는 방향 전환하는 데 매우 편리한 피겨다.

- - natural spin turn |or closed impetus| - reverse corte -
- - natural spin turn |or closed impetus| - turning lock |or double lock| -
- - natural spin (over) turn - turning lock to right - wing - progressive chasse to right -
- - natural spin turn |or closed impetus| - reverse pivot -
- - natural spin turn |or closed impetus| - left whisk -
- - natural spin turn |or closed impetus| - hover corte -
- - hesitation change - contra check -
- - hesitation change - (새 L.O.D.를 향해) reverse 1-3 - basic weave -
- - hesitation change - (새 L.O.D.의 벽사면으로) whisk |or 왼발 closed change| -

평상시에 피겨를 사용할 때 항상 후행 피겨를 생각하는 습관을 갖고 연습한다면 루틴 없이 춤을 추는 것이 전혀 불가능한 것은 아니다.

(1)터닝 록 |turning lock|

카운트	스텝	발 위치	풋워크	얼라인먼트	회전량	라이즈 & 폴	CBM	스웨이
남								
1	1	오른발 뒤로, 우측 사이드 리딩	T	중앙사 배면	–	1의 끝에서 라이즈 시작	–	왼쪽
&	2	왼발이 오른발 앞에서 크로스	T	중앙사배면	–	라이즈 계속	–	왼쪽
2	3	오른발 뒤로, 약간 우로	T	중앙사배면	좌회전 시작	라이즈 계속	–	똑바로
3	4	오른발 옆으로, 약간 앞에	TH	벽사 포인팅	3~4 사이에서 1/4 몸 회전 조금 적게	업. 4의 끝에서 로어	–	똑바로
1	5	오른발 앞으로 CBMP, OP	H	벽사면	–	–	있음	똑바로
여								
1	1	왼발 앞으로, 좌측 사이드 리딩	T	중앙사면	–	1의 끝에서 라이즈 시작	–	오른쪽
&	2	오른발을 왼발 뒤에서 크로스	T	중앙사면	–	라이즈 계속	–	오른쪽
2	3	왼발 앞으로, 약간 좌로	T	중앙사면	좌회전 시작	라이즈 계속	–	똑바로
3	4	오른발 옆으로, 약간 뒤에	TH	벽사배면	3~4 사이에서 1/4 몸 회전 조금 적게	업. 4의 끝에서 로어	–	똑바로
1	5	왼발 뒤로, CBMP	H	벽사배면	–	–	있음	똑바로

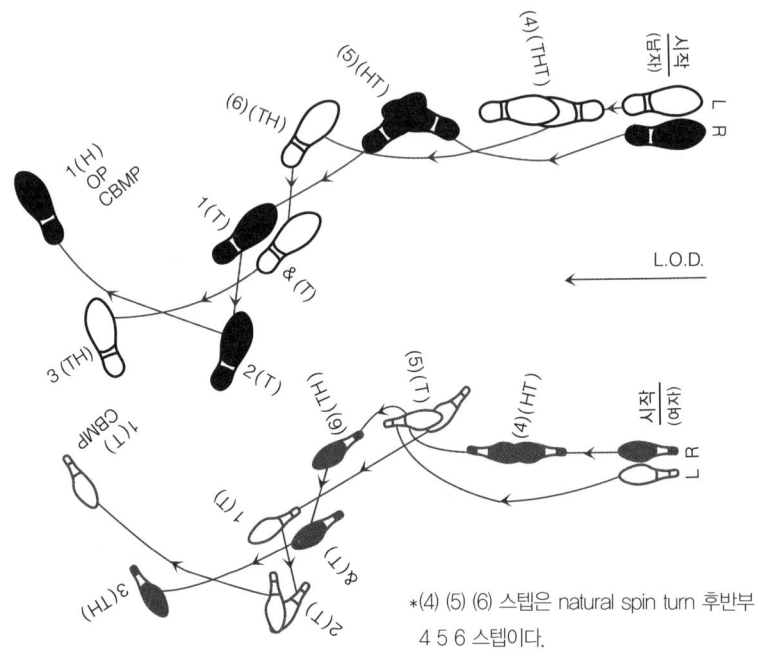

*(4) (5) (6) 스텝은 natural spin turn 후반부 4 5 6 스텝이다.

내추럴 스핀 턴 다음에 남성은 오른발을 뒤로 할 때 오른쪽 사이드 리딩 |right side leading|을 해야 한다. 그러면 여성은 자연히 왼쪽 사이드 리딩 |left side leading|이 된다. 터닝 록은 남성의 리드에 따라 클로즈드 포지션으로 끝날 수도 있고 PP로 끝날 수도 있다. 스웨이를 리드하는 타이밍은 선행 피겨 내추럴 스핀 턴의 마지막 6보의 끝 6 &의 &타임이다. 남성이 스웨이를 많이 주면 남녀 모두 같은 방향으로 몸이 기울지만 통상적인 경우는 스웨이를 그리 의식하지 않아도 된다.

· 연습

◇ - chasse from PP - natural spin turn - turning lock - quarter turn - outside change -

◇ - chasse from PP - natural spin turn - turning lock, end in PP
- wing - progressive chasse to right -

(2) 터닝 록 투 라이트 [turning lock to right]

카운트	스텝	발 위치	풋워크	얼라인먼트	회전량	라이즈 & 폴	CBM	스웨이
남								
1	1	오른발 뒤로, 우측 사이드 리딩	T	다운 L.O.D.	-	1의 끝에서 라이즈 시작	-	왼쪽
&	2	왼발은 오른발 앞에서 느슨하게 크로스	T	중앙을 향해	1~2 사이에서 우로 1/4	라이즈 계속	-	왼쪽
2	3	오른발 옆으로 그리고 약간 앞에, 작은 스텝, 파트너 양발 사이	T	중앙사면	2~3 사이에서 1/8	라이즈 계속	-	똑바로
3	4	왼발 비스듬히 앞으로, 좌측 사이드 리딩, PP	TH	중앙사 포인팅, 몸은 L.O.D.를 향함	몸을 약간 우회전	업. 4의 끝에서 로어	-	똑바로
여								
1	1	왼발 앞으로, 좌측 사이드 리딩	T	다운 L.O.D.	-	1의 끝에서 라이즈 시작.	-	오른쪽
&	2	오른발은 왼발 뒤에서 느슨하게 크로스	T	중앙을 배면	1~2 사이에서 1/4	라이즈 계속	-	오른쪽
2	3	왼발 옆으로 그리고 약간 뒤에	T	중앙사배면	2~3 사이에서 1/8	라이즈 계속	-	똑바로
3	4	오른발은 왼발을 향해 브러쉬한 뒤 옆으로 PP	TH	중앙으로 포인팅 중앙사로 움직임	3~4 사이에서 3/8 몸 회전 조금 적게	업. 4의 끝에서 로어	-	똑바로

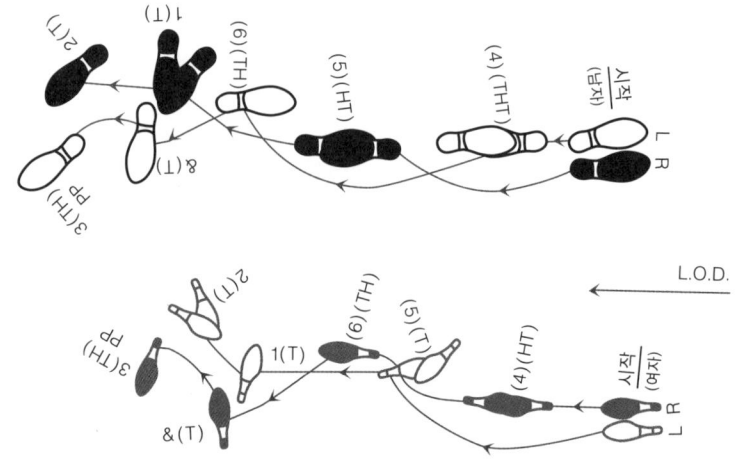

*(4) (5) (6)은 터닝 록 투 라이트의 선행 피겨인 NST 후반부 4 5 6 스텝이다.

· 남성

　터닝 록|turning lock : 1 & 2 3|은 클로즈와 PP로 끝날 수 있다. 터닝 록 투 라이트도 일종의 터닝 록 피겨인데 선행 내추럴 스핀 오버 턴|natural spin over turn|에서 6보를 L.O.D.를 등지고 끝내고 터닝 록 투 라이트의 1보를 L.O.D.로 후진시키고 2보 왼발을 오른발 앞으로 교차시키면서 중앙을 향하게 한다. 그리고 3보를 작은 스텝으로 오른쪽 옆, 여성의 양발 사이로 딛고 4보를 '중앙사 포인팅 |몸은 L.O.D.를 향함|'하면서 PP를 만든다.

· 여성

　선행 피겨의 내추럴 스핀 오버 턴의 6보를 딛을 때 오른발을 왼발에 브러쉬하지 않고 터닝 록할 때 4보에서 오른발을 왼발을 향해 브러쉬한 후 옆으로 PP를 만든다.

· 연습

◇ - natural spin (over) turn - turning lock to right - quick open reverse turn -

◇ - outside spin - turning lock to right - wing -

(3) 헤지테이션 체인지 |hesitation change|

카운트	스텝	발 위치	풋 워크	얼라인먼트	회전량	라이즈&폴	CBM	스웨이
남								
1	1	오른발 앞으로	HT	벽사면	우회전 시작	1의 끝에서 라이즈 시작	있음	똑바로
2	2	왼발 옆으로	T	중앙사배면	1~2 사이에서 1/4	라이즈 계속	-	오른쪽
3	3	오른발을 왼발에 모음	TH	L.O.D.배면	2~3 사이에서 1/8	라이즈 계속, 3의 끝에서 로어	-	오른쪽
4	4	왼발 뒤로	TH	L.O.D.배면	우회전 시작	-	있음	똑바로
5	5	오른발 옆으로 작은 스텝(힐 풀)	H: 발의 IE: 발 전체	중앙사면	4~5 사이에서 3/8	-	-	왼쪽
6	6	왼발, 체중을 싣지 않고 오른 발에 모음	토(왼발) 의 IE	중앙사면	-	-	-	왼쪽
여								
1	1	왼발 뒤로	TH	벽사배면	우회전 시작	1의 끝에서 라이즈 시작, NFR	있음	똑바로
2	2	오른발 옆으로	T	L.O.D.로 포인팅	1~2 사이에서 3/8 몸 회전 조금 적게	라이즈 계속	-	왼쪽

카운트	스텝	발 위치	풋워크	얼라인먼트	회전량	라이즈&폴	CBM	스웨이
여								
3	3	왼발을 오른발에 모으고	TH	L.O.D.를 향해	몸 회전 완료	라이즈 계속, 3의 끝에서 로어	–	왼쪽
4	4	오른발 앞으로	HT	L.O.D.를 향해	우회전 시작	–	있음	똑바로
5	5	왼발 옆으로	TH	중앙사배면	4~5 사이에서 3/8	–	–	오른쪽
6	6	오른발, 체중을 싣지 않고 왼발에 모음	토(오른발)의 IE	중앙사배면	–	–	–	오른쪽

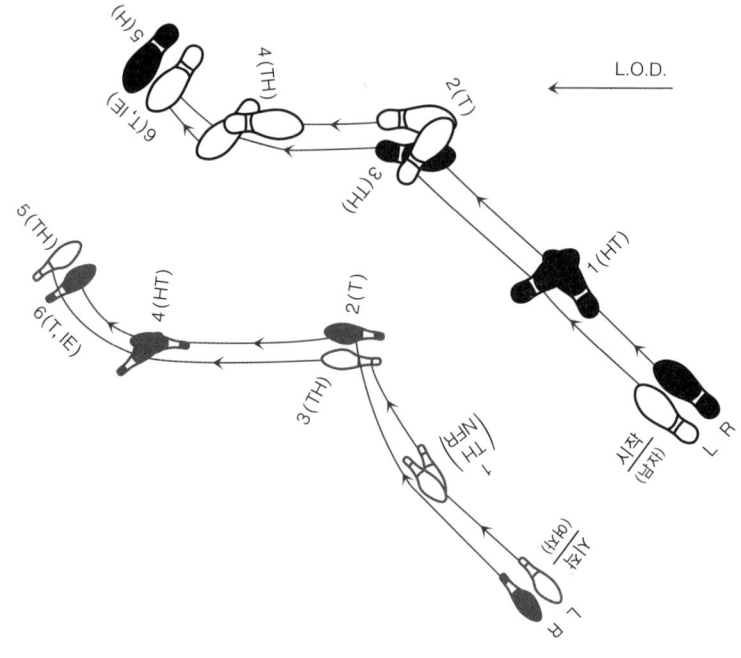

통상은 L.O.D.상에서 4~5보 사이에서 3/8회전을 하지만 코너에서 1/4 또는 1/8 회전을 할 수 있다.

- 연습
  ◇ - chasse from PP - hesitation change - reverse turn 1~3 - basic weave -
  ◇ - natural turn 1~3 - hesitation change - reverse turn 1~3 - reverse corte - back whisk - chasse from PP - natural spin turn -

(4) 콘트라 체크 |contra check|

카운트	스텝	발 위치	풋 워크	얼라인먼트	회전량	라이즈 & 폴	CBM	스웨이
남								
1	1	왼발 앞으로, CBMP	H 또는 볼 플랫	벽사, 거의 L.O.D.로 포인팅	몸은 좌회전	무릎을 약간 구부려 다운	있음	-
2	2	체중을 뒤로 옮겨 오른발로	T	반 L.O.D로 중앙사배면	몸은 우회전	2의 끝에서 라이즈	-	-
3	3	왼발 옆으로, PP	TH	벽사면(L.O.D.를 따라서 움직임)	-	업. 3의 끝에서 로어	-	-
여								
1	1	오른발 뒤로, CBMP	T	벽사, 발은 거의 L.O.D.로 배면	몸은 좌회전	무릎을 약간 구부려 다운	있음	-
2	2	체중을 앞으로 옮겨 왼발로	T	반 L.O.D. 중앙사면	몸은 우회전	2의 끝에서 라이즈	-	-
3	3	오른발 옆으로, PP	TH	중앙사면 (L.O.D.를 따라서 움직임)	2~3 사이에서 오른쪽으로 1/4	업. 3의 끝에서 로어	-	-

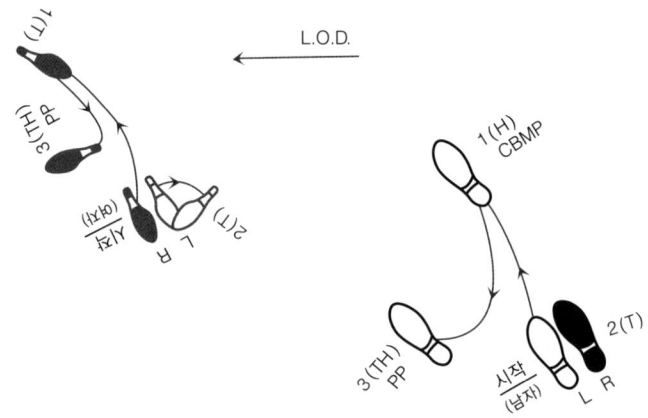

　남성은 선행 피겨의 마지막 스텝인 오른발에 체중을 완전히 이동하고 콘트라 체크의 1보 |왼발 전진, CBMP|를 한다. 1보 때 양발의 체중은 센터 밸런스보다는 왼발에 체중을 약간 더 둔다.

　여성의 1보 |오른발 후진|를 1+&으로 할 때 1에 체중을 오른발로 이동하고 &에 상체를 약간 더 뒤로 젖힌다.

· 연습

　◇ - reverse turn - contra check - chasse from PP -

L.O.D.상으로 진행하는 피겨 조합

- – natural spin turn – reverse corte – back lock – outside spin – turning lock – natural turn 1~3 –
- – hesitation change – reverse turn 1~6 – whisk – chasse from PP –
- – hesitation change – reverse turn 1~3 – reverse corte – back whisk |중앙을 향하여 후진했다가| – chasse from PP |다시 벽사 방향으로 전진| – NT 1~3 –
- – hesitation change – FR & SP – progressive chasse to right –
- – open impetus |3/8턴| – wing – closed |or open| telemark –
- – natural spin turn – progressive chasse to left – natural turn –

위 피겨 조합은 알아두면 유용하다. 평상시에 어느 피겨를 사용하는 경우 항상 후행 피겨를 생각하는 습관을 갖고 연습한다면 루틴 없이 춤을 추는 것이 전혀 불가능한 것은 아니다.

(1) 백 록 |back lock|

기술적 상세 사항은 퀵스텝의 백 록 참조.

원래 lock의 뜻은 '자물쇠, 자물쇠를 채우다, 고착시키다'이지만, 댄스 용어에서는 '두 발을 교차시킨다'는 뜻으로 사용된다. 대표적 피겨로는 터닝 록 |turning lock|과 백 록 |back lock|이 있다. 록 피겨의 설명에 앞서 몇 가지 정리해둘 것들이 있다.

리듬을 분할하거나 정상적인 리듬을 변화시키는 것을 싱커페이

션 |syncopation|이라고 한다. 왈츠는 3/4박자, 즉 기본 피겨는 3스텝으로 이루어져 있는데 4스텝이 필요한 경우에는 박자를 쪼개어 사용해야 한다. 싱커페이션이 필요한 경우다. 대표적인 피겨가 샤세이다. 샤세는 4보이므로 어느 한 박자를 쪼개어 사용한다. 즉 4보 |1 2 & 3|를 1보=1박, 2보=1/2박, 3보=&=1/2박, 4보=1박으로 사용한다.

샤세와 전·후진 록 |forward or back lock|의 박자는 똑같이 1 2 & 3=1 1/2 1/2 1이므로 전·후진 록을 샤세로 출 수 있다. 오히려 리드하기도 쉽고 여성도 폴로하기 쉽다. 그러나 피겨마다 쓰임새가 다르기 때문에 록과 샤세는 구별하는 것이 좋다.

록은 두 발을 앞이나 뒤로 교차시키는 것이고 샤세는 3보의 스텝에서 발을 '벌리고 모으고 벌리고'로 구성되어 있는 것을 말한다. 통상 샤세는 'L.O.D.를 따라 진행'하고 록은 '벽사 또는 중앙사'를 따라 진행한다.

전진 록의 발 위치, 풋워크, 얼라인먼트 등은 백 록과 대칭된다. 전·후진 록 얼라인먼트대로 벽사 또는 벽사배면으로 진행하면 남녀의 몸이 모두 벌어지게 된다. 남성의 배꼽 |the navel or the umbilicus|은 진행방향으로 향하게 되고 여성의 배꼽은 진행방향을 배면하게 된다. 배꼽이 관중들에게 보이면 보기 흉하다. 전·후진 록의 남녀 얼라인먼트가 벽사 또는 벽사배면이라도 몸은 '벽과 벽사' 사이를 향해야 한다.

남성 전진 록의 피겨 |백 록은 반대|는 벽사로 나가더라도 몸는 벽과 벽사 사이로 향해야 한다. 몸을 벽사 방향보다 약간 더 오른쪽, 즉 벽쪽으로 향하되 벽을 완전히 마주 보아서는 안 된다. 이렇게 피겨를 벽사로 향하면서 몸을 벽과 벽사 사이를 향하도록 약간 오른쪽으로 비틀면 여성은 록 스텝의 느낌을 받을 수 있어야 한다.

· 연습

◇ - double reverse spin - drag hesitation - back lock - outside spin - natural turn 1~3 -

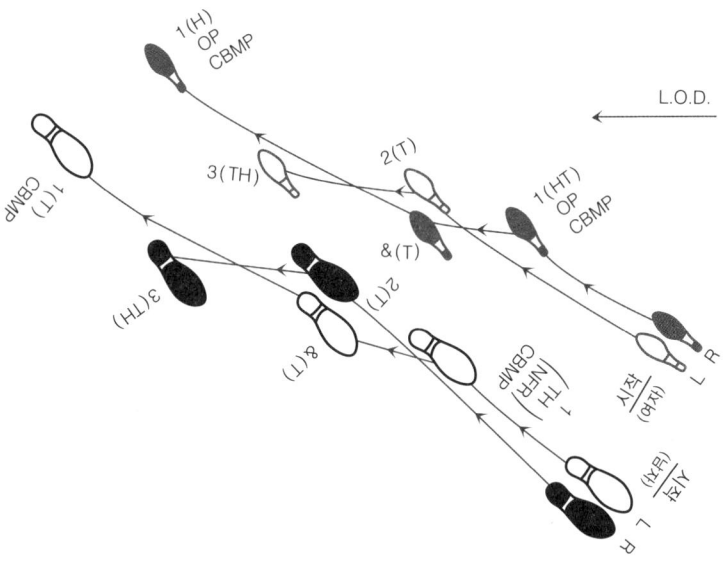

(2) 아웃사이드 스핀 |outside spin|

카운트	스텝	발 위치	풋워크	얼라인먼트	회전량	라이즈 & 폴	CBM	스웨이
남								
1	1	왼발 뒤로, CBMP (작은 스텝)	THT	반 L.O.D.로 중앙사, 토 내측 회전	1(피벗)에서 우측으로 3/8	–	있음	–
2	2	오른발 앞으로, CBMP, OP	HT	반 L.O.D.를 향해	회전 계속	2의 끝에서 라이즈	–	–
3	3	왼발 옆으로, 왼발 뒤에 두고 마침	TH	중앙사면, 벽사면으로 마침	2~3 사이에서 3/8 3에서 1/4	업. 3의 끝에서 로어	–	–

카운트	스텝	발 위치	풋워크	얼라인먼트	회전량	라이즈 & 폴	CBM	스웨이
여								
1	1	오른발 앞으로, CBMP, OP	HT	반 L.O.D.로 중앙사면	우회전 시작	1의 끝에서 라이즈 시작	있음	–
2	2	왼발을 오른발에 모음	T	벽을 향해	1~2 사이에서 5/8	라이즈 계속	–	–
3	3	오른발 앞으로, CBMP로 마침	TH	반 L.O.D.를 향해, 벽사배면으로 마침	2~3 사이에서 1/4, 3에서 1/8	업. 3의 끝에서 로어	–	–

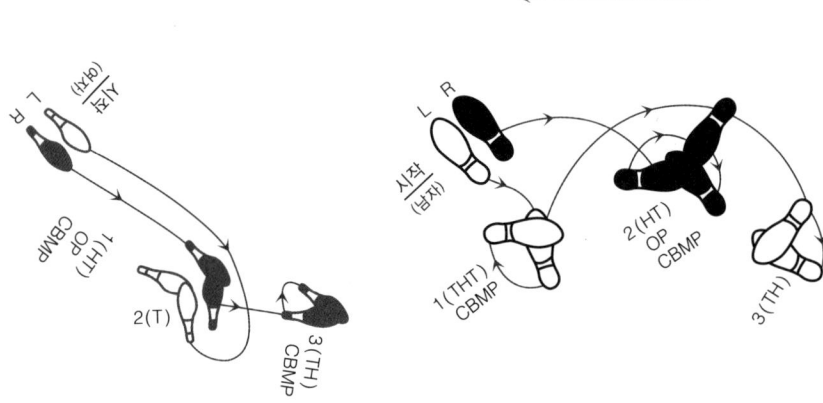

· 연습

◇ - progressive chasse to right - outside spin - turning lock to right -

(3) FR & SP [fallaway reverse & slip pivot]

카운트	스텝	발 위치	풋워크	얼라인먼트	회전량	라이즈 & 폴	CBM	스웨이
남								
1	1	왼발 앞으로	HT	중앙사면	좌회전 시작	1의 끝에서 라이즈	있음	-
2	2	오른발 뒤로, 폴어웨이, 우측 사이드 리딩	T	벽사배면 다운 L.O.D.로 움직임	1~2 사이에서 1/4	업	-	-
3	3	왼발 뒤로, CBMP와 폴어웨이	TH	L.O.D.배면	2~3 사이에서 1/8 몸 회전 조금 적게	업, 3의 끝에서 로어	-	-
&	4	오른발 뒤로, 왼발 CBMP 유지	THT	중앙으로, 또는 내측 회전 L.O.D. 를 향해 또는 벽사면으로 마침	3~4 사이에서 1/4 4(피벗)에서 1/4 또는 1/8	-	있음	-
여								
1	1	오른발 뒤로	TH	중앙사배면	-	1의 끝에서 라이즈, NFR	-	-
2	2	왼발 뒤로, 폴어웨이, 좌측 사이드 리딩	T	중앙사배면 다운 L.O.D.로 움직임	-	업	-	-
3	3	오른발 뒤로, CBMP와 폴어웨이(작은 스텝), 왼발 CBMP유지	T	중앙사배면 중앙을 향해 마침	3(피벗)에서 좌로 5/8	업, 3의 끝에서 로어	있음	-
&	4	왼발 앞으로, 오른발 CBMP 유지	TH	중앙으로, L.O.D. 배면 또는 벽사배면 으로 마침	4(피벗)에서 1/4 또는 1/8	-	있음	-

*카운트는 1 2 & 3 또는 1 2 3 &로 할 수 있다.

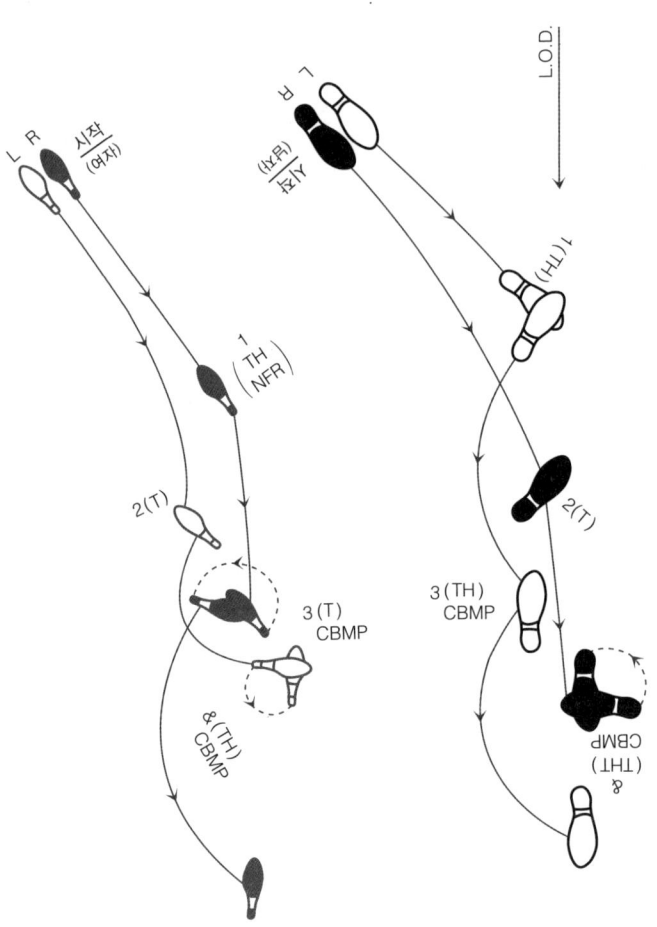

이 피겨는 남녀가 클로즈 상태를 유지하는 것이 기술이다. 홀드가 벌어지면 안 된다. 남성의 왼쪽 어깨가 여성 쪽으로 다가가야 하며 여성의 오른쪽 어깨도 벌어지지 않고 남성 쪽으로 가까이 다가가야 한다.

"내츄럴계"의 스텝을 할 때에는 머리를 멈추고 몸을 먼저 움직인다. "리버스계"의 스텝을 할 때에는 머리를 먼저 움직이고 몸이 따라간다.

FR&SP은 리버스계의 피겨이므로 머리를 먼저 움직이고 몸이 따라가도록 한다. 연습방법은 남성은 남성의 왼손가락 끝에 시선을 고정시키고 여성은 여성의 왼팔 팔꿈치 위로(floor의 이층 모서리 방향) 시선을 고정시키고 연습한다.

이 피겨는 왈츠, 폭스트롯, 탱고에 공통된 피겨이므로 기술적 내용을 잘 숙지해두면 여러 가지 편리할 때가 많다. 스텝을 매끄럽게 잘 하려면 남성이 여성을 힘차게 밀고 들어가고 여성도 남성이 밀고 들어오는 체중 |텐션|을 느끼면서 후진한다. 이 피겨는 본래 L.O.D.상으로 진행하는 피겨지만 관성의 법칙상 2보가 1보보다 L.O.D.를 기준으로 볼 때 중앙사로 스텝하게 된다.

3보 왼발 후진 |CBMP와 fallaway, TH|할 때 발은 2~3 사이에서 1/8 좌회전하지만 몸 회전은 조금 적게 왼쪽으로 돌아가게 한다. 이때 홀드가 벌어지면 안 된다. 남자 왼쪽 어깨가 왼쪽으로 벌어지지 않고 오른쪽 |여성 파트너 쪽|으로 가까이 한다는 느낌으로 왼발을 후진한다.

4보는 3보의 로어한 상태에서 오른발 뒤로 후진한다. CBM, 이때 왼발은 CBMP를 유지한다. THT, 3~4 사이에서 1/4회전하고 4에서 1/4 or 1/8 피벗, 4보는 직선으로 후진하는 것이 아니라 약간 왼쪽으로 휘어서 후진하는 느낌으로 피벗을 하면 L.O.D.를 향해 또는 벽사면으로 피겨를 마칠 수 있다.

여성의 3~4보에서 회전을 용이하게 하기 위해서는 여성의 왼쪽 대퇴부를 남성의 오른쪽 대퇴부에 단단히 붙이고 돌면 잘 된다. 남녀 2보의 풋워크는 T다. 반드시 T를 유지해야 실루엣이 아름답게 된다. 자칫 잘못하여 힐을 내리면 체중이 뒤쪽으로 가버리기 때문에 몸의 균형이 깨지기 쉽다.

|남성 풋워크 요령|
- 1보 : 힐 투 플랫(Heel to flat)으로 전진한 후 라이즈 시작.
- 2보 : 토로 후진하면서 업.
- 3보 : 토로 후진, 업 상태를 유지한 후 4보 후진하기 직전 |3 &의 &타임|에 다시 한 번 라이즈한 후 힐을 바닥에 로어.
- 4보 : 후진 피벗.

* 여성 4보는 왼발로 남성 발을 따라가면서 전진하다가 마지막에 남성의 양발 가운데로 스텝한다.

- 연습
  ◇ - natural spin turn - reverse turn 4~6 - FR & SP - double reverse spin -

(4) 프로그레시브 샤세 투 라이트 [progressive chasse to right]

카운트	스텝	발 위치	풋워크	얼라인먼트	회전량	라이즈 & 폴	CBM	스웨이
남								
1	1	왼발 앞으로	HT	중앙사면	좌회전 시작	1의 끝에서 라이즈 시작	있음	–
2	2	오른발 옆으로	T	벽배면	1~2 사이에서 1/8	라이즈 계속	–	–
&	3	왼발을 오른발에 모음	T	벽사배면	2~3 사이에서 1/8 몸 회전 조금 적게	라이즈 계속	–	–
3	4	오른발 옆으로, 약간 뒤에	TH	벽사배면	–	업. 4의 끝에서 로어	–	–
1	5	왼발 뒤로, CBMP	T	벽사배면	–	–	있음	–
여								
1	1	오른발 뒤로	TH	중앙사배면	좌회전 시작	1의 끝에서 라이즈 시작. NFR	있음	–
2	2	왼발 옆으로	T	벽사 포인팅	1~2 사이에서 1/4 몸 회전 조금 적게	라이즈 계속	–	–
&	3	오른발을 왼발에 모음	T	벽사면	약간의 몸 회전	라이즈 계속	–	–
3	4	왼발 옆으로, 약간 앞에	TH	벽사면	–	업. 4의 끝에서 로어	–	–
1	5	오른발 앞으로, CBMP, OP	H	벽사면	–	–	있음	–

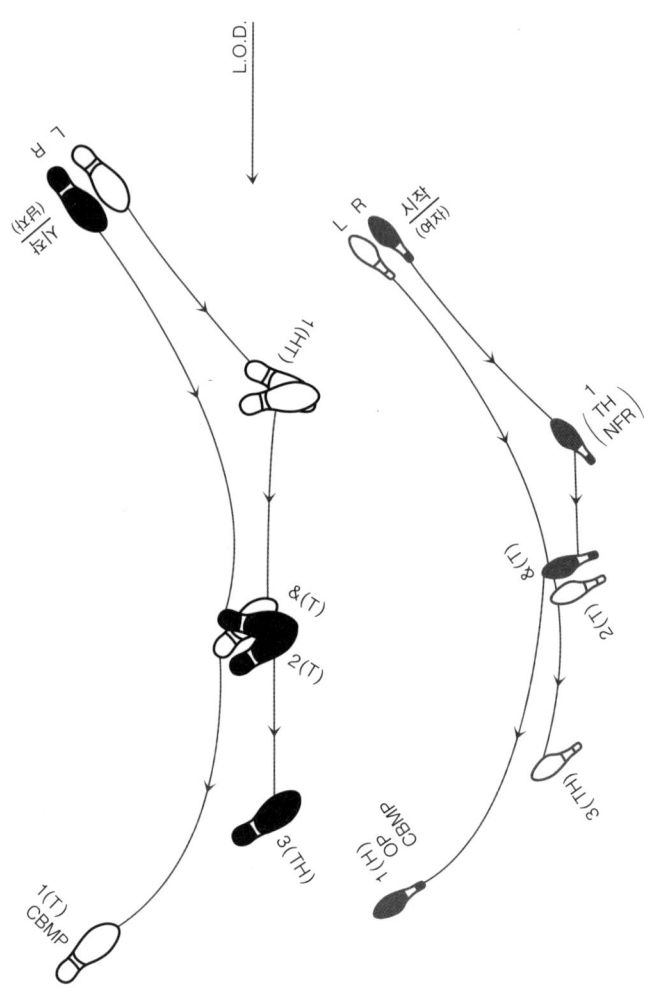

· 연습

◇ - natural spin turn |or closed impetus| - reverse turn 4~6 - progressive chasse to right - natural turn 4~6 -

(5) 프로그레시브 샤세 투 레프트 progressive chasse to left

퀵스텝편 프로그레시브 샤세 투 레프트의 표와 족형도 참조.

· 연습

◇ - natural spin turn - progressive chasse to left - natural turn -

(6) 오픈 텔레마크 open telemark : 1 2 3 & 윙 wing : 4 5 6

카운트	스텝	발 위치	풋워크	얼라인먼트	회전량	라이즈 & 폴	CBM	스웨이
남								
1	1	왼발 앞으로	HT	중앙사면	좌회전 시작	1의 끝에서 라이즈	있음	똑바로
2	2	오른발 옆으로	T	벽사배면	1~2 사이에서 1/4	업	-	왼쪽
3	3	왼발 옆으로 그리고 약간 뒤에, PP	TH	벽사 포인팅 몸은 벽을 향함	2~3 사이에서 1/2 몸 회전 조금 적게	업, 3의 끝에서 로어	-	똑바로
4	4	오른발 앞으로 그리고 어크로스, PP, CBMP	H	L.O.D.로 포인팅	3~4 사이에서 1/8	-	-	똑바로
5	5	왼발을 오른발에 모으기 시작	오른발 풋 플랫으로 토에 압력, 왼발 토의 IE에 압력	6의 얼라인먼트를 향함	5에서 몸 회전	5와 6에서 약간 라이즈, NFR	-	똑바로
6	6	체중 싣지 않고 왼발을 오른발에 모음		중앙사면	5~6 사이에서 1/8	-	-	똑바로
여								
1	1	오른발 뒤로	TH	중앙사배면	좌회전 시작	1의 끝에서 약간 라이즈, NFR	있음	똑바로
2	2	왼발을 오른발에 모음(힐 턴)	HT	L.O.D.를 향해	1~2 사이에서 3/8	라이즈 계속	-	오른쪽

카운트	스텝	발 위치	풋워크	얼라인먼트	회전량	라이즈 & 폴	CBM	스웨이
여								
3	3	오른발 앞으로 그리고 약간 오른쪽으로, PP, 우측 사이드 리딩	TH	L.O.D.로 포인팅	몸을 약간 좌회전	업. 3의 끝에서 로어	–	똑바로
4	4	왼발 앞으로, PP, CBMP	HT	중앙사면	3~4 사이에서 1/8	4의 끝에서 라이즈 시작	있음	똑바로
5	5	오른발 좌측 OP스텝을 준비하면서 앞으로	T	중앙을 향해	4~5 사이에서 1/8	라이즈 계속	–	왼쪽
6	6	왼발 앞으로, CBMP, 좌측 OP	TH	반 L.O.D.를 향해 회전 계속, 중앙사배면	5~6 사이에서 1/4 몸 회전 계속	업. 6의 끝에서 로어	–	왼쪽

① **클로즈드 윙** |closed wing| : 선행 피겨 |chasse from PP, outside change, basic weave, weave from PP, closed telemark, turning lock 등|가 클로즈로 끝나는 피겨의 후행 피겨로 클로즈 상태를 유지하면서 파트너를 왼쪽으로 리드하는 피겨이다.

② **레프트 윙** |left wing or wing| : PP로 끝나는 피겨 |whisk, outside change ended in PP, open impetus, open telemark 등|의 후행 피겨로 파트너를 왼쪽으로 리드하는 피겨이다. 레프트 윙은 그냥 윙이라고도 한다.

윙은 남성의 오른쪽에 있는 파트너를 왼쪽으로 옮기는 피겨이기 때문에 자칫 잘못하면 홀드를 망가뜨리기가 쉽다. 따라서 팔로만 리드를 하지 말고 신체를 돌려서 리드한다. 오른쪽 홀드를 절대로 좁혀서는 안 된다.

오픈 텔레마크 & 레프트 윙 |open telemark & left wing|의 여성 6보는 업

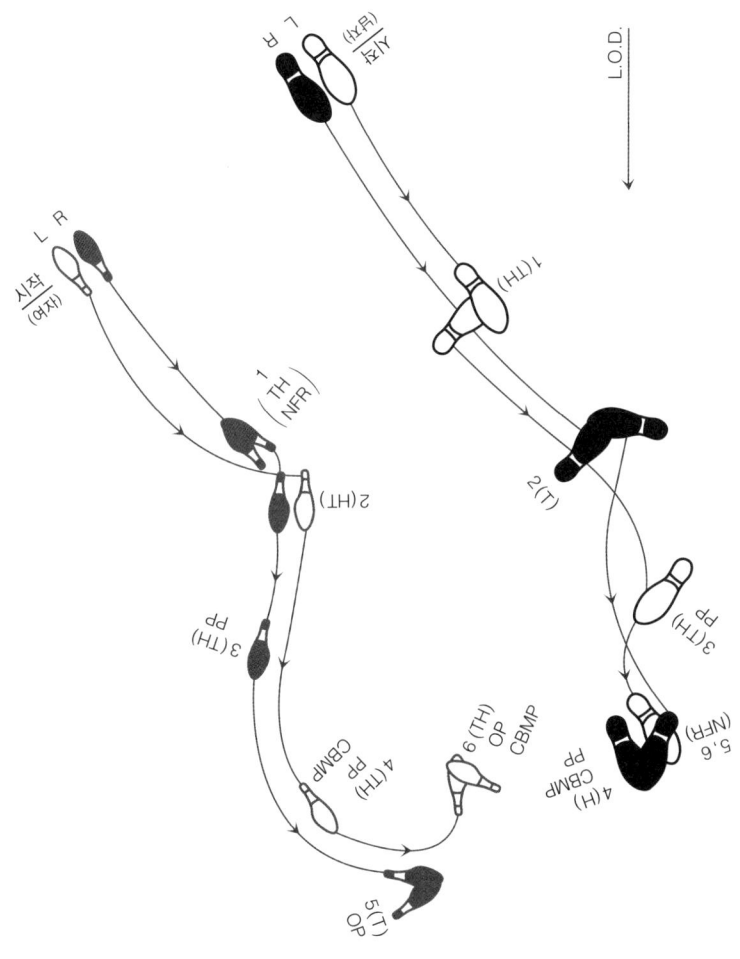

이고 마지막에 로어이다. 그런데 실제로 춤을 추다 보면 여성이 6보를 하자마자 로어하는 경우가 많다. 남성은 NFR인데 여성이 갑자기 로어 하면 남녀의 몸 균형이 깨지게 된다. 남성의 상체가 아래로 기울어지고 홀드가 망가진다. 따라서 6보의 업 후 마지막에 천천히 로어한다. 구두 밑창에 빈 깡통이 끼어 있어 서서히 찌그러트리는 느낌으로 힐을 마룻 바닥에 천천히 놓는다.

· 연습

  ◇ - open impetus - wing - closed telemark -

(7) 클로즈드 텔레마크 |closed telemark|

카운트	스텝	발 위치	풋워크	얼라인먼트	회전량	라이즈 & 폴	CBM	스웨이
남								
1	1	왼발 앞으로	HT	중앙사면	좌회전 시작	1의 끝에서 라이즈	있음	똑바로
2	2	오른발 옆으로	T	거의 L.O.D.배면	1~2 사이에서 3/8 이내	업	-	왼쪽
3	3	왼발 옆으로 그리고 약간 앞	TH	벽사 포인팅	2~3 사이에서 3/8 이상, 몸 회전은 조금 적게	업. 3의 끝에서 로어	-	똑바로
1	4	오른발 앞으로 CBMP, OP	H	벽사면	-	-	있음	똑바로
여								
1	1	오른발 뒤로	TH	중앙사배면	좌회전 시작	1의 끝에서 약간 라이즈, NFR	있음	똑바로
2	2	왼발을 오른발에 모음(힐 턴)	HT	L.O.D.를 향해	1~2 사이에서 3/8	라이즈 계속	-	오른쪽
3	3	오른발 옆으로, 약간 뒤에	TH	벽사배면	2~3 사이에서 3/8 몸 회전 조금 적게	업. 3의 끝에서 로어	-	똑바로
1	4	왼발 뒤로, CBMP	T	벽사배면	-	-	있음	똑바로

· 연습

  ◇ - open impetus - wing - closed telemark - natural turn 1~3 -

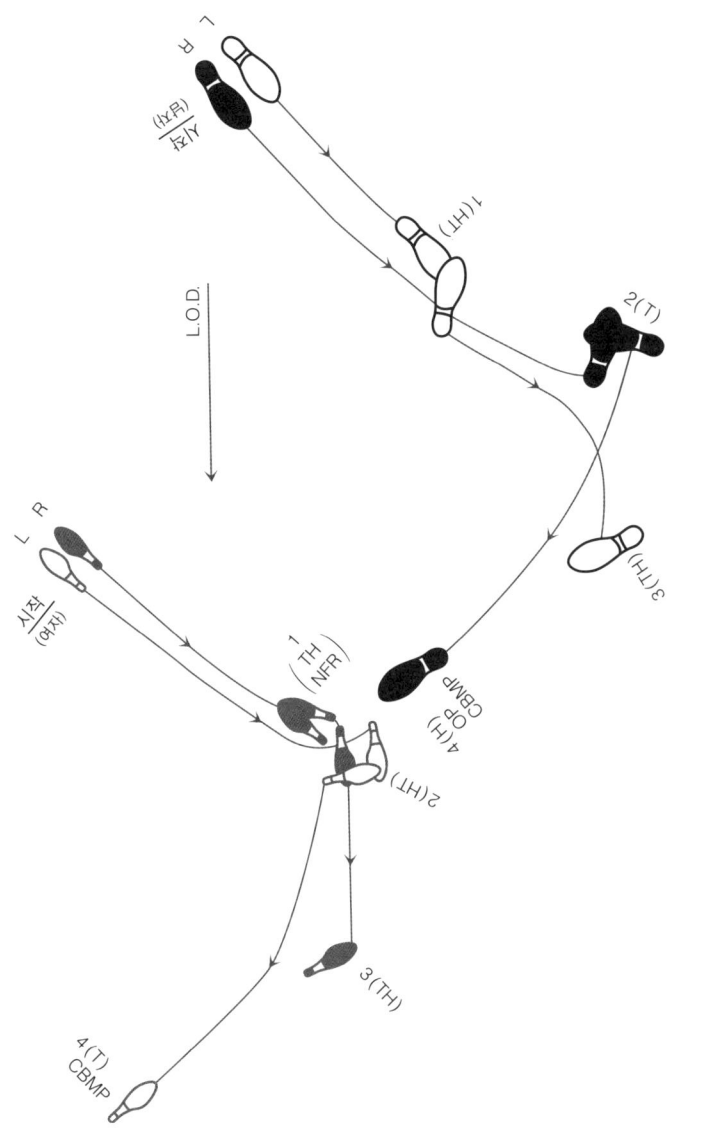

(8) 오픈 텔레마크 |open telemark : 1 2 3| & 크로스 헤지테이션 |cross hesitation : 4 5 6|

카운트	스텝	발 위치	풋워크	얼라인먼트	회전량	라이즈 & 폴	CBM	스웨이
남								
1	1	왼발 앞으로	HT	중앙사면	좌회전 시작	1의 끝에서 라이즈	있음	똑바로
2	2	오른발 옆으로	T	벽사배면	1~2 사이에서 1/4	업	-	왼쪽
3	3	왼발 옆으로 그리고 약간 앞에, PP	TH	벽사 포인팅 몸은 벽을 향함	2~3 사이에서 1/2 몸회전 조금 적게	업. 3의 끝에서 로어	-	똑바로
4	4	왼발 앞으로, PP, CBMP	HT	벽사 포인팅 몸은 벽을 향함	-	4의 끝에서 라이즈 시작	-	똑바로
5	5	체중 싣지 않고 왼발을 오른발에 모음	양쪽 발의 토	벽사면	몸 회전 완료	라이즈 계속	-	똑바로
6	6	위치 유지	TH (오른발)	벽사면	-	라이즈 계속. 6의 끝에서 로어	-	똑바로
여								
1	1	오른발 뒤로	TH	중앙사배면	좌회전 시작	1의 끝에서 약간 라이즈. NFR	있음	똑바로
2	2	왼발을 오른발에 모음(힐 턴)	HT	L.O.D.를 향해	1~2 사이에서 3/8	라이즈 계속	-	오른쪽
3	3	오른발 비스듬히 앞으로, PP, 오른쪽 사이드 리딩	TH	L.O.D.로 포인팅	몸을 약간 좌회전	업. 3의 끝에서 로어	-	똑바로
4	4	왼발 앞으로 그리고 어크로스, PP, CBMP	HT	L.O.D.로 포인팅 (벽사로 움직임)	좌회전 시작	4의 끝에서 라이즈 시작	있음	똑바로
5	5	오른발 옆으로	T	벽배면	4~5 사이에서 1/4	라이즈 계속	-	왼쪽

카운트	스텝	발 위치	풋 워크	얼라인먼트	회전량	라이즈 & 폴	CBM	스웨이
여								
6	6	왼발을 오른발에 모음	TH	벽사배면	5~6 사이에서 1/8	라이즈 계속, 6의 끝에서 로어	–	왼쪽

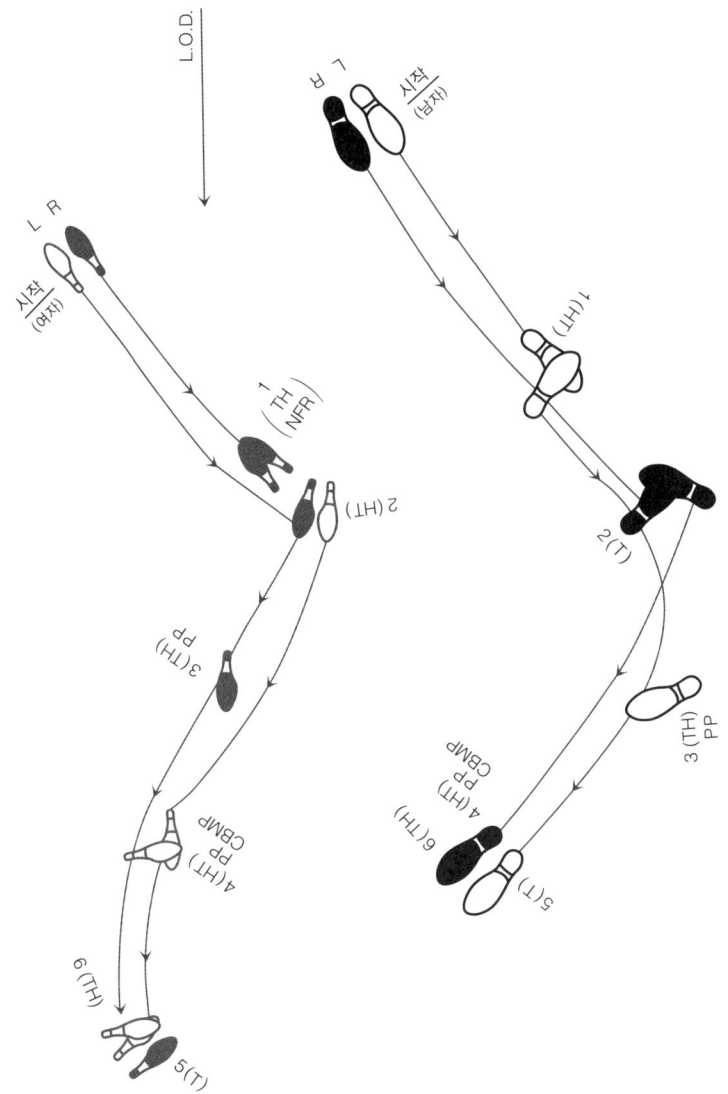

· 연습

◇ - reverse pivot - open telemark - cross hesitation -

(9) 크로스 헤지테이션 |cross hesitation|

155~156쪽 오픈 임피터스 & 크로스 헤지테이션 4~6보의 표와 족형도 참조.

· 연습

◇ - natural turn 1~3 - open impetus - cross hesitation - back whisk - weave from PP -

(10) 리버스 코르테 |reverse corte|

카운트	스텝	발 위치	풋워크	얼라인먼트	회전량	라이즈 & 폴	CBM	스웨이
남								
1	1	오른발 뒤로	TH	L.O.D. 배면	좌회전 시작	–	있음	똑바로
2	2	왼발 체중을 싣지 않고, 오른발에 모음	H(왼발에 이어 양쪽 발의 토	반 L.O.D.로 중앙사배면	1~2 사이에서 3/8	라이즈 계속	–	오른쪽
3	3	위치 유지	TH (오른발)	반 L.O.D.로 중앙사배면	–	업. 3의 끝에서 로어	–	오른쪽
여								
1	1	왼발 앞으로	HT	L.O.D.를 향해	좌회전 시작	1의 끝에서 라이즈 시작	있음	똑바로
2	2	오른발 옆으로	T	중앙을 향해	1~2 사이에서 1/4	라이즈 계속	–	왼쪽
3	3	왼발을 오른발에 모음	TH	반 L.O.D.로 중앙사배면	2~3 사이에서 1/8	라이즈 계속, 3의 끝에서 로어	–	왼쪽

4 5 6은 남성 왼발 후진 |여성 오른발 전진| 클로즈드 체인지다. 리버스 코르테의 1~2보 사이의 회전량은 선행 피겨의 마지막 스텝 위치에 따라 1/4 |여: 1~2보 사이 1/8, 2~3보 사이 1/8|, 3/8 |여: 1~2보 사이 1/4, 2~3보 사이 1/8|, 1/2 |여: 1~2보 사이 1/4 조금 넘게, 2~3보 사이 1/4 조금 못 되게|, 5/8 |여: 1~2보 사이 3/8, 2~3보 사이 1/4|로 다양하다.

· 연습

◇ - natural spin (under) turn - reverse corte |5/8회전| - back lock - outside spin - turning lock -

(11) 백 위스크 |back whisk|

카운트	스텝	발 위치	풋워크	얼라인먼트	회전량	라이즈 & 폴	CBM	스웨이
남								
1	1	왼발 뒤로, CBMP	TH	반 L.O.D.로 중앙사배면	-	1의 끝에서 라이즈 시작, NFR	약간 있음	똑바로
2	2	오른발 비스듬히 뒤로	T	반 L.O.D.로 중앙사배면	-	라이즈 계속	-	왼쪽
3	3	왼발, 오른발 뒤에서 크로스, PP	TH	벽사면	-	업. 3의 끝에서 로어	-	왼쪽
여								
1	1	왼발 앞으로, CBMP, OP	HT	반 L.O.D.로 중앙사면	우회전 시작	1의 끝에서 라이즈 시작	있음	똑바로
2	2	왼발 옆으로	T	중앙을 향해	1~2 사이에서 1/8	라이즈 계속	-	오른쪽
3	3	오른, 왼발 뒤에서 크로스, PP	TH	중앙사면	2~3 사이에서 1/8	업. 3의 끝에서 로어	-	오른쪽

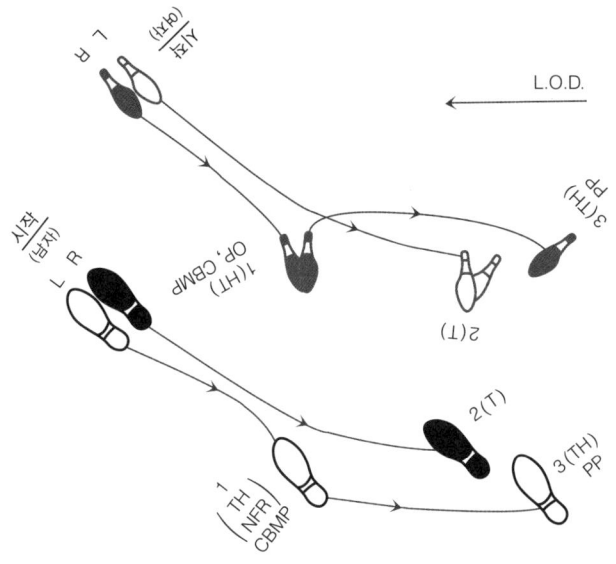

· 연습

◇ - natural turn 1~3 - back whisk - weave from PP -

(12) 리버스 피벗 |reverse pivot|

카운트	스텝	발 위치	풋워크	얼라인먼트	회전량	라이즈&폴	CBM	스웨이
남								
&	1	L.O.D.배면으로 시작. 오른발 뒤로, CBMP(작은 스텝). 왼발 CBMP 유지	THT	중앙사, 토 내측 회전	좌로 1/2까지 (피벗)	–	있음	–
여								
&	1	L.O.D.를 향해 시작. 왼발 앞으로, CBMP(작은 스텝). 오른발은 CBMP 유지	TH	중앙사	좌로 1/2까지 (피벗)	–	있음	–

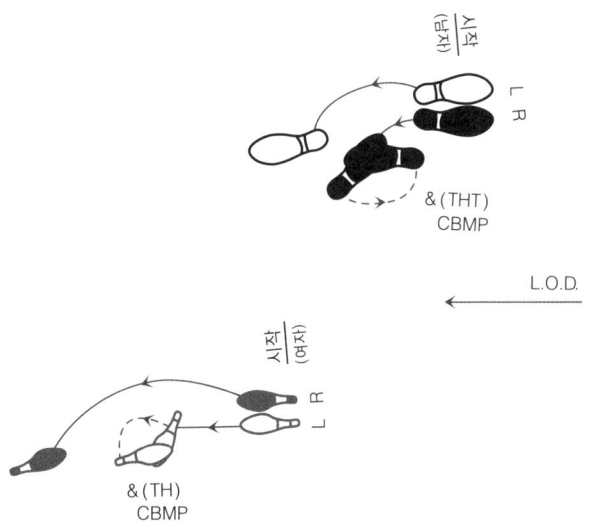

어느 방향으로 끝났는가에 따라 closed change |왼발 전진|, whisk, double reverse spin, contra check, progressive chasse to right, closed or open telemark, FR & SP 등 많은 피겨로 속행할 수 있다.

(13) 레프트 위스크 |left whisk|

카운트	스텝	발 위치	풋워크	얼라인먼트	회전량	라이즈&폴	CBM	스웨이
남								
1	1	오른발 앞으로 그리고 어크로스, PP & CBMP	H	벽사면 (L.O.D.를 따라서 움직임)	–	–	–	–
2	2	왼발 옆으로, 약간 앞에	TH	벽사 포인팅	몸은 좌회전 시작	–	–	–
3	3	오른발이 왼발 뒤에서 크로스	T(다음 스텝 들어갈 때, 남자 우측 힐은 로어)	벽사면	몸은 좌회전	–	–	–
여								
1	1	왼발 앞으로 그리고 어크로스, PP & CBMP	HT	중앙사면 (L.O.D.를 따라서 움직임)	좌회전 시작	–	있음	–
2	2	오른발 옆으로, 약간 뒤에	TH	벽사배면	1~2 사이에서 1/4	–	–	–
3	3	왼발 뒤로, CBMP	TH	L.O.D.배면	2~3 사이에서 1/8	–	–	–

레프트 위스크는 PP로 끝나는 피겨와 남성 1보 오른발 후진의 경우를 선행 피겨로 할 수 있다.

PP로 끝나는 피겨로는 whisk, PP로 끝나는 outside change, back whisk, PP로 끝나는 basic weave, PP로 끝나는 weave from PP, open telemark, open impetus, PP로 끝나는 turning lock, contra check, turning lock to right 등이 있다. 남성 오른발 후진으로 시작하려면 reverse turn 1~3, natural spin turn, closed impetus, outside spin 등이 이에 해당한다.

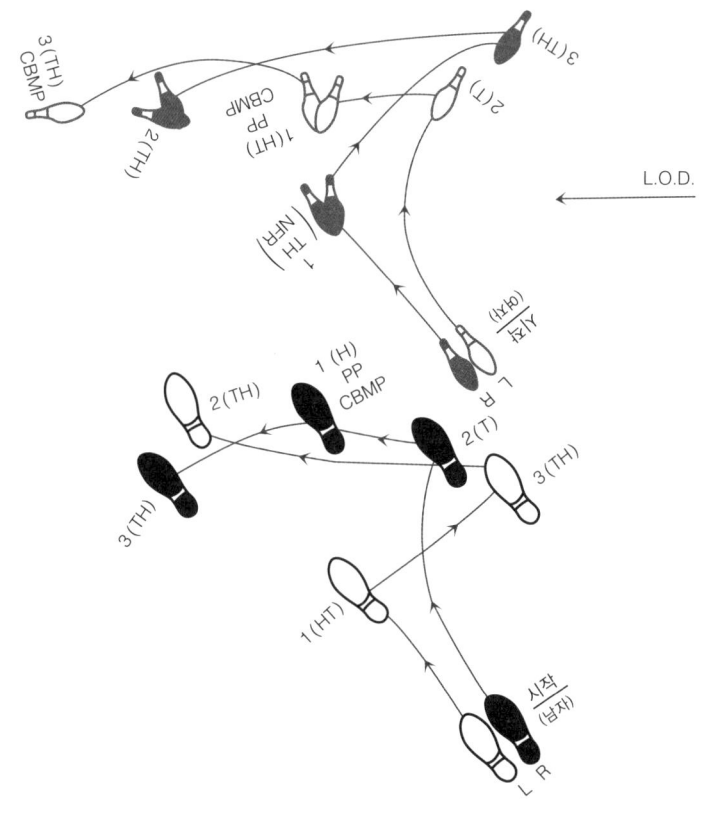

· 연습

◇ - open telemark - left whisk - standing spin, end in PP - natural open turn 1~3 -

◇ - reverse turn 1~3 - left whisk - standing spin, end in PP - chasse from PP -

(14) 호버 코르테 |hover corte|

카운트	스텝	발 위치	풋 워크	얼라인먼트	회전량	라이즈 & 폴	CBM	스웨이
남								
1	1	오른발 뒤로	TH	L.O.D.배면	좌회전 시작	1의 끝에서 라이즈 시작. NFR	있음	똑바로
2	2	왼발 옆으로, 약간 앞에	T	벽사 포인팅	1~2 사이에서 3/8 몸 회전 조금 적게 2에서 몸 회전 계속	라이즈 계속	-	오른쪽
3	3	체중을 오른발 옆으로 그리고 약간 뒤로 옮김	TH	반 L.O.D. 중앙사배면	-	업. 3의 끝에서 로어	-	똑바로
1	4	왼발 뒤로, CBMP	T	반 L.O.D. 중앙사배면	-	-	있음	똑바로
여								
1	1	왼발 앞으로	HT	L.O.D.를 향해	좌회전 시작	1의 끝에서 라이즈 시작	있음	똑바로
2	2	오른발 옆으로, 왼발이 오른발을 향해 브러쉬	T	중앙을 향함. 반 L.O.D. 중앙 사면으로 마침	1~2 사이에서 1/4 2에서 1/8회전 계속	라이즈 계속	-	왼쪽
3	3	왼발 비스듬히 앞으로	TH	반 L.O.D. 중앙사면	-	업. 3의 끝에서 로어	-	똑바로
1	4	오른발 앞으로, CBMP, OP	H	반 L.O.D. 중앙사면	-	-	있음	똑바로

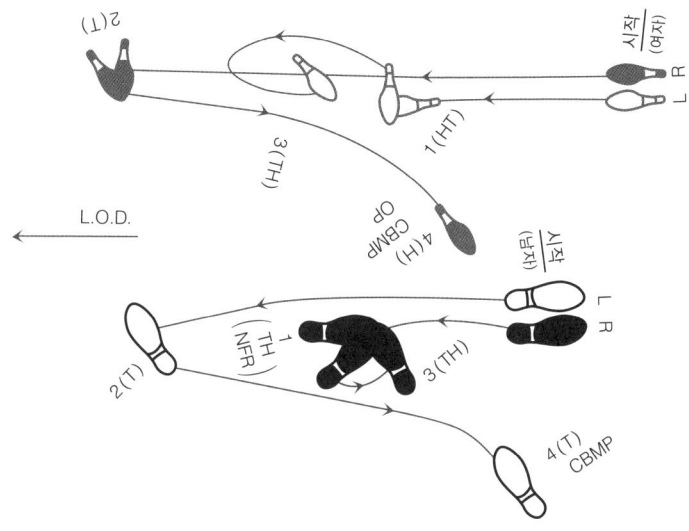

    corte는 스페인어나 포르투갈어로 '커트 |cut|'를 의미하는데, 왈츠의 리버스 코르테 또는 호버 코르테와 같이 전진 운동을 커트해서 후진하는 피겨를 말한다. 호버 |hover|는 새나 헬리콥터가 공중에 떠 있는 동작과 같은 피겨나 스텝을 말한다. 호버는 단독으로 피겨 역할을 하는 경우는 드물고 다른 피겨와 결합하여 많이 사용된다. 호보 코르테 이외에 폭스트롯의 호버 페더 |hover feather|, 호버 텔레마크 |hover telemark|, 호버 크로스 |hover cross| 등이 있다.

    호버 코르테의 경우 선행 피겨는 reverse turn 1~3, natural spin turn, closed impetus, 회전이 적은 outside spin 등이다.

|호버와 호버 코르테 비교

〈호버의 스텝〉

- 남성   1보 : 오른발 전진
          2보 : 왼발 전진 후 체중을 내려놓지 않은 채, 헬리콥터처럼 공중에 떠 있다가
          3보 : 오른발 제자리

- 여성   1보 : 왼발 후진
          2보 : 오른발 후진 후 체중을 내려놓지 않은 채, 새처럼 공중에 떠 있다가
          3보 : 왼발 제자리

- 피겨 조합   - chasse from pp - hover - outside change -

〈호버 코르테의 스텝〉

- 남성   1보 : 오른발 후진
          2보 : 왼발 옆으로 그리고 약간 앞에. 1~2 사이에 3/8회전. 몸 회전 조금 적게.
          3보 : 오른발 후진

- 여성   1보 : 왼발 전진
          2보 : 오른발 옆으로 그리고 왼발이 오른발을 향해 브러쉬. 1~2 사이에서 1/4, 2에서 1/8회전.
          3보 : 왼발 전진

• 피겨 조합   - natural spin turn - hover corte - back whisk -

(15) 베이식 위브 |basic weave|

카운트	스텝	발 위치	풋 워크	얼라인먼트	회전량	라이즈 & 폴	CBM	스웨이
남								
1	1	오른발 뒤로	TH	벽사배면	–	–	있음	–
2	2	왼발 앞으로	HT	반 L.O.D.로 중앙사면	좌회전 시작	2의 끝에서 라이즈	있음	–
3	3	오른발 옆으로	TH	L.O.D.배면	2~3 사이에서 1/8	업. 3의 끝에서 로어	–	–
4	4	왼발 뒤로, CBMP	TH	중앙사배면	3~4 사이에서 1/8	4의 끝에서 라이즈 시작, NFR	–	–
5	5	오른발 뒤로	T	중앙사배면	좌회전 시작	라이즈 계속	있음	–
6	6	왼발 옆으로 그리고 약간 앞에	TH	벽사 포인팅	5~6 사이에서 1/4 몸 회전 조금 적게	업. 6의 끝에서 로어	–	–
1	7	오른발 앞으로, CBMP, OP	H	벽사면	–	–	있음	–
여								
1	1	왼발 앞으로	H	벽사면	–	–	있음	–
2	2	오른발 뒤로	T	반 L.O.D.로 중앙사배면	좌회전 시작	2의 끝에서 라이즈	있음	–
3	3	왼발 옆으로	TH	중앙사 포인팅	2~3 사이에서 1/4 몸 회전 조금 적게	업. 3의 끝에서 로어	–	–
4	4	오른발 앞으로, CBMP, OP	HT	중앙사면	–	4의 끝에서 라이즈 시작	–	–

카운트	스텝	발 위치	풋워크	얼라인먼트	회전량	라이즈 & 폴	CBM	스웨이
여								
5	5	왼발 앞으로	T	중앙사면	좌회전 시작	라이즈 계속	있음	–
6	6	오른발 옆으로, 약간 뒤에	TH	벽사배면	5~6 사이에서 1/4 몸 회전 조금 적게	업. 6의 끝에서 로어		
1	7	왼발 뒤로, CBMP	T	벽사배면	–	–	있음	–

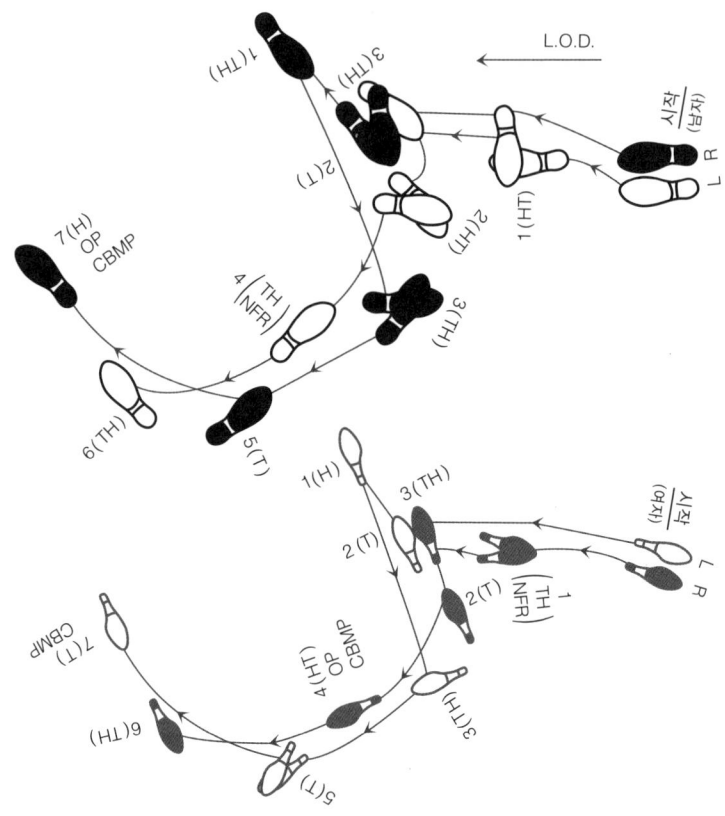

· 연습

◇ - double reverse spin - reverse turn 1~3 - basic weave -

이렇게 피겨를 함께 연결해서 연습하면 자연히 암기가 되고 춤을 출 때도 무의식중에 후행 피겨가 떠오른다.

내추럴 턴 4~6 |L.O.D.를 향하여|으로 끝난 경우의 피겨 조합

춤의 진행방향은 어느 피겨를 사용하든 대부분 '벽사' 또는 '중앙사'로 향하고 간혹 L.O.D.를 '배면하여' 또는 L.O.D.를 '향하여'로 끝난다. 그런데 특히 내추럴 턴 4~6의 피겨가 L.O.D.를 '향하여'로 끝난 경우 L.O.D.상으로 더 진행하기 위하여 어떤 피겨를 사용할까 무척 망설여진다. 상급자라도 어떻게 대처해야 될지 참으로 난감할 때가 있다. 춤을 출 때 이런 경우가 자주 발생하는 것은 아니지만 평소에 후행 피겨를 생각해두는 것이 좋다.

남성이 '벽사배면'한 상태에서 내추럴 턴 4~6을 사용하면 L.O.D.를 '향하여'로 끝나게 된다.

- (벽사배면) - natural turn 4~6 |L.O.D.를 향하여| - natural turn 1~3 - outside change -
- (벽사배면) - natural turn 4~6 |L.O.D.를 향하여| - closed change |남성 오른발 전진| - reverse turn 1~3 - basic weave -
- (벽사배면) - natural turn 4~6 |L.O.D.를 향하여| - closed change |남성 오른발 전진| - double reverse spin - reverse turn 1~3 - basic weave -

· (벽사배면) - natural turn 4~6 |L.O.D.를 향하여| - closed change |남성 오른발 전진| - double reverse spin - drag hesitation - back lock - back whisk -

(1) 더블 리버스 스핀 |double reverse spin|

카운트	스텝	발 위치	풋 워크	얼라인먼트	회전량	라이즈 & 폴	CBM	스웨이
남								
1	1	왼발 앞으로	HT	L.O.D.를 향해	좌회전 시작	1의 끝에서 라이즈	있음	-
2	2	오른발 옆으로	T	벽사배면	1~2 사이에서 3/8	업	-	-
3	3	왼발에 체중 싣지 않고 오른발에 모음(토 피벗)	T(왼발) TH (오른발)	벽사면	2~3 사이에서 1/2	업. 3의 끝에서 로어	-	-
여								
1	1	오른발 뒤로	TH	L.O.D.배면	좌회전 시작	1의 끝에서 약간 라이즈. NFR	있음	-
2	2	왼발을 오른발에 모음(힐 턴)	HT	L.O.D.를 향해	1~2 사이에서 1/2	라이즈 계속	-	-
&	3	오른발 옆으로, 약간 뒤에	T	벽배면	2~3 사이에서 1/4	업	-	-
3	4	오른발 앞에서 왼발 크로스	TH	벽사배면	3~4 사이에서 1/8	업. 4의 끝에서 로어	-	-

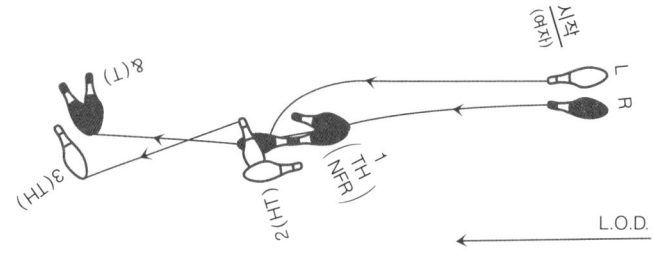

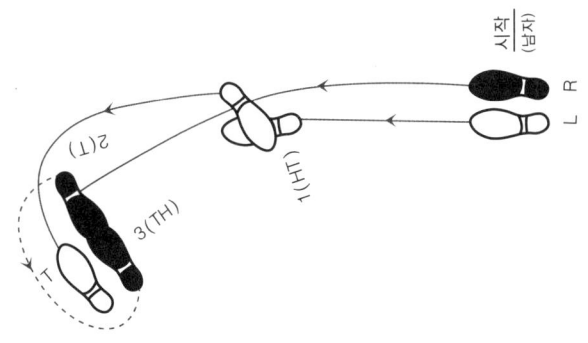

   이 피겨의 회전량은 3/4~1회전 사이에서 다양하게 할 수 있다.

   초·중급자가 리드하기 힘든 것 중에 대표적인 것이 더블 리버스 스핀이다. 이 피겨의 리드가 잘 되면 오픈 또는 클로즈드 텔레마크의 리드도 잘 할 수 있다.

   더블 리버스 스핀의 피겨를 설명하자면 우선 라이즈 & 폴의 설명이 선행되어야 한다. 왈츠에서의 라이즈 & 폴은 대부분의 피겨 |물론 예외적인 것도 많음| 에서 다음과 같은 공통된 법칙이 있다.

· 남성
◇ 1보 |HT|의 끝에서 라이즈 시작.
◇ 2보 |T| 계속 라이즈
◇ 3보 |TH| 계속 라이즈, 최고 정점 끝에서 로어, 즉 최고 정점과 로어의 시작점은 중첩된다.

헤지테이션 체인지 |hesitation change : 1 2 3 4 5 6|의 후반부 4 5 6 |전반부 3의 마지막 로어 상태를 계속 유지|과 같이 예외적인 라이즈 & 폴이 있지만 대부분의 피겨는 1보 끝에서 라이즈 시작, 2보 계속 라이즈, 3보 계속 라이즈 후 끝에서 로어한다. 여기서는 더블 리버스 스핀에 대하여 상세히 설명한다.

· 더블 리버스 스핀의 라이즈 & 폴
◇ 1보 |HT| 왼발 앞으로, 1보의 끝에 라이즈
◇ 2보 |T| 오른발 옆으로, 업
◇ 3보 |T : 왼발| 왼발에 체중 싣지 않고 오른발에 모으고 |toe pivot|, 업. 마지막에 |TH : 오른발| 로어한다.

통상적인 라이즈 & 폴과 달리 더블 리버스 스핀의 라이즈 & 폴은 1보의 끝이 '라이즈 시작'이 아니라 곧 바로 '라이즈'다. 2보도 '라이즈 계속'이 아니라 '업'이고, 3보도 '계속 라이즈 - 최고 정점 후 로어'가 아니라 '업 후 로어'이다.

왈츠 피겨의 스텝과 스텝을 연결할 때 몸 또는 다리, 발 등이 계속 움직이거나 거리를 이동해야 하는 경우가 있다. 이 경우는 통상 라이즈를 시작하거나 계속 라이즈하면서 움직임이 계속된다. 예컨대 리버스 턴의 1보는 끝에서 라이즈 시작이고 2보도 계속 라이즈한다.

더블 리버스 스핀의 1보는 여성을 남성 앞에 세워야 하기 때문에 1보 끝에서 라이즈 시작이 아니라 라이즈를 하고 있어야 한다. 2보는 토로 회전하는데, 토로 회전하는 경우 라이즈하면서, 즉 계속 움직이며 회전하기는 어려우므로 업 상태에서 회전하는 것이 몸의 밸런스를 잡기 쉽다. 라이즈는 계속 움직이는 동작중이고 업은 라이즈한 상태를 말한다. 따라서 2보의 풋워크가 T인 경우에 회전이 수반되는 경우는 라이즈가 아니고 업이다.

더블 리버스 스핀 2보의 라이즈 & 폴은 업이고, 오픈 텔레마크의 2보와 FR & SP의 2, 3보 모두 업이다.

· 여성
◇ 1보 |TH : 1| 오른발 뒤로, 1보의 끝에 약간 라이즈 |NFR|
◇ 2보 |HT : 2| 왼발을 오른발에 모으고 |heel turn|, 라이즈 계속.
◇ 3보 |T : &| 오른발 옆으로 그리고 약간 뒤에, 업
◇ 4보 |TH : 3| 왼발 오른발 앞에서 크로스, 업, 끝에 로어

1카운트에 남성이 전진한 후 제자리에 서므로 여성은 더 이상 후진을 못하고 2카운트에서 왼발을 오른발에 모으게 된다. 2카운트에 남성이 회전을 하므로 여성은 당연히 힐 턴을 하게 되고 계속 라이즈한다. 3보 카운트에서도 계속 회전을 해야 하고 토이기 때문에 업 상태를 유지해야 한다. 카운트는 1 2 & 3이나 상급자는 1 2 3 &로 즐겨 사용한다.

왈츠는 항상 남녀가 신체를 접촉하고 있기 때문에 1카운트의 끝에서

'라이즈 시작'이 아니고 '라이즈한 상태'로 '여성을 남성 앞에 세우면' 여성은 남성이 더블 리버스 스핀 또는 오픈 텔레마크라는 피겨를 사용하려고 하는 것을 몸 전체의 느낌으로 알아야 한다. '라이즈한 상태'란 남성이 여성을 더 이상 밀거나 당기지 않으므로 여성은 무빙 풋을 서포팅 풋에 모으고 남성의 회전력에 따라 힐 턴을 하게 된다.

회전량은 3/4, 7/8, 1회전 등 상황에 따라 조절하면 된다. 여기서 주의할 점은 회전을 1~2, 2~3에서 나누어 하는데, 남성이 1~2, 2~3에 두 번 리드하여 여성을 회전시키려면 상당히 힘들고 보디 밸런스가 깨지기 쉽다. 따라서 회전의 주도적 역할을 1~2에서는 전진하는 남성이 3/8, 2~3에서는 전진하는 여성이 1/2회전 |전체 회전량이 7/8인 경우|을 분담한다면 회전이 부드럽고 몸의 균형도 깨지지 않는다. 즉 남성이 2에서 업한 채로 서 있으면 3에서 여성이 남성을 회전시켜준다. 항상 춤은 전진하는 사람이 주역이다.

· 리드 요령

더블 리버스 스핀의 선행 피겨의 마지막 스텝의 끝 |&타임|에 남성은 축이 되는 오른발로 마룻바닥을 누르고, 즉 로어한 다음 1카운트에 CBM으로 왼발 보폭을 짧게 힐 투 플랫 |heel to flat|으로 전진한 후 볼 플랫 |ball flat|으로 체중을 완전히 옮기고 선다. 이때 여성의 보디와 떨어지지 않고 볼 플랫 상태를 유지하면 여성은 더 이상 후진하지 못하고 양발을 모으게 된다.

1의 끝에 라이즈하면 |라이즈 시작이 아니다!| 남성 왼발 토가 되면서 계속 좌회전, 2에 오른발을 토로 전진 업한다.

이와 동시에 여성을 남성 앞에 세웠기 때문에 여성은 남성이 더블 리

버스 스핀 또는 오픈 텔레마크|또는 클로즈드 텔레마크|의 피겨를 사용하려는 리드임을 알고 힐 턴 준비를 한다. 즉 힐을 모은다. 그런 다음 1의 끝에서 라이즈와 동시에 회전을 한다. '1의 끝에서 라이즈'와 '1의 끝에서 라이즈 시작'과는 분명히 구별할 줄 알아야 한다.

이러한 리드는 리버스 턴 1 2 3과 구별하여 연습하면 쉽게 터득할 수 있다. 리버스 턴 1 2 3은 남성 여성 모두 1의 끝에서 라이즈 시작하여 2 3까지 계속 라이즈하다가 3의 끝에 로어한다. 그런데 더블 리버스 스핀은 남성의 경우 1의 끝에 토 라이즈하고 2에 토 업한다. 즉 1의 끝에서 '라이즈 시작'이 아니다. '라이즈한 상태'를 유지하고 있어야 한다. 1카운트를 1 &로 나누어 1에 볼 플랫이나 홀 플랫|whole foot|으로 남성은 보디 콘택트|body contact|를 유지한 채로 여성을 남성 앞에 세운 다음 &타임에 토로 라이즈한 채로 선다.

리버스 턴의 남성 1보와 2보는 1보에서 일단 왼발 힐로 전진하여 볼 플랫으로 서포팅 풋을 만든 다음 왼발 토로 라이즈를 시작하면서 2보 오른발을 옆으로 민다.

· 연습

◇ - natural spin turn - reverse turn 4~6 - double reverse spin - double reverse spin - FR & SP - FR & SP - double reverse spin - open telemark -

(2) 드래그 헤지테이션 |drag hesitation|

카운트	스텝	발 위치	풋 워크	얼라인먼트	회전량	라이즈 & 폴	CBM	스웨이
남								
1	1	왼발 앞으로	HT	L.O.D.를 향해	좌회전 시작	–	있음	–
2	2	오른발 옆으로	T	벽배면	1~2 사이에서 1/4	2의 끝에서 라이즈	–	–
3	3	왼발에 체중을 싣지 않고 오른발에 모음	T(양발), TH (오른발)	벽사배면	2~3 사이에서 1/8	업. 3의 끝에서 로어	–	–
여								
1	1	오른발 뒤로	TH	L.O.D.배면	좌회전 시작	–	있음	–
2	2	왼발 옆으로	T	벽과 벽사 사이 포인팅	1~2 사이에서 1/4 이상까지만	2의 끝에서 라이즈	–	–
3	3	오른발에 체중을 싣지 않고 왼발에 모음	T(양발), TH (왼발)	벽사면	2~3 사이에서 1/8 이하까지만	업. 3의 끝에서 로어	–	–

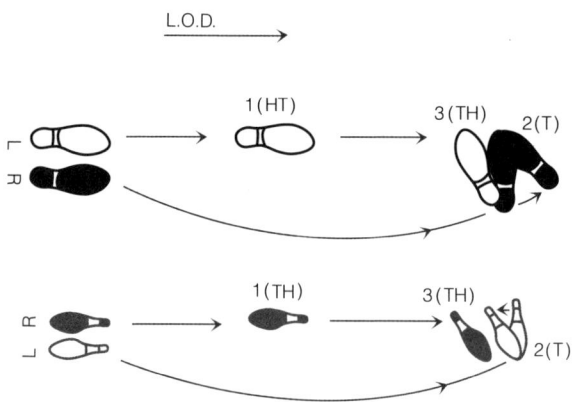

후행 피겨 여성 1보는 PO로 후진한다.

· 연습
◇ - double reverse spin - drag hesitation - back lock -

9) 선·후행 피겨의 정리

어느 한 피겨의 선·후행 피겨를 모두 정확히 알고 있으면 루틴을 짜는 데 많은 도움이 된다. 루틴을 자유자재로 짤 수 있다면 파티장에서 불특정 상대와 춤을 추는 것이 그리 어려운 일은 아닐 것이다. 특히 후행 피겨를 많이 알고 반복연습을 해두면 춤을 능숙하게 출 수 있다.

여기서는 룸 사이드와 코너 등을 구별하지 않고 나열하지만 회전량이나 얼라인먼트에 따라 적시적소에 사용하도록 하고 여기서는 아말가메이션은 한 가지만 작성해본다.

⟨back lock⟩
· 선행
progressive chasse to right, reverse corte, hover corte
· 후행
natural turn 4~6, open impetus, closed impetus, back whisk, outside spin
· 아말가메이션
- (L.O.D.상) natural spin (under) turn - reverse corte - **back lock** - outside spin - turning lock - natural turn 1~3 -

⟨back whisk⟩

· 선행

natural turn 1~3, reverse corte, back lock, progressive chasse to right, cross hesitation, hover corte

· 후행

chasse from PP, weave from PP, cross hesitation, wing, left whisk

· 아말가메이션

- (코너에서) natural turn 1~3 - **back whisk** - weave from PP -

⟨basic weave⟩

· 선행

reverse turn 1~3, natural spin turn, outside spin

· 후행

natural turn, natural spin turn, closed wing, PP로 끝나는 chasse from PP

· 아말가메이션

- reverse turn 1~3 - **basic weave** - natural turn -

⟨chasse from PP⟩

· 선행

whisk, back whisk, open telemark, open impetus, contra check, turning lock to right, PP로 끝나는 outside change, PP로 끝나는 weave from PP, PP로 끝나는 turning lock

· 후행

  natural turn, natural spin turn, closed wing

· 아말가메이션

  - back whisk - PP로 끝나는 weave from PP - **chasse from PP**

  - natural spin turn -

⟨closed change |남 : 오른발 전진|⟩

· 선행

  natural turn

· 후행

  reverse turn, double reverse spin, FR & SP

· 아말가메이션

  - natural turn - **closed change** - reverse turn -

⟨closed change |남 : 왼발 전진|⟩

· 선행

  reverse turn, double reverse spin, hesitation change

· 후행

  natural turn, natural spin turn

· 아말가메이션

  - reverse turn - **closed change** - natural spin turn -

⟨closed impetus⟩

· 선행

natural turn 1~3, back lock, progressive chasse to right, cross hesitation

· 후행

reverse turn 4~6, reverse corte, reverse pivot

· 아말가메이션

- natural turn 1~3 - **closed impetus** - reverse turn 4~6 - reverse 1~3 - basic weave -

〈closed telemark〉

· 선행

closed change |남:오른발 전진|, reverse turn, hesitation change, double reverse spin, reverse pivot, wing, closed wing, FR & SP

· 후행

natural turn, natural spin turn

· 아말가메이션

- open impetus - wing - **closed telemark** - natural spin turn -

〈closed wing〉

· 선행

chasse from PP, outside change, basic weave, weave from PP, closed telemark, turning lock

· 후행

double reverse spin, drag hesitation

· 아말가메이션

- chasse from PP - **closed wing** - drag hesitation -

⟨contra check⟩

· 선행

reverse turn, hesitation change, double reverse spin, reverse pivot, FR & SP

· 후행

chasse from PP, weave from PP, cross hesitation, wing

· 아말가메이션

- double reverse spin - FR & SP - **contra check** - chasse from PP -

⟨cross hesitation⟩

· 선행

whisk, PP로 끝나는 outside change, back whisk, PP로 끝나는 basic weave, PP로 끝나는 weave from PP, open telemark, open impetus, PP로 끝나는 turning lock

· 후행

natural turn 4~6, back whisk, outside change, back lock, outside spin

· 아말가메이션

- open impetus - **cross hesitation** - back whisk - weave from PP -

⟨double reverse spin⟩

· 선행

closed change |남:오른발 전진|, hesitation change, reverse pivot, double reverse spin, wing, closed wing, FR & SP

· 후행

closed change |남:왼발 전진|, whisk, double reverse spin, progressive chasse to right, closed telemark, open telemark, contra check, FR & SP

· 아말가메이션

- FR & SP - double reverse spin - **double reverse spin** - reverse 1~3 - basic weave -

⟨drag hesitation⟩

· 선행

closed change |남:오른발 전진|, hesitation change, double reverse spin, wing

· 후행

natural turn 4~6, back lock, back whisk

· 아말가메이션

- double reverse spin - **drag hesitation** - back lock - back whisk -

⟨FR & SP⟩

· 선행

reverse turn 4~6, hesitation change, double reverse spin,

reverse pivot, wing, closed wing

· 후행

whisk, double reverse spin, progressive chasse to right, closed telemark, open telemark, contra check

· 아말가메이션

- natural spin turn - reverse turn 4~6 - **FR & SP** - open telemark -

⟨hesitation change⟩

· 선행

closed change |남 : 왼발 전진|, chasse from PP, outside change, basic weave, natural turn, closed telemark, outside spin, weave from PP, turning lock

· 후행

reverse turn, double reverse spin, progressive chasse to right, closed telemark, open telemark, contra check, FR & SP

· 아말가메이션

- chasse from PP - **hesitation change** - reverse turn 1-3 - basic weave -

⟨hover corte⟩

· 선행

reverse turn 1~3, natural spin turn, outside spin, closed impetus

· 후행

outside change, back whisk, outside spin

· 아말가메이션

- natural spin turn - **hover corte** - back whisk - chasse from PP -

⟨left whisk⟩

· 선행

whisk, PP로 끝나는 outside change, back whisk, PP로 끝나는 basic weave, PP로 끝나는 weave from PP, open telemark, open impetus, PP로 끝나는 turning lock, contra check, turning lock to right

· 후행

standing spin

· 아말가메이션

- PP로 끝나는 outside change - **left whisk** - standing spin - open natural turn - back whisk - weave from PP -

⟨natural spin turn⟩

· 선행

closed change |남:왼발 전진|, chasse from PP, outside change, basic weave, natural turn, closed telemark, outside spin, weave from PP, turning lock

· 후행

reverse turn 4~6, reverse corte, reverse pivot, turning lock, basic weave

· 아말가메이션

- chasse from PP - **natural spin turn** - reverse turn 4~6 - whisk -

⟨natural turn⟩
- 선행

    closed change |남:왼발 전진|, chasse from PP, outside change, basic weave, natural turn, closed telemark, outside spin, weave from PP, turning lock

- 후행

    closed change |남:오른발 전진|, natural turn 1~3 다음은 back whisk

- 아말가메이션

    - (코너에서) chasse from PP - **natural turn** - **natural turn** - closed change - reverse turn -

⟨open impetus⟩
- 선행

    natural turn 1~3, back lock, progressive chasse to right, cross hesitation

- 후행

    chasse from PP, weave from PP, cross hesitation, wing

- 아말가메이션

    - natural turn 1~3 - **open impetus** - weave from PP -

〈open telemark〉

· 선행

closed change |남:오른발 전진|, reverse turn, hesitation change, double reverse spin, reverse pivot, wing, closed wing, FR & SP

· 후행

chasse from PP, weave from PP, cross hesitation, wing, left whisk

· 아말가메이션

- double reverse spin - **open telemark** - left whisk - standing spin -

〈outside change〉

· 선행

natural turn 1~3, reverse corte, progressive chsasse to right, cross hesitation

· 후행

natural turn, natural spin turn, chasse from PP |PP로 끝난 경우|, cross hesitation, wing, left whisk

· 아말가메이션

- natural turn 1~3 - **outside change** - natural turn -

- natural turn 1~3 - **outside change**, **end in PP** - chasse from PP - natural spin turn -

⟨outside spin⟩

- 선행

    back lock, reverse corte, cross hesitation, hover corte

- 후행

    closed change |남 : 오른발 전진|, natural turn 1~3

- 아말가메이션

    - drag hesitation - back lock - **outside spin** - natural turn 1~3 -

⟨progressive chasse to left⟩

- 선행

    natural spin turn, closed impetus

- 후행

    natural turn, natural spin turn

- 아말가메이션

    - natural spin turn - **progressive chasse to left** - natural turn 1~3 -

⟨progressive chasse to right⟩

- 선행

    closed change |남 : 오른발 전진|, double reverse spin, reverse pivot, wing, closed wing, reverse turn 4~6

- 후행

    natural turn 4~6, closed impetus, back lock, back whisk, open impetus, outside spin, outside change

- 아말가메이션

  - double reverse spin - **progressive chasse to right** - natural turn 4~6 -

⟨reverse corte⟩

- 선행

  reverse turn 1~3, natural spin turn, outside spin

- 후행

  natural turn 4~6, back whisk, closed impetus, back lock, outside change

- 아말가메이션

  - hesitation change - reverse turn 1~3 - **reverse corte** - back whisk -

⟨reverse pivot⟩

- 선행

  reverse turn 1~3, natural spin turn, closed impetus, outside spin

- 후행

  closed change |남 : 왼발 전진|, whisk, double reverse spin, contra check, progressive chasse to right

- 아말가메이션

  - natural spin turn - **reverse pivot** - progressive chasse to right
  - natural turn 4~6 -

⟨reverse turn⟩

- 선행

    closed change |남：오른발 전진|, hesitation change, double reverse spin, reverse pivot

- 후행

    closed change |남：왼발 전진|, whisk, double reverse spin, progressive chasse to right, contra check, hover corte |reverse turn 1~3 다음|

- 아말가메이션

    - natural turn - closed change - **reverse turn** - whisk - chasse from PP -

⟨turning lock⟩

- 선행

    natural spin turn, closed impetus, outside spin

- 후행

    natural turn, natural spin turn, closed wing, chasse from PP |PP로 끝난 경우|, cross hesitation, wing, left whisk

- 아말가메이션

    - natural spin turn - **turning lock** - natural turn -

    - natural spin turn - **turning lock, end in PP** - chasse from PP - natural turn -

⟨turning lock to right⟩

- 선행

natural spin over turn, outside spin

· 후행

chasse from PP, weave from PP, cross hesitation, wing, left whisk

· 아말가메이션

- natural spin over turn - **turning lock to right** - chasse from PP - quick open reverse turn -

⟨weave from PP⟩

· 선행

whisk, PP로 끝나는 outside change, back whisk, open telemark, open impetus, PP로 끝나는 turning lock, contra check, turning lock to right

· 후행

natural turn, natural spin turn, chasse from PP |PP로 끝난 경우|, cross hesitation, wing, left whisk

· 아말가메이션

- natural spin over turn - turning lock to right - **weave from PP** - natural turn -

- natural spin over turn - turning lock to right - **weave from PP, end in PP** - chasse from PP -

⟨whisk⟩

· 선행

reverse turn, double reverse spin, reverse pivot, hesitation change, closed wing, FR & SP

· 후행

chasse from PP, weave from PP, cross hesitation, wing

· 아말가메이션

- reverse turn - **whisk** - chasse from PP -

⟨wing⟩

· 선행

whisk, PP로 끝나는 outside change, back whisk, PP로 끝나는 basic weave, PP로 끝나는 weave from PP, open telemark, open impetus, PP로 끝나는 turning lock, contra check, turning lock to right

· 후행

double reverse spin, drag hesitation, closed telemark, open telemark

· 아말가메이션

- open impetus - **wing** - closed telemark - natural turn 1~3 -

2. 탱고 |Tango|

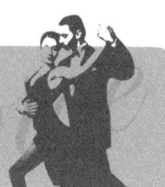

1) 탱고의 기원

　탱고가 다른 춤보다 로맨틱하고 관능적이라는 평을 받는 이유는 홀드, 즉 안김 |embrace|에 있다. 왈츠가 둥글고 크게 타원형을 그리는 반면 탱고는 꽤 밀착되게 홀드를 한다. 탱고의 종류 중 몸을 붙이고 있으면서 얼굴은 상대에게 될 수 있는 한 멀리 떨어뜨리는 유럽 탱고는 이혼 직전, 몸뿐만 아니라 얼굴도 아주 가까이 붙이는 아르헨티나 탱고는 사랑하는 사이, 미국 탱고는 결혼 상태라고 하는데 이것은 모두 안김의 차이에서 나온 것이다.

　탱고는 순수한 흑인 춤이 아니고 400여 년간 유럽 춤에 큰 기여를 해온 스페인 사람들의 비상한 무용 능력에 힘입은 바가 커서 스페인의 플라멩코 |Flamenco|가 좀 가벼워진 것이라는 설도 있다. 하지만 아프리카 춤인 탕가노 |Tangano|가 스페인 점령지인 남미 대부분 국가로 들어와 여러 해를 거치면서 이 지역 인디언 원주민들의 야성적 리듬과 스페인 전통음악이 합성되어 생긴 하바네라 |Havanera : 흑인과 스페인 사이의 혼혈아 또는 쿠바의 수도 하바나에서 유래한 춤|라는 춤에서 그 기원을 찾고 있다. 탱고는 부에노스아이레스 |Buenos Aires| 빈민가에서 고동치는 듯한 하바네라의 템포가 다소 완화되어 정상적인 2/4박자로 연주되는 곡인 밀롱가 |milonga|

형식의 춤으로 세상에 알려지게 되었다.

본래 아르헨티나 탱고는 하바네라 목동들과 뱃사람들이 항구의 술집에 모여 추기 시작한 춤으로 목동들이 스텝 밟기 좋게 박차|拍車 : 승마 구두의 뒤축에 댄 쇠로 만든 물건| 붙은 방화를 신고 기타, 반도네온|bandoneon| 등으로 좋아하는 처녀의 집 뜰에서 춤추며 노래를 불렀다고 하기도 하고 아르헨티나 동해안 라 플라토 팜파스|La plato pampas| 지방의 원주민인 가우초|Gauchos|족 기마병들이 술집에서 쉴 때 리듬에 맞춰 춘 춤이라고도 한다.

2) 특징

홀드

왈츠가 비교적 홀드를 크게 만드는 것에 비해 탱고는 아주 밀착되게 |compact|, 왈츠보다는 여성을 껴안는 |embrace| 느낌으로 홀드한다.

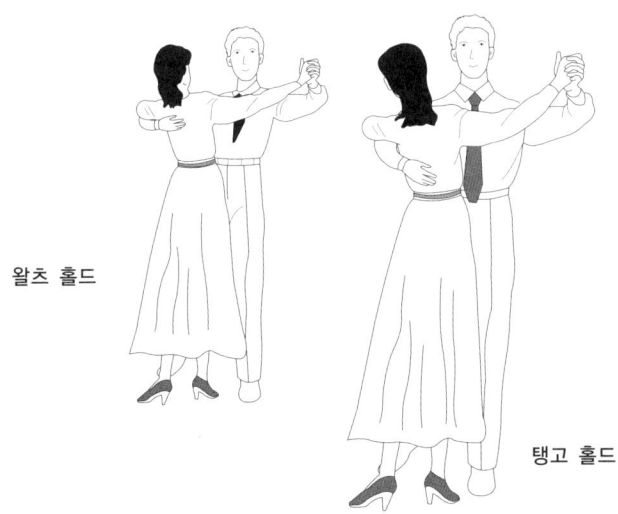

왈츠 홀드

탱고 홀드

여성의 왼손은 남성의 겨드랑이 바로 아래로 위치하고 왼손 손바닥을 보이지 않게 한다. 즉 여성의 왼쪽 엄지손가락을 남성의 가슴 아래에 대고 여성의 왼쪽 팔꿈치는 남성의 오른쪽 팔꿈치를 감추듯이 감고 여성의 왼팔과 남성의 오른팔만 홀드하고 남성이 여성을 리드할 수 있을 정도로 장력 |힘|이 유지되어야 한다. 남성의 오른손은 여성의 벨트에 닿고, 남성의 오른손 중지는 여성의 등뼈를 넘어간다.

남녀 모두 약간 파트너 쪽으로 체중을 살짝 기댄다는 느낌으로, 팽팽히 밀어주는 기분으로 홀드한다.

다른 댄스에서는 남녀가 거의 마주 보며 홀드하지만 탱고는 남녀가 약간 어긋나게 대한다. 남성의 오른쪽이 여성의 왼쪽과 밀착되고 남성의 왼쪽과 여성의 오른쪽은 살짝 열리게 된다. 여성은 다른 모던댄스 때보다도 좀 더 남성의 오른쪽에 위치해 왼손을 남성의 오른 어깨 아래에 가볍게 댄다.

잡은 손 |남성은 왼손, 여성은 오른손|을 팔꿈치로부터 약간 예각 |90도보다 작은 각|으로 굽혀 머리 쪽으로 가까이 한다. 그러나 실제로 프로 선수나 외국 선수의 동영상을 보면 잡은 손의 팔 각도는 그리 신경 쓰지 않는 것 같다.

포지션 |position|

왈츠와 달리 볼에 밸런스를 두는 것이 아니라, 발바닥 전체 |whole flat|에 밸런스를 둔다. 그러므로 왈츠가 약간 앞으로 기울어진 듯한 것에 비해 탱고는 미골 |꽁무니뼈|에서 머리끝까지 수직을 유지한다. 여성의 중심은 통상보다는 남성의 오른쪽에 위치해야 한다.

머리 |head|

왈츠와 같은 무빙댄스에서는 특별한 경우가 아니면 머리가 몸을 따라 부드럽게 움직인다. 그러나 탱고 음악이 스타카토로 절도 있게 끊어지는 특징이 있듯이 머리도 힘차게 한 번에 절도 있게 돌려야 한다.

시작 |start|

음악이 나오면 갑자기 워크 동작으로 들어가는 사람이 많은데, 왈츠, 퀵스텝, 폭스트롯의 시작을 예비보로 하듯이 탱고의 경우도 워크에 들어가기 전에 여성에게 시작의 신호를 보낼 필요가 있다. 그 신호는 서포팅 풋의 무릎을 앞으로 내밀고 가는 것이다.

통상 남성 왼발 슬로우 |slow|로 시작하는데 S는 Q Q의 두 박자이므로 첫 Q에 축이 되는 오른발을 충분히 누른 후 두 번째 Q에 왼발을 신속히 나아가면 된다.

통상 탱고의 시작은 'two walks - progressive link -' 또는 'two walks - pss |progressive side step| - walk on right foot - progressive link -'로 시작하면 무난하다. 초·중급자가 탱고를 단체반에서 배울 때는 'two walks - progressive link - closed promenade - back corte - open reverse turn, lady outside -'로 가장 많이 배우기 때문에 이런 피겨 조합은 외워두는 것이 좋다.

다른 모던댄스와의 차이점

양 무릎은 헐겁게, 다른 모던댄스보다 약간 구부린 상태를 만든다. 몸에 힘을 뺀다. 리드하고 폴로할 수 있는 최소한의 힘만 느끼면 된다.
왼발이 약 5~7cm 정도 오른발 앞쪽에 위치하고 무릎은 반드시 붙인 상태에서 스텝한다. 실제로 춤을 출 때는 여성의 오른발이 남성의 양발 사이에 위치하므로 스텝할 때는 양 무릎이 약간 벌어진다. 그러나 양 무릎이 고무밴드로 묶여 있다고 생각하고 무릎을 떼지 않을 생각으로 춤을 추도록 노력한다.

스웨이와 라이즈 & 폴이 없다. 따라서 무빙댄스 |moving dance|가 아니고 전형적인 워크댄스 |walk dance|이다.

스윙댄스 |왈츠, 폭스트롯, 퀵스텝, 비엔나왈츠|는 볼에 밸런스를 두어 약간 앞으로 기울어진 |forward balance| 듯한 것에 비해, 탱고는 밸런스를 발 전체에 두고 미골에서 머리끝까지 수직인 채로 이동해 간다. 몸을 강하게 밀착시켜 갈비뼈가 맞물린 부분부터 히프까지 일직선이 되어야 한다.

무릎을 1~2cm 정도 구부리고 상체는 자연스럽게 위로 곧게 펴고, 왼발 전진일 때 토를 위로, 힐이 먼저 마루에 닿아야 |heeling down and toe up| 한다. 오른발도 마찬가지다. 발끝을 들어 올리는 느낌으로 춘다.

음악이 스타카토이기 때문에 이에 맞춰 '멈추고 움직인다.' 발의 늦춤과 당김을 예리하게 한다. 그렇다고 힘을 너무 주어서도 안 된다. 비록 발은 멈추고 움직이지만 상체는 계속 움직이고 있어야 한다.

스타카토 무브먼트 |stacato movement|는 Q카운트에서 하며, S카운트에서는 2박자의 끝 |&|에서 한다.

상체를 꼿꼿이 세우고 크고 화려하게 동작하는 댄스이기에 머리 부분이 시각적으로 강조되는 헤드 턴 |head turn|을 많이 사용하며 항상 머리 높이가 일정해야 한다.

|탱고의 시작 발 위치 만드는 법|
- 벽을 향해서 양발을 모아서 우뚝 선다.
- 힐을 축으로 왼쪽으로 1/8회전한다.
- 오른발을 약 반발 정도 5~7cm 뒤로 미끄러뜨린다 |slip|. 왈츠처럼 발을 가지런히 하지 않고 전후로 어긋나게 한다. 이때 무릎은 반드시 붙여둔다.

3) 워크 |walk|

서포팅 풋 위에서 로테이션 |rotation|

남성은 서포팅 풋 위에서 로테이션을 하면서 제1보를 내딛는다. 즉 서포팅 풋으로 마룻바닥을 힘껏 누르면서 |press| 동시에 민다. 그러면 온몸의 체중이 서포팅 풋 위로 움직이면서 제1보로 옮겨진다.

일반적인 워크는 몸과 발끝이 같은 방향을 향해서 그 방향으로 똑바로 전진 또는 후진하지만, 탱고는 몸과 발끝은 같은 방향으로 향해도, 전진할 때 왼발은 약간 오른쪽으로 자신의 몸을 가로질러 전진한다. 또 후진의 경우는 오른발이 약간 왼쪽으로 자신의 몸을 가로질러 후진한다.

전진은 왼발 워크가 CBMP로, 오른발 워크는 오른쪽 사이드 리드로 행한다. 반대로 후진은 오른발 워크가 CBMP로, 왼발 워크는 왼쪽 사이드 리드로 행한다.

탱고는 라이즈 & 폴이 없으므로 히프 스윙이 거의 일어나지 않아 보폭이 크지 않다. 또한 스웨이도 일어나지 않는다. 탱고 워크는 무빙·스윙댄스와 달라 발을 바닥에서 끌지 않는다.

워크의 요령은 무릎을 약간 구부린 상태에서 몸이 앞으로 나아가면 무빙 풋의 힐이 먼저 바닥에서 떨어지고 나서 무릎을 올려 발을 완전히 바닥으로부터 들어 올려서 무릎을 쭉 펴서 전진 스텝을 하는데, 힐이 바닥에 닿는 즉시 볼을 내리면서 무릎을 다시 구부려 체중을 완전히 옮긴다.

초보자가 탱고 워크를 연습할 때는 과도한 행동 [overaction]이 필요하다. 즉 전·후진 워크를 연습할 때 몸의 밸런스가 다소 흔들리더라도 무빙 풋을 바닥으로부터 충분히 들어서 멀리 딛는 연습을 한다. 춤을 처음 배울 때 왈츠부터 배우기 때문에 마룻바닥을 끄는 습관이 들기 쉽다. 탱고 워크는 각 스텝에서 발을 마룻바닥으로부터 약간 '들고 놓는 것'이 원칙이다.

등속도로 워크

탱고 워크에서 주의할 점은 초급 수준의 사람들에게는 발과 몸이 '움직이고 멈추고'의 반복이 되어버리지만, 등뼈가 일정한 속도로 옮겨가는, 즉 '등속도'로 걷는 것이 가장 좋다. 등속도 이동을 위해서 밸런스가 양발의 중간에 있어야 한다.

신체는 전후로 벌린 다리의 끌어당김과 누름의 느낌으로 이동한다. 남성 전진 워크의 경우, 전진한 발의 왼쪽 힐로 신체를 끌어당기면서 뒤에 남아 있는 오른발 토로 신체를 누르고 간다는 느낌으로 걷는다.

슬로우 카운트 워크 시 주의할 점

$S^{[S=Q+Q]}$카운트는 1박자이고 Q카운트는 1/2박자이다. 따라서 S는 Q이 두 개 있는 것과 같으므로 워크할 때 특히 주의를 요한다. 남성이 리더이므로 남성 위주로 설명한다. 여성은 남성의 리드를 받아 폴로한다.

$$S = (Q+Q) = Q+Q = 1+2 = 1^{|Q|} + 2^{|Q|}$$

· 초급자 : S의 $1^{|Q|}$에 미리 왼발을 옮겨 체중을 옮기고 $2^{|Q|}$는 왼발 그 자리에서 쉰다. 초급자는 음악이 나오면 마음이 급해 미리 발부터 움직이기 때문에 S카운트에 급하게 발이 나가서 이런 현상이 생긴다.

· 중급자 : S의 $1^{|Q|}$에 축이 되는 오른발을 누르고 $2^{|Q|}$에 왼발을 옮기면서 바로 체중을 이동한다. 초급 단계를 벗어나게 되면 S카운트를 두 개의 Q으로 나누어 스텝을 할 수 있다.

· 상급자 : S의 $1^{|Q|}$에 축이 되는 오른발을 누르면서 움직이는 왼발을 전진하여 왼발과 오른발을 센터 밸런스를 이룬 후 $2^{|Q|}$에 체중만 옮긴다. 발의 움직임은 1에 모두 끝나고 2에는 체중만 옮긴다.

여기서는 중·상급자의 경우를 설명한다.

(1) 왼발 선행 S스텝

S는 Q+Q으로 이루어져 있는데, 첫 번째 Q에서 서포팅 풋 위에서 로테이션하고 두 번째 Q에서 스텝한다

S카운트는 두 개의 Q카운트로 이루어져 있으므로 남성의 왼발이 먼저 나갈 때 첫 번째 Q에서 축이 되는 오른발 위에서 로테이션하고 두 번째 Q에서 왼발 전진 스텝한다.

(2) 오른발 후행 S스텝

오른발이 뒤따라오는 S스텝의 경우는 음악이 허용하는 한 최대한 천

천히 모은다. 즉 두 번째 Q에서 오른발을 왼발에 모은다. S카운트에서 오른발이 뒤따라오는 스텝의 경우도 전진 요령과 같이 S=Q[1]+Q[2]의 2개의 Q으로 이루어져 있으므로 첫 번째 Q은 축이 되는 발을 누르고 두 번째 Q에 오른발을 최대한 천천히 왼발에 모은다.

   실제로 춤을 출 때 초급자는 물론 상급자도 S카운트를 위와 같이 둘로 나누어서 스텝하기는 무척 어렵다. 그러나 꾸준히 반복하여 연습하면 언젠가는 그렇게 될 날이 올 것이다. 다만 단순 취미나 건강을 위해서 춤을 배우는 사람이 너무 원칙을 강조하면 춤에 대한 취미를 잃게 된다. 원칙에는 조금 벗어나더라도 운동 삼아 흥미를 갖고 배우도록 한다.

|클로즈드 체인지로 탱고 스텝 연습|

3/4박자 곡인 왈츠의 클로즈드 체인지 |일명 box step|에 2/4박자의 탱고 음악을 맞춰 스텝을 연습한다. 탱고에 박스 스텝은 없지만 스텝 감각을 익히기 위해서는 이러한 방법이 안성맞춤이다.

1보	S|Q+Q|	첫 Q에 오른발을 누르고 두 번째 Q에 왼발 전진.
2보	Q	오른발 옆으로.
3보	Q	왼발을 오른발에 모음.
4보	S|Q+Q|	첫 Q에 왼발을 누르고 두 번째 Q에 오른발 후진.
5보	Q	왼발 옆으로.
6보	Q	오른발을 왼발에 모음.

클로즈드 프로머네이드 |closed promenade| 스텝 요령

타이밍	스텝	발 위치	풋워크	얼라인먼트	회전량	CBM
남						
S	1	왼발 옆으로, PP	H	L.O.D.를 따라 벽사 포인팅	–	–
Q	2	오른발 앞으로 그리고 어크로스, PP, CBMP	H	L.O.D.를 따라 벽사 포인팅	–	–
Q	3	왼발 옆으로 그리고 약간 앞에	발의 IE	벽사 포인팅	–	–
S	4	오른발을 왼발의 약간 뒤에 모음	WF	벽사면	–	–
여						
S	1	오른발 옆으로, PP	H	L.O.D.를 따라 중앙사 포인팅	–	–
Q	2	왼발 앞으로 그리고 어크로스, PP, CBMP	H	L.O.D.를 따라 중앙사 포인팅	2~3 사이에서 좌로 1/4	있음
Q	3	왼발 옆으로 그리고 약간 뒤에	BH의 IE	벽사배면		–
S	4	왼발을 오른발의 약간 앞에 모음	WF	벽사배면	–	–

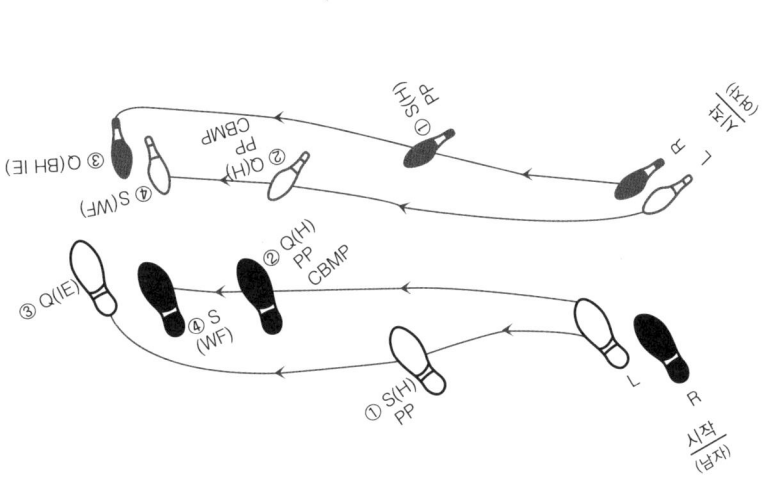

S Q Q S=S $^{|Q+Q|}$ Q Q S $^{|Q+Q|}$ =Q Q Q Q Q Q=1 2 3 4 5 6의 분습법으로 설명한다. S의 워크 방법은 몇 가지가 있지만 여기서는 중급자의 경우를 설명한다.

> 1 : 축이 되는 오른 다리를 누르고 로테이션하면서 밀어
> 2 : 왼발 옆으로 스텝.
> 3 : 오른발을 왼발 가로질러 스텝.
> 4 : 왼발 옆으로 스텝.
> 5 : 축이 되는 왼 다리를 누르고 당겨서
> 6 : 오른발을 왼발에 모음.

실제로 춤을 추다 보면 프로 선수는 모르겠지만 초·중급의 경우에 뒤따르는 스텝을 가능한 늦게 끌어모을 수는 있지만 선행하는 앞발을 한 템포 늦게 스텝하는 것은 상당히 어렵다. 이론적으로는 알고 있지만 실제 스텝은 그렇게 안 된다는 뜻이다. 이런 경우는 숫자로 카운트하면서 숙달하는 방법이 있다.

앞에 예를 든 클로즈드 프로머네이드의 경우 1 $^{|press|}$ 2 $^{|스텝|}$ 3 $^{|스텝|}$ 4 $^{|스텝|}$ 5 $^{|press|}$ 6 $^{|스텝|}$과 같이 S의 경우 첫 번째 Q은 서포팅 풋 위에서 로테이션하고 두 번째 Q에서 스텝한다.

연습 방법은 S=Q+Q=1 $^{|one|}$+2 $^{|two|}$=슬+로=슬로+&=rotation+step, 이와 같이 'one two'로 하거나 '슬 로' 또는 '슬로 앤'으로 하든지 편하게 연습한다.

선행 피겨가 PP로 끝난 후 동작을 멈추지 말고 다음 동작으로 들어가는 준비를 한다. PP 상태로 서포팅 풋 위에서 몸이 '정지'해서는 안

되고, 서포팅 풋을 누르면서 신체는 계속 움직인다. PP로부터 제1보를 시작할 때 대부분의 사람들은 탭 풋|tap foot : 체중 없이 가볍게 바닥에 닿아 있는 발 또는 발끝|부터 움직이는데, 서포팅 풋으로 눌러 민 만큼 탭 풋이 나간다고 생각하면 된다. 탭하고 있는 발로 보폭을 벌리려고 하지 말고 서포팅 풋으로 확실하게 바닥을 누르고 그 힘으로 전진한다. 1보를 예리하게 나가기 위해서는 PP에서 확실하게 준비해서 주저하지 말고 한 번에 나간다.

　PP는 서로 상대가 있는 방향으로 약간 밀고 가는 느낌으로 진행한다. PP로 진행할 때 두 사람의 몸이 멀어지는 경우가 많은데 그렇게 하면 클로즈가 잘 안 된다. PP로부터 1보째는 바깥쪽 발이니까 진행하는데 별 문제가 없는데, 2보째 발을 보낼 때 반드시 CBM |발의 위치 CBMP|이 유지되도록 한다. 그렇지 않으면 PP가 벌어져 모양이 나쁘다. 두 사람의 몸이 겹쳐져 있으면 2보째에서 안쪽을 통과할 때 발을 다치게 되고 무릎도 벌어지게 된다. PP에서는 남녀의 몸이 서로 어긋나도록 한다. 여성은 2~3보 사이에 왼쪽으로 1/4회전을 끝내고 4보째는 아무것도 하지 않고 발을 모으기만 한다.

　탱고의 피겨 중 클로즈드 프로머네이드는 간단하면서도 L.O.D.로 진행할 수 있는 대표적인 피겨이므로 정확히 알아두면 편리할 때가 많다. 춤을 추다 후행 피겨를 잊어버린 경우 클로즈드 프로머네이드와 같이 간단한 피겨를 사용하면서 후행 피겨를 생각해내면 된다.

· 연습

⟨L.O.D.상⟩

◇ progressive link - closed promenade - progressive side step |또는 progressive link, four step, brush tap, five step, contra check 등| _

⟨L.O.D.상에서 natural promenade turn이 중앙면 또는 중앙사로 끝난 경우⟩

◇ two walks - progressive link - closed promenade - progressive link - natural promenade turn - closed promenade - 모든 reverse turn -

◇ PP로 끝나는 피겨 |progressive link, natural twist turn, natural promenade turn, four step, fallaway promenade, five step, contra check| _ closed promenade - progressive side step |또는 progressive link, back corte, 모든 reverse turn, four step, four step change, brush tap, five step, contra check, outside swivel, over sway, FR & SP| _

기본 루틴의 스텝 방법 예시

|피겨 조합|

two walks |S S| – progressive link |Q Q| – closed promenade |S Q Q S| – back corte |S Q Q S| –

|카운트|

S S - Q Q - S Q Q S - S Q Q S -
= Q Q Q Q - Q Q - Q Q Q Q Q Q - Q Q Q Q Q Q -
= 1 2 3 4 - 1 2 - 1 2 3 4 5 6 - 1 2 3 4 5 6 -
= 1 |누르고| 2 |스텝| 3 |누르고| 4 |스텝| – 1 |스텝| 2 |스텝| – 1 |누르고| 2 |스텝| 3 |스텝| 4 |스텝| 5 |누르고| 6 |스텝| – 1 |누르고| 2 |스텝| 3 |스텝| 4 |스텝| 5 |누르고| 6 |스텝| –

S의 경우 첫 번째 Q은 서포팅 풋 위에서 로테이션하고 두 번째 Q에서 스텝을 하도록 연습한다. S카운트의 스텝 요령은 앞발의 전진 스텝이나 뒷발의 뒤따라오는 스텝이나 두 번째 Q박자에 발을 옮기는 것은 같다. 특히 뒷발은 음악이 허용하는 한 뒤에 남기고 있다가 다음에 날렵하게 당겨온다.

4) 댄스파티에서 루틴 없이 불특정 상대와 탱고 추는 요령

탱고 워크를 연습한다

홀에 직경 3m 또는 5m의 원이 그려져 있다고 가정하고 원을 따라 걷는다.

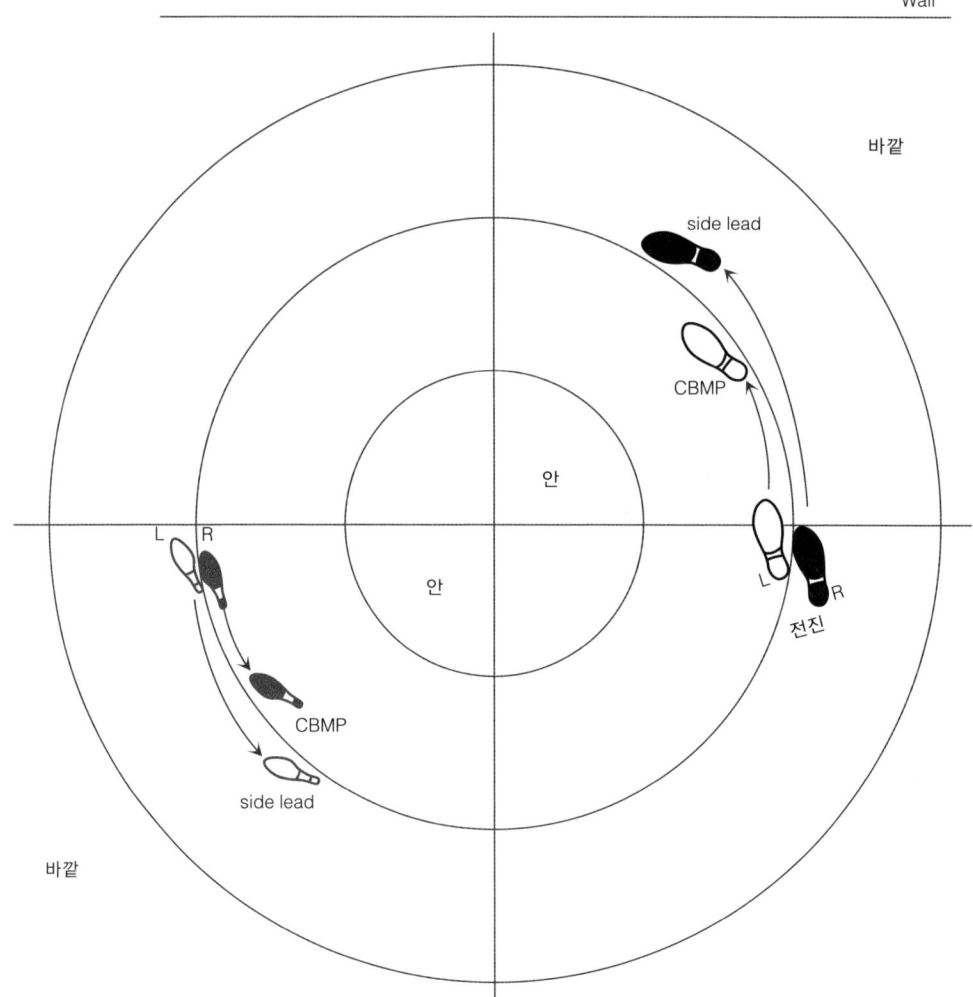

탱고의 왼발 전진 스텝은 CBMP, 오른발 전진 스텝은 오른쪽 사이드 리드이기 때문에 연속으로 워크하면 가상의 원을 그리게 된다. 이때 왼발 뒷꿈치가 원에 내접하고 오른발 발끝이 원에 외접하게 된다.

반대로 오른발 후진 스텝은 CBMP, 왼발 후진 스텝은 왼쪽 사이드 리드이며 오른발 발끝이 원에 내접하고 왼발 뒤꿈치가 원에 외접한다.

◇ 남성은 전진 워크 |왼발 CBMP, 오른발 SL|를, 여성은 후진 워크 |오른발 CBMP, 왼발 SL|를 혼자서 연습한다. 카운트는 S로 한다. 계속 진행하면 원을 그리게 된다.

◇ 혼자 하는 연습이 끝나면 남녀가 홀드하고 걷기 연습한다. 둥근 원을 그리면서 플로어를 한 바퀴 돌아본다. 워크와 프로그레시브 사이드 스텝 |pss|을 연결해서 둥근 원을 그리면서 플로어를 한 바퀴 돌아본다.

◇ 남녀가 역할을 바꿔 여성이 전진 |왼발 CBMP, 오른발 SL|, 남성이 후진 |오른발 CBMP, 왼발 SL| 연습을 위와 같은 방법으로 한다. 댄스의 워크는 남성은 전진이 많고 여성은 후진이 많지만 연습할 때는 남녀가 역할을 바꿔서 해보는 것이 매우 효과적이다.

피겨 사이의 링크 역할을 하는 피겨를 알아둔다

(1) 워크 온 라이트 풋 |walk on right foot : 남성 오른발 전진| **/워크 온 레프트 풋** |walk on left foot : 남성 왼발 전진|

한 발씩 걷는 워크도 훌륭한 링크 역할을 한다. pss 피겨는 3보 |QQS|로 되어 있고 춤을 추다가 pss로 끝난 경우, 다음에 어떤 피겨로 연결하

여 진행을 계속할 수 있을까?

pss의 후행 피겨는 종류가 많지 않다. 이런 경우에 워크 온 라이트 풋이 훌륭한 링크 역할을 한다.

· 연습

◇ two walks - pss - walk on right foot -

(2) 프로그레시브 링크 |progressive link|

타이밍	스텝	발 위치	풋워크	얼라인먼트	회전량	CBM
남						
Q	1	왼발 앞으로, CBMP	H	벽사	–	–
Q	2	오른발 앞으로 그리고 약간 뒤에, PP	발의 IE, 왼발 B의 IE	벽사면	–	–
여						
Q	1	오른발 뒤로, CBMP	BH	벽사	오른쪽으로 1/4	–
Q	2	왼발 옆으로 그리고 약간 뒤에, PP	BH의 IE, 오른발 B의 IE	중앙사면		–

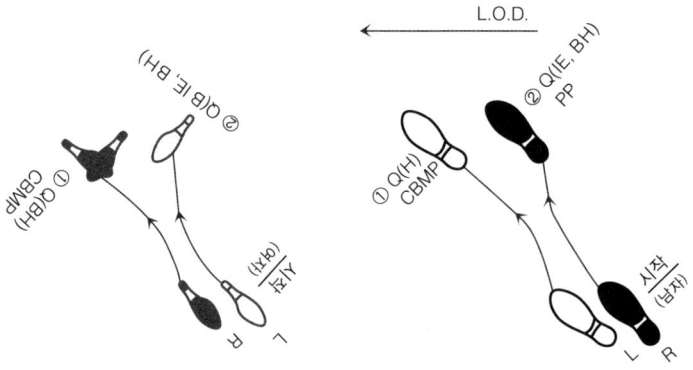

프로그레시브 링크의 1보 왼발 전진할 때 왼 무릎을 안쪽으로 굽혀 바깥쪽으로 벌어지지 않도록 한다. 발은 토를 마룻바닥에 닿게 하고 발목을 많이 세운다.

이 피겨는 탱고에 있어서 가장 중요한 링크 역할을 한다. walk on right foot, closed promenade 또는 closed finish로 끝나는 모든 피겨, open promenade 또는 open finish로 끝나는 모든 피겨, promenade link, outside swivel, brush tap, FR & SP 다음에 모두 프로그레시브 링크를 연결할 수 있다.

프로그레시브 링크의 후행 피겨로는 natural twist turn, natural promenade turn, promenade link, back open promenade, fallaway promenade, chase 등이 있다.

간단한 피겨 조합을 만들어보자. 평소에 피겨 조합을 많이 만들어보면 루틴 없이도 춤출 수 있는 실력이 다른 사람보다 배나 빠르게 향상된다.

- 연습
  ◇ two walks - progressive link - closed promenade - progressive link - open promenade - progressive link - natural promenade turn -

(3) 프로머네이드 링크 |promenade link|

타이밍	스텝	발 위치	풋워크	얼라인먼트	회전량	CBM
남						
S	1	왼발 옆으로, PP	H	L.O.D.를 따라 벽사 포인팅		-
Q	2	오른발 앞으로 그리고 어크로스, PP, CBMP	HB(풋 플랫)	L.O.D.를 따라 벽사 포인팅	오른쪽으로 1/8	있음
Q	3	왼발은 체중을 싣지 않고 작은 스텝으로 옆에 위치	B의 IE	벽을 향해		-
여						
S	1	오른발 옆으로, PP	H	L.O.D.를 따라 중앙사 포인팅		-
Q	2	왼발 앞으로 그리고 어크로스, PP, CBMP	HB(풋 플랫)	L.O.D.를 따라 중앙사 포인팅	왼쪽으로 1/8	있음
Q	3	오른발은 체중을 싣지 않고 작은 스텝으로 옆에 위치	B의 IE	벽배면		-

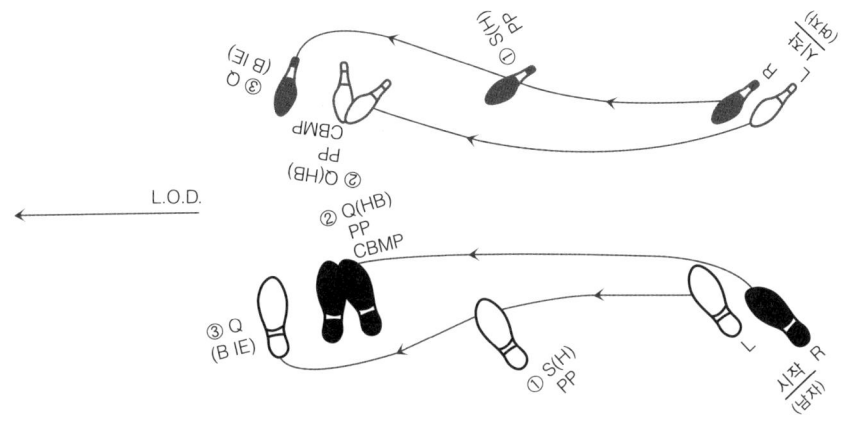

프로머네이드 링크도 프로그레시브 링크와 같이 탱고에 있어서 매우 중요한 링크 역할을 한다.

프로머네이드 링크는 반드시 클로즈드 포지션으로 끝난다. 즉 PP |남 : 왼쪽 허리, 여 : 오른쪽 허리|처럼 보디를 열어서는 안 된다.

후행 피겨는 walk on left foot, progressive side step, progressive link, back corte, 모든 reverse turn, four step, five step, outside swivel, four step change, brush tap, FR & SP, contra check 등이다.

· 연습

◇ two walks - progressive link - promenade link - progressive side step - walk on right foot -

(4) 프로그레시브 사이드 스텝 |progressive side step : pss|

타이밍	스텝	발 위치	풋워크	얼라인먼트	회전량	CBM
남						
Q	1	왼발 앞으로, CBMP	H	선행 피겨에 따라서	–	–
Q	2	오른발 옆으로 그리고 약간 뒤에	발의 IE	–	–	–
S	3	왼발 앞으로, CBMP	H	–	–	–
여						
Q	1	오른발 뒤로, CBMP	BH	선행 피겨에 따라서	–	–
Q	2	왼발 옆으로 그리고 약간 앞에	BH의 IE	–	–	–
S	3	오른발 뒤로, CBMP	B	–	–	–

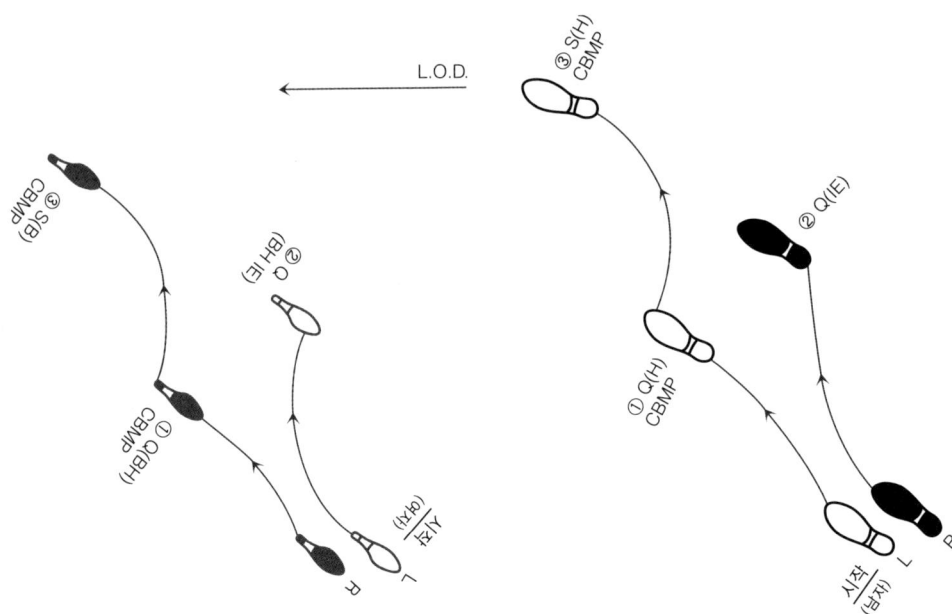

춤을 추다가 후행 피겨가 생각 안 나면 프로그레시브 사이드 스텝과 같은 쉬운 피겨를 하면서 다음에 어떤 피겨를 할 것인가 생각한다. pss의 후행 피겨는 walk on right foot, rock turn 등으로 속행한다.

· 연습
◇ two walks - progressive link - promenade link - progressive side step - walk on right foot -

코너에서 방향 전환하는 피겨를 알아둔다

(1) 내추럴 프로머네이드 턴 |natural promenade turn|

타이밍	스텝	발 위치	풋워크	얼라인먼트	회전량	CBM
남						
S	1	왼발 옆으로, PP	H	L.O.D.를 따라 벽사 포인팅		-
Q	2	오른발 앞으로, PP, CBMP	H	벽사	2~4 사이에서 우로 3/4	있음
Q	3	왼발 옆으로 그리고 약간 뒤에	BHB	L.O.D.배면		-
S	4	오른발 앞으로, CBMP 왼발은 체중을 싣지 않고 옆에 위치, PP	H에 이어서 왼발 B의 IE	새 L.O.D.의 벽사. 벽사면으로 마침		있음
여						
S	1	오른발 옆으로, PP	H	L.O.D.를 따라 중앙사 포인팅	-	-

타이밍	스텝	발 위치	풋워크	얼라인먼트	회전량	CBM
여						
Q	2	왼발 앞으로 그리고 어크로스, PP, CBMP	H	다운 L.O.D. 포인팅	2~4 사이에서 우로 3/4	–
Q	3	오른발은 파트너의 양발 사이에서 앞으로	H	다운 L.O.D.		있음
S	4	왼발 옆으로 그리고 약간 뒤에, 오른발은 체중을 싣지 않고 옆에 위치. PP	BH, 이어서 오른발 B의 IE	새 L.O.D. 벽사배면 중앙사면으로 마침		–

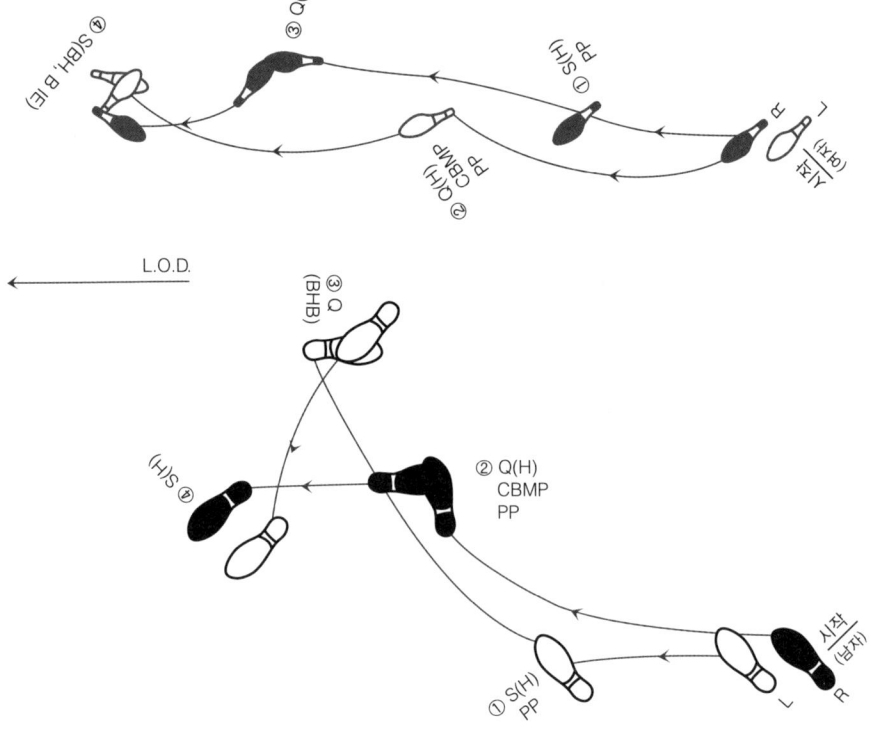

탱고에 있어서 왈츠의 내추럴 스핀 턴만큼 중요한 역할을 하는 피겨가 내추럴 프로머네이드 턴이다. 이 피겨 없이는 탱고 한 곡을 출 수 없다고 해도 과언이 아니다. 그만큼 내추럴 프로머네이드 턴이 중요하다. 코너에서의 회전은 3/4이다.

룸 사이드 |room side|를 따라서 내추럴 프로머네이드 턴을 할 수도 있는데 이때도 회전은 3/4을 하여 중앙으로 향할 수 있고, 오른쪽 몸 회전을 이용하여 중앙사를 향할 수도 있다.

내추럴 프로머네이드 턴은 PP로 끝날 수도 있고 록 턴 |rock turn : 2~7보|으로 속행할 수 있다. PP로 끝나느냐, 록 턴으로 속행하느냐는 전적으로 남성의 리드에 달려 있다. PP로 끝나려면 3/4회전한 다음, 회전을 멈추고 남성은 왼손과 왼팔에 적당한 긴장을 유지하고 여성이 남성 앞으로 다가오지 못하도록 한다. 록 턴으로 속행하려면 남녀가 클로즈 상태에서 남성이 여성을 확실히 막아서도록 한다.

후행 피겨로는 모든 프로머네이드 피겨가 올 수 있다. 코너와 룸 사이드에서의 피겨 조합을 만들어보자.

· 연습

〈코너〉
  ◇ two walks - progressive link - natural promenade turn - closed promenade -
  ◇ progressive link - natural promenade turn - rock turn |2~7보| -

〈룸 사이드 또는 L.O.D.상〉
  ◇ progressive link - natural promenade turn |중앙면 or 중앙사면| - closed promenade -

(2) 내추럴 트위스트 턴 |natural twist turn|

타이밍	스텝	발 위치	풋워크	얼라인먼트	회전량	CBM
남						
S	1	왼발 옆으로, PP	H	L.O.D.를 따라 벽사 포인팅	–	–
Q	2	오른발 앞으로 그리고 어크로스, PP, CBMP	H	L.O.D.를 따라 벽사 포인팅	2~6 사이에서 우로 3/4	있음
Q	3	왼발 옆으로	BH	중앙사배면		–
S	4	오른발을 왼발 뒤에서 크로스	B	L.O.D. 배면		–
Q	5	양발은 크로스가 풀리도록 오른쪽으로 트위스트 시작	오른발 B, 왼발 H로 시작	6의 얼라인먼트 쪽으로		–
Q	6	양발은 거의 모으고 체중은 오른발에, PP	오른발 WF와 왼발 B의 IE로 마침	벽사면		–
여						
S	1	오른발 옆으로, PP	H	L.O.D.를 따라 중앙사 포인팅	–	–
Q	2	왼발 앞으로 그리고 어크로스, PP, CBMP	H	다운 L.O.D. 포인팅	–	–
Q	3	오른발, 파트너의 양발 사이에서 앞으로	H	다운 L.O.D.		있음
S	4	왼발, OP 좌측 리딩을 준비하면서 앞으로	H	다운 L.O.D. 벽사 포인팅	4~6 사이에서 우로 1회전	–
Q	5	오른발 앞으로, CBMP, OP	HB	벽으로		있음
Q	6	왼발 옆으로, 작은 스텝, PP	BH & 오른발 B의 IE	중앙사면		–

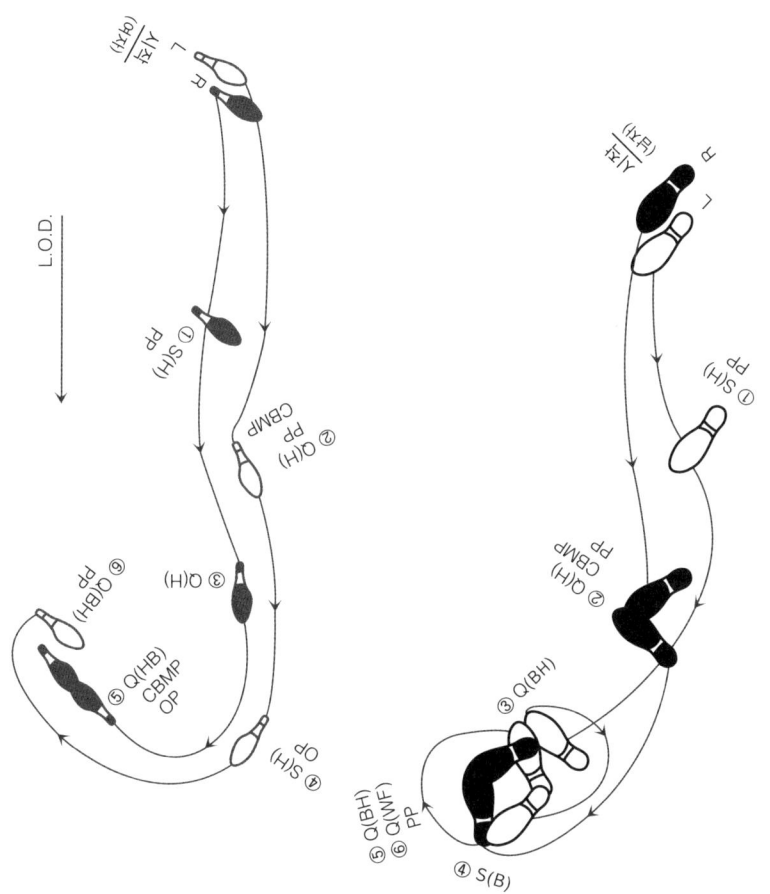

    초급자에게는 좀 어려운 피겨이지만 숙달되면 방향 전환하는데 아주 많이 사용된다. 우로 7/8회전 |315도|과 3/4회전 |270도| 두 가지 방법이 있다. 7/8회전하는 경우는 L.O.D. 또는 중앙사로 더 진행하면 되고, 3/4회전은 코너에서 방향을 전환하는 데 사용된다.

    남성 4보 |S|의 경우 오른발을 왼발 뒤에서 교차할 때 남성의 오른쪽 어깨를 앞으로 내어줘야 여성이 당겨지지 않는다. 오른발을 왼발 뒤에

서 교차할 때 오른쪽 어깨가 같이 뒤로 당겨지면 여성이 당겨질 수 있다. 여성은 4보까지 전진 스텝이다. 여성 4보는 왼발을 OP로 왼쪽 리딩을 준비하면서 앞으로 전진한다.

후행 피겨로는 모든 프로머네이드 피겨가 올 수 있다.

· 연습
  ◇ progressive link - natural twist turn |코너에서 3/4회전| - closed promenade -
  ◇ four step - natural twist turn |L.O.D.상 7/8회전| - natural twist turn |3/4회전| - closed promenade -

파트너와 춤을 연습할 때 한 가지 피겨 조합만 가지고 연습할 것이 아니라 어느 한 피겨의 선·후행 피겨 조합을 여러 개 만들어 숙달될 때까지 반복한다.

|내추럴 트위스트 턴(NTT)과
내추럴 프로머네이드 턴(NPT)의 리드 방법 구별|

NTT와 NPT 두 피겨의 리드는 1~3보에서 결정된다.
- 1보

두 피겨의 남녀 1보는 모두 같다.
- 2보

여성은 두 피겨의 2보가 모두 같다. 남성 2보의 발 위치는 '오른발 앞으로, PP, CBMP'로 같지만 NTT의 경우는 어크로스이고 발의 방향은 'L.O.D.를 따라 벽사 포인팅'이지만 NPT의 경우는 어크로스가 아니고 발의 방향이 '벽사'로 전진이다.
- 3보

여성은 두 피겨의 3보가 모두 같다. 남성 3보의 발 위치는 오른발 '옆으로'는 같지만 NPT의 경우 왼발을 옆으로 딛지만 '약간 뒤로' 놓고 발의 방향은 NTT는 '중앙사배면'인 반면 NPT는 'L.O.D.배면'이다. 그러므로 NPT의 경우 3보에 여성을 완전히 가로막고 서야 한다.

(3) 콘트라 체크 |contra check|

타이밍	스텝	발 위치	풋워크	얼라인먼트	회전량	CBM
남						
S	1	왼발 앞으로, CBMP 양 무릎을 약간 구부림	B(플랫)	벽사, 거의 다운 L.O.D. 포인팅	왼쪽으로 몸 회전	있음
Q	2	체중을 뒤로 해서 오른발로 옮기고	BH	반 L.O.D. 중앙사	오른쪽으로 몸 회전	-
Q	3	왼발은 체중을 싣지 않고 옆에 위치, PP	왼발 B의 IE	벽사면		-
여						
S	1	오른발 뒤로, CBMP 양 무릎을 약간 구부림	B	벽사, 양발은 거의 L.O.D. 배면	왼쪽으로 몸 회전	있음
Q	2	체중을 앞으로 해서 왼발로 옮기고	BH	반 L.O.D. 중앙사	오른쪽으로 몸 회전	-
Q	3	오른발은 체중을 싣지 않고 옆에 위치, PP	왼발 풋 플랫으로 B 그리고 오른발 B의 IE	중앙사면	2~3 사이에서 우측으로 1/4	-

콘트라 체크는 남성이 벽사로 시작해서 L.O.D. 방향으로 PP 자세가 되므로 코너에서 closed promenade, promenade link, FR & SP 등으로 끝난 경우에 방향을 전환하여 새로운 L.O.D.로 진행할 수 있다. 후행 피겨로는 모든 프로머네이드 피겨가 올 수 있다.

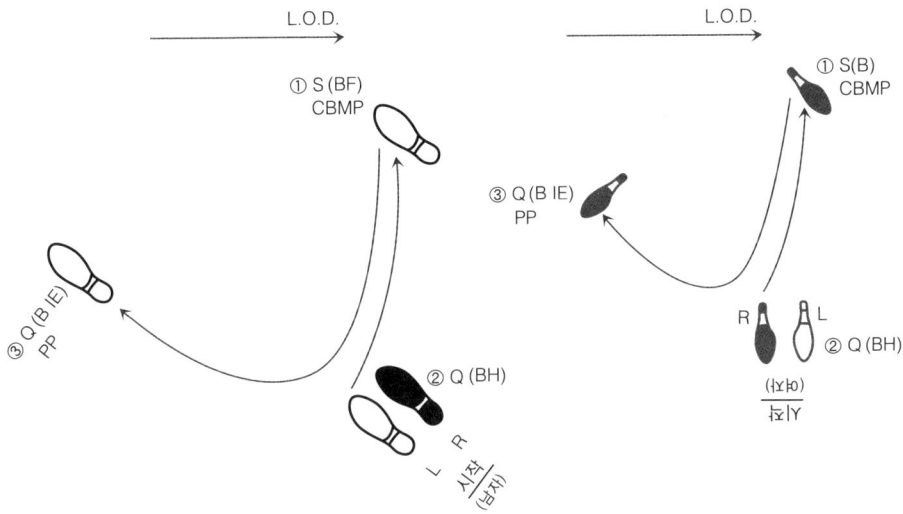

· 연습

◇ closed promenade - contra check - closed promenade -

◇ promenade link - contra check - closed promenade -

(4) 체이스 |chase|

타이밍	스텝	발 위치	풋워크	얼라인먼트	회전량	CBM
남						
S	1	왼발 옆으로, PP	H	L.O.D.를 따라 벽사 포인팅	—	—
Q	2	오른발 앞으로 그리고 어크로스, PP, CBMP	H	L.O.D.를 따라 벽사 포인팅	2~6 사이에서 우로 3/4	있음
Q	3	왼발 옆으로 그리고 약간 앞에	BH의 IE	벽을 향함		—

타이밍	스텝	발 위치	풋워크	얼라인먼트	회전량	CBM
남						
Q	4	오른발 앞으로, CBMP, OP	BH	거의 반 L.O.D.	2~6 사이에서 우로 3/4	있음
Q	5	왼발 뒤로, CBMP	BH	거의 벽사		있음
Q	6	오른발 옆으로 작은 스텝, PP	BH 그리고 왼발 B의 IE	중앙사면		-
여						
S	1	오른발 옆으로, PP	H	L.O.D.를 따라 중앙사 포인팅	-	-
Q	2	왼발 앞으로 그리고 어크로스, PP, CBMP	H	L.O.D.를 따라 중앙사 포인팅	2~3 사이에서 좌로 1/8, 3~6 사이에서 우로 7/8	있음
Q	3	오른발은 옆으로 그리고 약간 뒤에	BH의 IE	벽배면		-
Q	4	왼발 뒤로, CBMP	BH	거의 반 L.O.D.		있음
Q	5	오른발 앞으로, CBMP, OP	H	거의 벽사		있음
S	6	왼발 옆으로, 오른발은 체중을 싣지 않고 옆에 위치, PP	BH 그리고 오른발 B의 IE	중앙사배면, 반 L.O.D. 중앙사면하여 마침		-

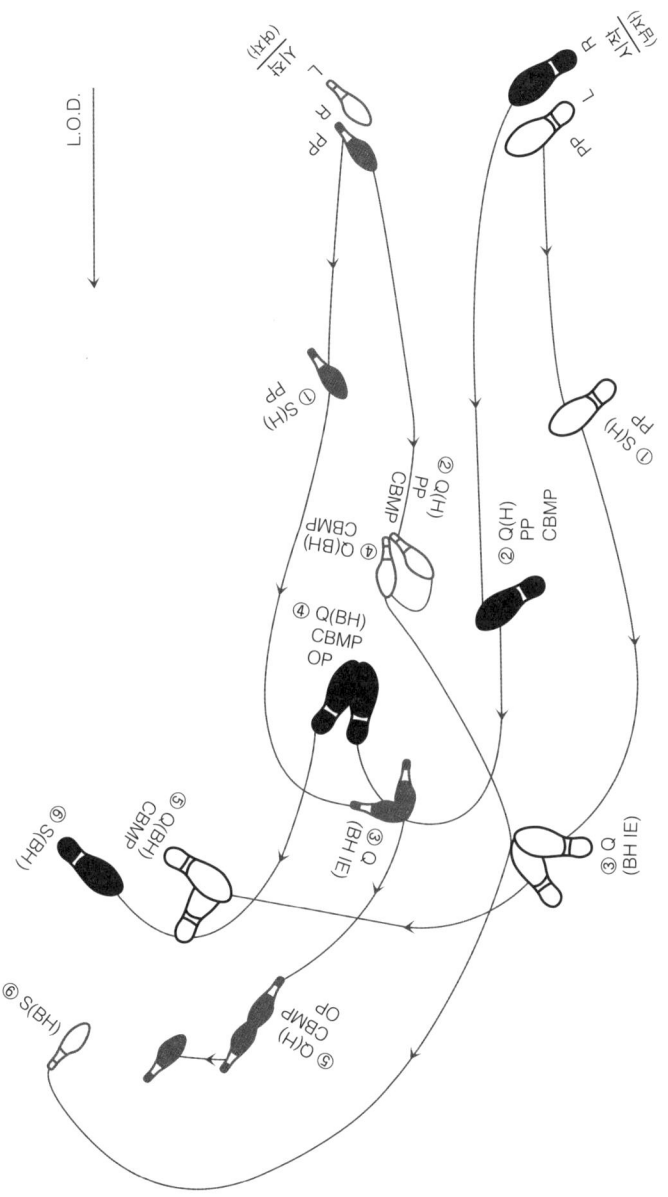

탱고 Tango | 259

체이스의 전반부와 클로즈드 프로머네이드의 스텝 및 댄스기술은 비슷하다. 즉 체이스의 전반부 |1~3보|와 클로즈드 프로머네이드 |1~3보|의 발 위치와 방향, 풋워크는 거의 비슷하다. 따라서 리드가 정확하지 않으면 여성은 남성이 체이스를 하려고 하는지 클로즈드 프로머네이드를 하려고 하는지 잘 알지 못한다.

|체이스와 클로즈드 프로머네이드의 리드 방법 구별|

- 1보
두 피겨의 남녀 1보는 모두 같다.
- 2보
두 피겨의 남녀 2보는 모두 같다.
- 3보
발의 위치는 같고 발의 방향만 다르다. 클로즈드 프로머네이드는 남성은 '벽사 포인팅'이고 체이스는 '벽을 향함'이다. 여성은 클로즈드 프로머네이드의 경우에 '벽사배면'이고 체이스의 경우는 '벽배면'이다.

클로즈드 프로머네이드의 경우는 3보에 여성의 회전이 완료되기 때문에 4보 때는 남녀 모두 3보의 상태 그대로 |이때 불필요한 몸의 움직임이나 팔과 손의 동작이 있어서는 안 된다| 4보의 발 |남:오른발, 여:왼발|을 3보의 발 |남:왼발, 여:오른발|에 모은다.

체이스는 3보까지 남녀 모두 발의 위치가 같기 때문에 클로즈드 프로머네이드와 똑같이 스텝을 하고 다만 발의 방향에 주의를 요한다. 체이스 3보 때 분명히 PP에서 클로즈드 홀드로 돌아온다. 남성은 4보 오른발을 CBMP로 여성의 바깥으로 전진할 때 몸을 분명히 우회전하면서 여성을 밀어 후진시켜야 한다. 여성은 왼발 뒤로, CBMP로 후진하지만 4보의 왼발 움직임은 2보의 왼발과 거의 같은 위치에서 체중이동만 한다.

- 체이스 마무리 |ending| 방법

   ◇ - chase - closed promenade -

   ◇ - chase |SQQQQ| - right chasse |우회전하면서 Q&Q| - whisk |S : 왼발을 오른발 뒤에서 PP로 크로스해서 whisk로 들어감| - PP |QQ : 오른발 앞으로 그리고 어크로스, 체중을 싣지 않고 왼발 PP해서 옆으로 포인트| -

   ◇ - chase |SQQQQ| - right chasse |우회전하면서 Q&Q| - whisk |S : 왼발을 오른발 뒤에서 PP로 크로스해서 whisk로 들어감| - promenade link |QQ : promenade link의 2보와 3보의 스텝| - FR & SP - V. waltz turn - throw over sway -

   ◇ - chase |SQQQQ| - right chasse |우회전하면서 Q&Q| - whisk |S : 왼발을 오른발 뒤에서 PP로 크로스해서 whisk로 들어감| - &S |& : 오른발을 왼발에 모으고, S : 체중을 싣지 않고 왼발 PP로 해서 옆으로 point| -

   ◇ - chase |SQQQQ| - right chasse |우회전하면서 Q&Q| - progressive link |QQ| -

(5) 백 오픈 프로머네이드 |back open promenade|

타이밍	스텝	발 위치	풋워크	얼라인먼트	회전량	CBM
남						
S	1	왼발 옆으로, PP	H	L.O.D.를 따라 벽사 포인팅	2~3 사이에서 우로 1/4	-
Q	2	오른발 앞으로 그리고 어크로스, PP, CBMP	H	L.O.D.를 따라 벽사 포인팅		있음
Q	3	왼발 옆으로 그리고 약간 뒤에	BH	중앙사배면		-
S	4	오른발 뒤로	BH	중앙사	몸 회전 좌로	-
여						
S	1	오른발 옆으로, PP	H	L.O.D.를 따라 중앙사 포인팅		-
Q	2	왼발 앞으로 그리고 어크로스, PP, CBMP	H	L.O.D.를 따라 중앙사 포인팅		-
Q	3	오른발 옆으로 그리고 약간 앞에	BH	중앙사 포인팅	몸 회전 좌로	-
S	4	왼발 앞으로	WF	중앙사		-

· 연습

◇ closed promenade - progressive link - back open promenade - four step change -

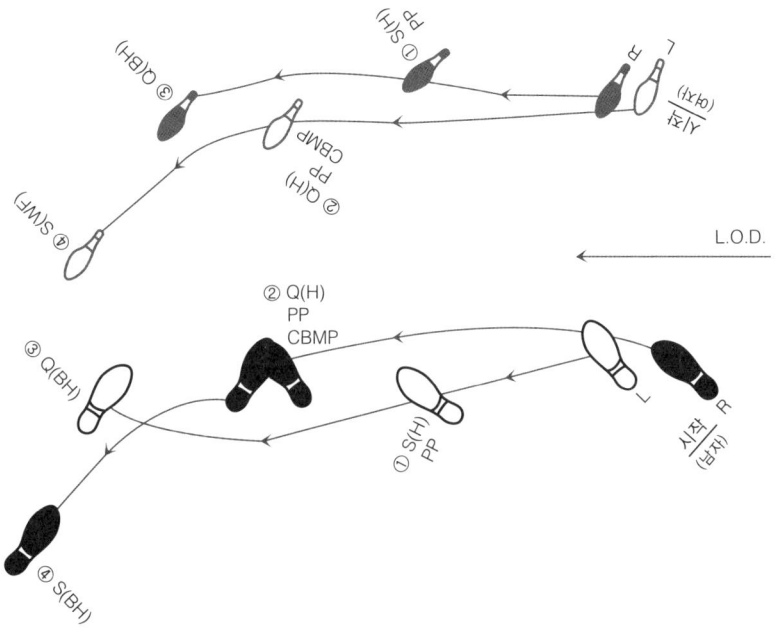

(6) 포 스텝 체인지 |four step change|

타이밍	스텝	발 위치	풋워크	얼라인먼트	회전량	CBM
남						
Q(Q)	1	왼발 앞으로, CBMP	H	벽사	1~2 사이에서 좌로 1/4	있음
Q(Q)	2	오른발 옆으로 그리고 뒤에	BH	중앙사면		–
Q(&)	3	왼발을 오른발에 모으고	WF	중앙사면		–
Q(S)	4	오른발 뒤로, 아주 작은 스텝	BH	반 L.O.D. 벽사		–

타이밍	스텝	발 위치	풋워크	얼라인먼트	회전량	CBM
여						
Q(Q)	1	오른발 뒤로, CBMP	BH	벽사	1~2 사이에서 좌로 1/4	있음
Q(Q)	2	왼발 옆으로 그리고 약간 앞에	WF	중앙사배면		–
Q(&)	3	오른발을 왼발에 모으고	WF	중앙사배면		–
Q(S)	4	왼발 앞으로, 아주 작은 스텝	BH	반 L.O.D. 벽사		–

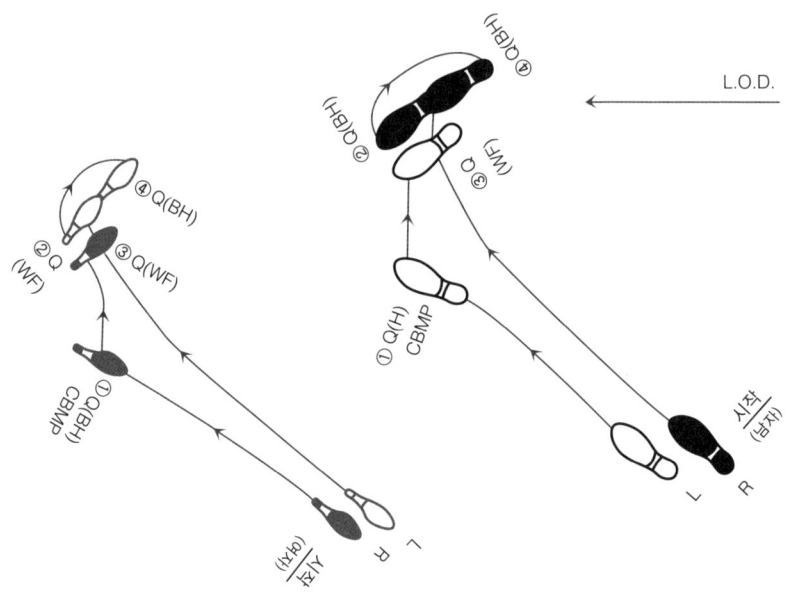

포 스텝은 PP로 끝나지만 포 스텝 체인지는 클로즈드 포지션으로 끝난다.

· 연습

◇ back open promenade - four step change - 모든 reverse turn -

L.O.D. 방향으로 진행하는 피겨의 댄스기술을 숙지한다

(1) 베이식 리버스 턴 |basic reverse turn|

타이밍	스텝	발 위치	풋워크	얼라인먼트	회전량	CBM
남						
Q	1	왼발 앞으로, CBMP	H	중앙사	1~6 사이에서 좌로 3/4	있음
Q	2	오른발 옆으로 그리고 뒤에	BH	L.O.D.배면		-
S	3	왼발을 오른발 앞에서 크로스	WF	L.O.D.배면		-
Q	4	오른발 뒤로	BH	다운 L.O.D.		있음
Q	5	왼발 옆으로 그리고 약간 앞에	발의 IE	벽사 포인팅		-
S	6	오른발을 왼발의 약간 뒤에 모음	WF	벽사면		-
여						
Q	1	오른발 뒤로, CBMP	BH	중앙사	1~6 사이에서 좌로 3/4	있음
Q	2	오른발 옆으로 그리고 약간 앞에	WF	다운 L.O.D. 포인팅		-
S	3	오른발을 왼발의 약간 뒤에 모으고	WF	L.O.D.를 향함		-

타이밍	스텝	발 위치	풋워크	얼라인먼트	회전량	CBM
여						
Q	4	왼발 앞으로	H	다운 L.O.D.		있음
Q	5	오른발을 왼발의 약간 뒤에 모으고	BH의 IE	벽사배면		–
S	6	왼발을 오른발의 약간 앞에 모음	WF	벽사배면		–

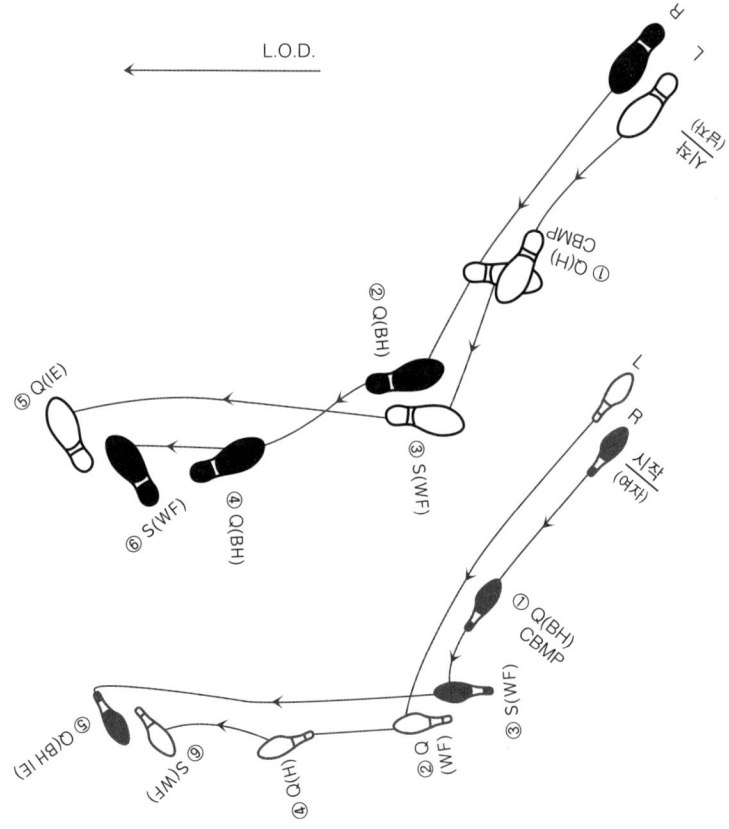

· 연습

◇ closed promenade - back corte - basic reverse turn - progressive link -

(2) 폴어웨이 포 스텝 |fallaway four step|

타이밍	스텝	발 위치	풋워크	얼라인먼트	회전량	CBM
남						
Q	1	왼발 앞으로, CBMP	H	다운 L.O.D.	1~2 사이에서 좌로 1/8	있음
Q	2	오른발 옆으로 그리고 약간 뒤에, 폴어웨이	BH	벽으로, 반 L.O.D. 벽사배면		-
Q	3	왼발 뒤로, CBMP, 폴어웨이	BH	벽으로, 반 L.O.D. 벽사배면		-
Q	4	오른발을 왼발의 약간 뒤에 모으고, PP	BH	새 L.O.D.의 벽사면		-
여						
Q	1	오른발 뒤로, CBMP	BH	다운 L.O.D.	1~2 사이에서 우로 1/8	-
Q	2	왼발 옆으로 그리고 약간 뒤에, 폴어웨이	BH	벽으로, 반 L.O.D. 벽사배면		-
Q	3	오른발 뒤로, CBMP, 폴어웨이	BH	벽으로, 반 L.O.D. 벽사배면		-
Q	4	왼발을 오른발의 약간 뒤에 모으고, PP	BH	새 L.O.D.의 중앙사면		-

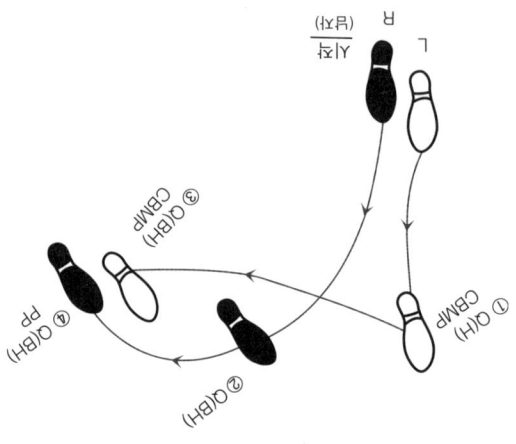

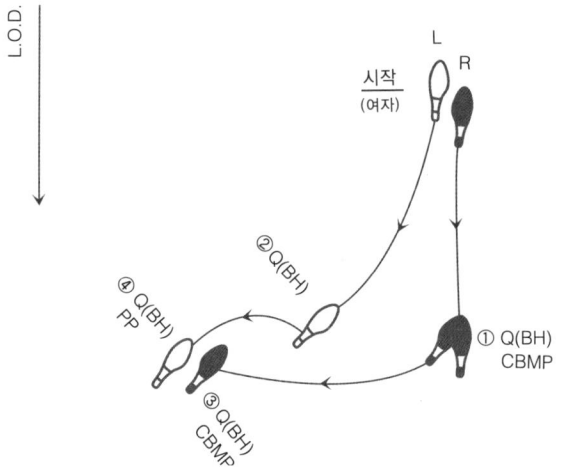

· 연습

◇ closed promenade - fallaway four step - 모든 promenade 피겨 -

(3) 폴어웨이 프로머네이드 |fallaway promenade|

타이밍	스텝	발 위치	풋워크	얼라인먼트	회전량	CBM
남						
S	1	왼발 옆으로, PP	H	L.O.D.를 따라 벽사 포인팅	1~4 사이에서 우로 1/4, 4~5 사이에서 좌로 1/8. 몸 회전은 6에서 완료	–
Q	2	오른발 앞으로 그리고 어크로스, PP, CBMP	H	L.O.D.를 따라 벽사 포인팅		있음
Q	3	왼발 옆으로, PP	BH	거의 중앙사배면		–
S	4	오른발 뒤로, 폴어웨이, 우측 사이드 리딩	BH의 IE	중앙으로, 중앙사배면		–
Q	5	왼발 뒤로, CBMP, 폴어웨이	BH	중앙으로, 왼발을 벽으로 포인팅		–
Q	6	오른발을 왼발의 약간 뒤에 모으고, PP	BH	벽을 향함		–
여						
S	1	오른발 옆으로, PP	H	L.O.D.를 따라 중앙사 포인팅	1~4 사이에서 우로 1/4, 5~6 사이에서 좌로 1/8	–
Q	2	왼발 앞으로 그리고 어크로스, PP, CBMP	H	다운 L.O.D. 포인팅		–
Q	3	오른발 앞으로 PP, CBMP	H	거의 벽사면		있음
S	4	왼발 뒤로, 폴어웨이, 좌측 사이드 리딩	BH의 IE	중앙으로, 반 L.O.D. 중앙사배면		–
Q	5	오른발 뒤로, CBMP, 폴어웨이	BH	중앙으로, 반 L.O.D. 중앙사배면		있음
Q	6	왼발을 오른발의 약간 뒤에 모으고, PP	WF	L.O.D.를 향함		–

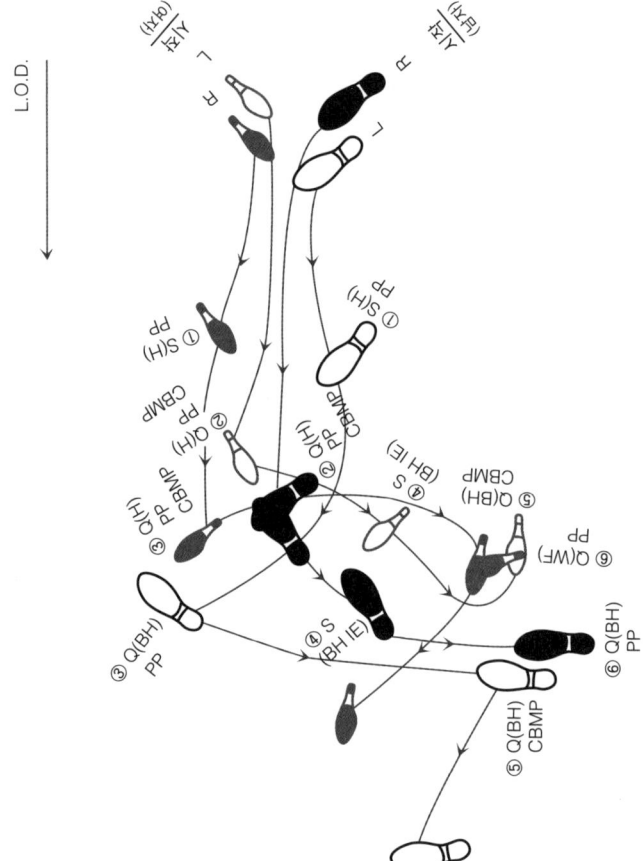

· 연습

◇ progressive link - fallaway promenade - chase -

(4) FR & SP |fallaway reverse & slip pivot|

타이밍	스텝	발 위치	풋워크	얼라인먼트	회전량	CBM
남						
Q	1	왼발 앞으로, CBMP	H	중앙사	좌로 7/8 또는 3/4	있음
Q	2	오른발 뒤로, 폴어웨이, 우측 사이드 리딩	BH의 IE	벽사 배면, 다운 L.O.D.로 움직임		-
Q	3	왼발 뒤로, CBMP, 폴어웨이	BH	다운 L.O.D.		-
Q	4	오른발 뒤로, 왼발은 CBMP 유지	BHB	중앙으로 토 내측 회전, L.O.D. 또는 벽사로 마침		있음
여						
Q	1	오른발 뒤로, CBMP	BH	중앙사	좌로 7/8 또는 3/4	-
Q	2	왼발 뒤로, 폴어웨이 좌측 사이드 리딩	BH의 IE	중앙사배면, 다운 L.O.D.로 움직임		-
Q	3	오른발 뒤로, CBMP, 폴어웨이(작은 스텝) 왼발을 CBMP로 유지	B	중앙사, 중앙을 향해 마침		있음
Q	4	왼발 앞으로, CBMP, 오른발은 CBMP로 유지	BH	중앙으로, L.O.D. 또는 벽사로 마침		있음

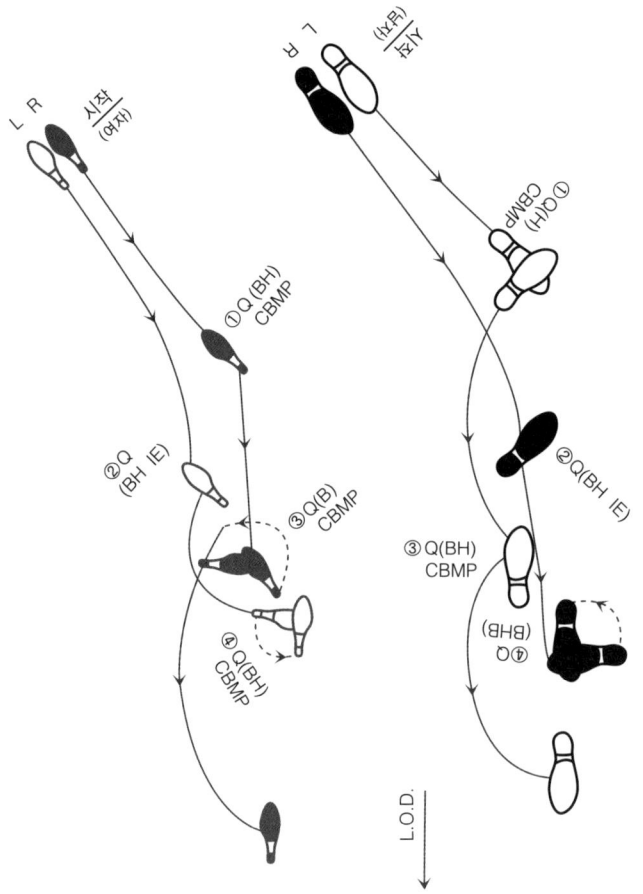

QQQQ의 4보 각각 센터 밸런스를 유지하는 것이 중요하다. 특히 남성은 상체가 앞으로 기울어지지 않도록 주의를 요한다. 4보 Q에서 피벗할 때 여성의 왼쪽 대퇴부|넓적다리|를 남성의 오른쪽 대퇴부에 밀착하여 회전한다.

· 연습

◇ closed promenade - back corte - FR & SP - 모든 reverse turn -

(5) 파이브 스텝 |five step|

타이밍	스텝	발 위치	풋워크	얼라인먼트	회전량	CBM
남						
Q(Q)	1	왼발 앞으로, CBMP	H	벽사	1~2 사이에서 좌로 1/4	있음
Q(Q)	2	오른발 옆으로 그리고 약간 뒤에	BH	반 L.O.D. 벽사배면		–
S(Q)	3	왼발 뒤로, CBMP	BH	반 L.O.D. 벽사		–
&(Q)	4	오른발 뒤로 그리고 약간 오른쪽으로	B	반 L.O.D. 벽사		–
S(S)	5	왼발에 체중 싣지 않고 옆으로, PP	H(오른발)그리고 왼발 B의 IE	새 L.O.D.의 벽사면		–
여						
Q(Q)	1	오른발 뒤로, CBMP	BH	벽사	1~2 사이에서 좌로 1/4	있음
Q(Q)	2	왼발 옆으로 그리고 약간 앞에	WF	반 L.O.D. 벽사 포인팅		–
S(Q)	3	오른발 앞으로, CBMP, OP	H	반 L.O.D. 벽사		–
&(Q)	4	왼발 앞으로 그리고 약간 왼쪽으로	B	반 L.O.D. 벽사		–
S(S)	5	오른발에 체중을 싣지 않고 옆으로, PP	H(왼발)그리고 오른발 B의 IE	새 L.O.D.의 중앙사면		–

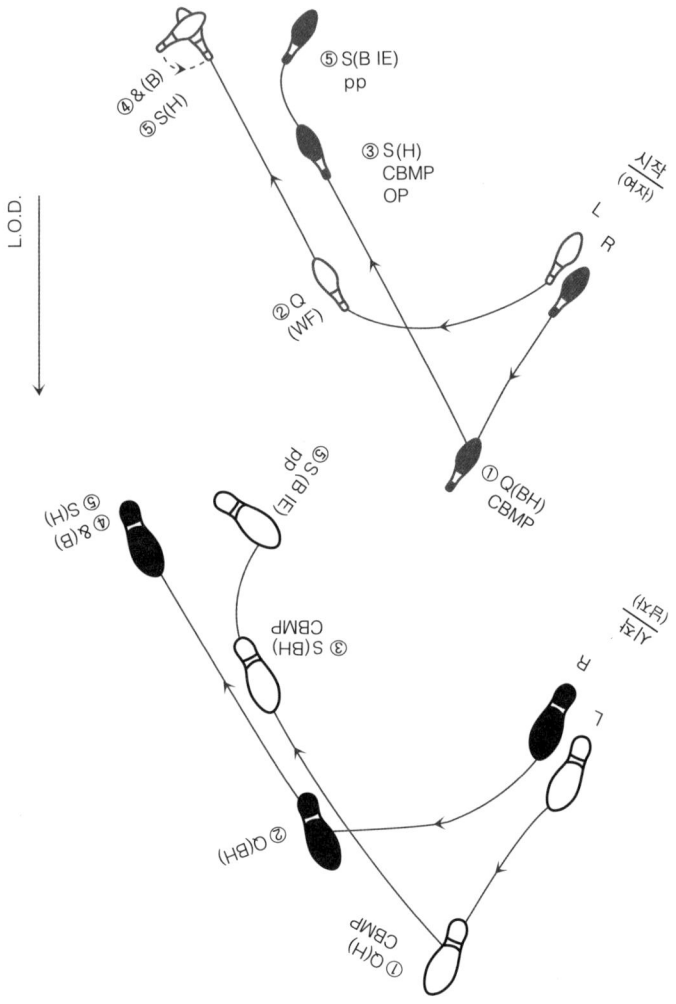

· 연습

◇ open promenade - outside swivel - promenade link - five step -

(6) 포 스텝 [four step]

타이밍	스텝	발 위치	풋워크	얼라인먼트	회전량	CBM
남						
Q	1	왼발 앞으로, CBMP	H	벽으로	1~2 사이에서 좌로 1/8	있음
Q	2	오른발 옆으로 그리고 뒤에	BH	반 L.O.D. 중앙사배면		–
Q	3	왼발 뒤로, CBMP	BH	반 L.O.D. 중앙사		
Q	4	오른발을 왼발의 약간 뒤에 모으고, PP	BH	벽사면		–
여						
Q	1	오른발 뒤로, CBMP	BH	벽으로	1~2 사이에서 좌로 1/8	있음
Q	2	왼발 옆으로 그리고 약간 앞에	WF	반 L.O.D. 중앙사 포인팅		–
Q	3	오른발 앞으로, CBMP, OP	HB (풋 플랫)	반 L.O.D. 중앙사	3~4 사이에서 우로 1/4	있음
Q	4	왼발을 오른발의 약간 뒤에 모으고, PP	BH	중앙사면		–

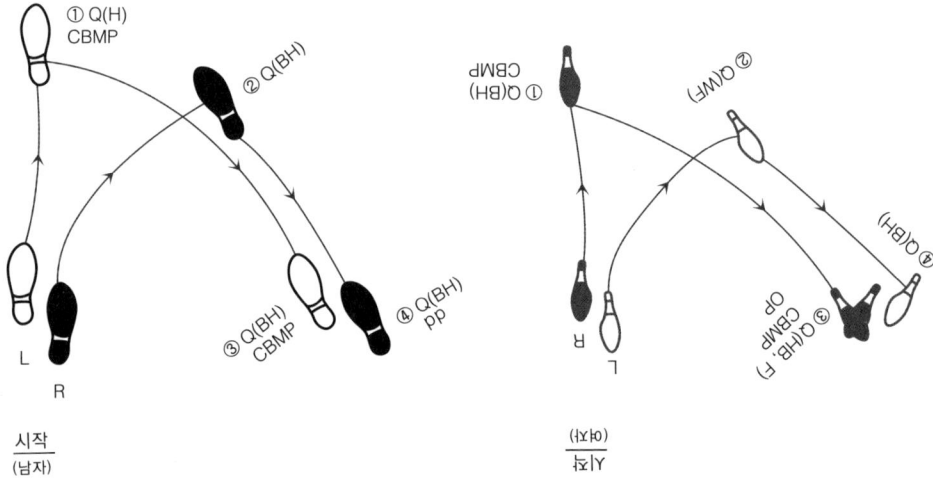

· 연습

◇ open promenade - outside swivel - promenade link - four step -

구분	타이밍	박자값	PP 타이밍	탭 tap 자세
five step	Q Q Q Q S Q Q S & S	1/2 1/2 1/2 1/2 1 1/2 1/2 3/4 1/4 1	5보째	5보 PP 자세 옆으로 위치
four step	Q Q Q Q	1/2 1/2 1/2 1/2	3보째 우회전 리드	없음. 발을 모은다.

|five step과 four step의 차이점|

(7) 오픈 프로머네이드 (open promenade)

타이밍	스텝	발 위치	풋워크	얼라인먼트	회전량	CBM
남						
S	1	왼발 옆으로, PP	H	L.O.D.를 따라 벽사 포인팅	2~3 사이에서 약간 우회전	–
Q	2	오른발 앞으로 그리고 어크로스, PP, CBMP	H	L.O.D.를 따라 벽사 포인팅		–
Q	3	왼발 옆으로 그리고 약간 앞에	발의 IE	벽과 벽사 사이 포인팅		–
S	4	오른발 앞으로, CBMP, OP	H	벽과 벽사 사이		–
여						
S	1	오른발 옆으로, PP	H	L.O.D.를 따라 중앙사 포인팅	2~3 사이에서 좌로 1/4 이내	–
Q	2	왼발 앞으로 어크로스 PP, CBMP	H	L.O.D.를 따라 중앙사 포인팅		있음
Q	3	오른발 옆으로 그리고 약간 뒤에	BH의 IE	벽과 벽사 사이 배면		–
S	4	왼발 뒤로, CBMP	B	벽과 벽사 사이		–

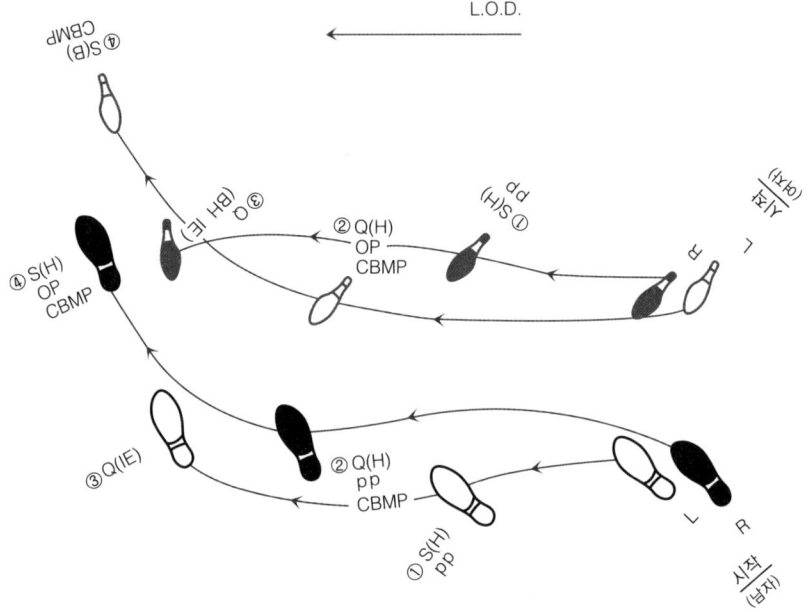

　클로즈드 프로머네이드와 오픈 프로머네이드의 차이점은 클로즈드 프로머네이드는 양발을 모으는데 오픈 프로머네이드는 양발을 모으지 않고 남성은 오른발을 전진 스텝하고 여성은 왼발을 뒤로 후진 스텝한다.

　오픈 프로머네이드의 대표적인 후행 피겨는 아웃사이드 스위블 outside swivel이다. 그 외는 클로즈드 프로머네이드의 후행 피겨와 같이 progressive side step, progressive link, back corte, four step, four step change, FR & SP, 모든 리버스계의 피겨 등이 후행 피겨로 올 수 있다.

　오픈 프로머네이드에서 바로 &카운트에 PP 자세를 만들 수도 있다.

리드는 오른발은 제자리, 왼발은 체중을 싣지 않은 채 왼쪽 옆으로 옮긴 뒤 PP 자세를 만든다.

오픈 프로머네이드 다음에 전진일 경우는 walk on left progressive side step, progressive link 등이 오고, 중앙사로 끝나면 모든 reverse turn, four step, four step change, brush tap, FR & SP, five step, reverse outside swivel 등이 온다.

오픈 프로머네이드 다음에 후진으로 진행하는 경우는 back corte, outside swivel 등이 온다.

오픈 프로머네이드 다음에 옆, 즉 PP로 진행하는 경우는 체중을 싣지 않고 왼발을 옆으로 옮긴 뒤 모든 프로머네이드 피겨｜여성을 PP가 되도록 리드한다. 카운트는 &. 클로즈드 프로머네이드의 경우에도 &카운트에 PP 자세를 취할 수 있다｜로 속행한다.

이와 같이 오픈 프로머네이드 다음에는 여러 가지 피겨가 올 수 있다. 초급자일 경우에는 오픈 프로머네이드 다음에 프로그레시브 링크를 사용하지 않는 것이 좋다. 오픈 프로머네이드 다음에 통상 아웃사이드 스위블을 배우기 때문에 여성은 오른발을 왼발 앞으로 약간 걷어 올리는 경우가 많다. 이런 경우에 프로그레시브 링크로 속행하면 여성은 오른발을 즉시 후진하기 어려울 뿐만 아니라 뒤로 넘어질 수 있다.

오픈 프로머네이드의 속행 피겨를 프로그레시브 링크로 하느냐, 아웃사이드 스위블로 하느냐는 역시 남성의 리드 방법에 달려 있다.

· 연습

〈전진〉

◇ progressive link - open promenade - outside swivel - five step |또는 four step, brush tap, FR & SP 등| -

◇ NPT |또는 NTT| - open promenade - reverse outside swivel -

〈후진〉

◇ progressive link - open promenade - back corte -

〈옆으로 이동〉

◇ NPT |또는 NTT| - open promenade |SQQS| - PP |&| -

(8) 아웃사이드 스위블 [outside swivel]

타이밍	스텝	발 위치	풋워크	얼라인먼트	회전량	CBM
남						
S	1	왼발 뒤로, CBMP, 오른발은 왼발 앞에서 체중을 싣지 않고 크로스, PP로 마침	BH, 오른발의 B에 압력	반 L.O.D.로 중앙과 중앙사 사이. 토 내측 회전.벽을 향하여 마침	1에서 우로 1/8 이내, 1~2 사이에서 좌로 1/8	있음
Q	2	오른발 앞으로 그리고 어크로스, PP, CBMP	H	벽사 포인팅		—
Q	3	왼발 옆으로, 체중을 싣지 않고 작은 스텝	B의 IE	벽사면		—
여						
S	1	오른발 앞으로, CBMP, OP. 왼발은 체중을 싣지 않고 약간 뒤로 모음. PP로 마침	HB(풋 플랫), 왼발 B의 IE	반 L.O.D.로 중앙과 중앙사 사이. L.O.D.를 향해 마침	1에서 우로 1/4 이상	있음
Q	2	왼발 앞으로 그리고 어크로스, PP, CBMP	HB (풋 플랫)	벽사, 다운 L.O.D. 포인팅	2~3 사이에서 좌로 3/8	있음
Q	3	오른발 옆으로, 체중을 싣지 않고 작은 스텝	B의 IE	벽사배면		—

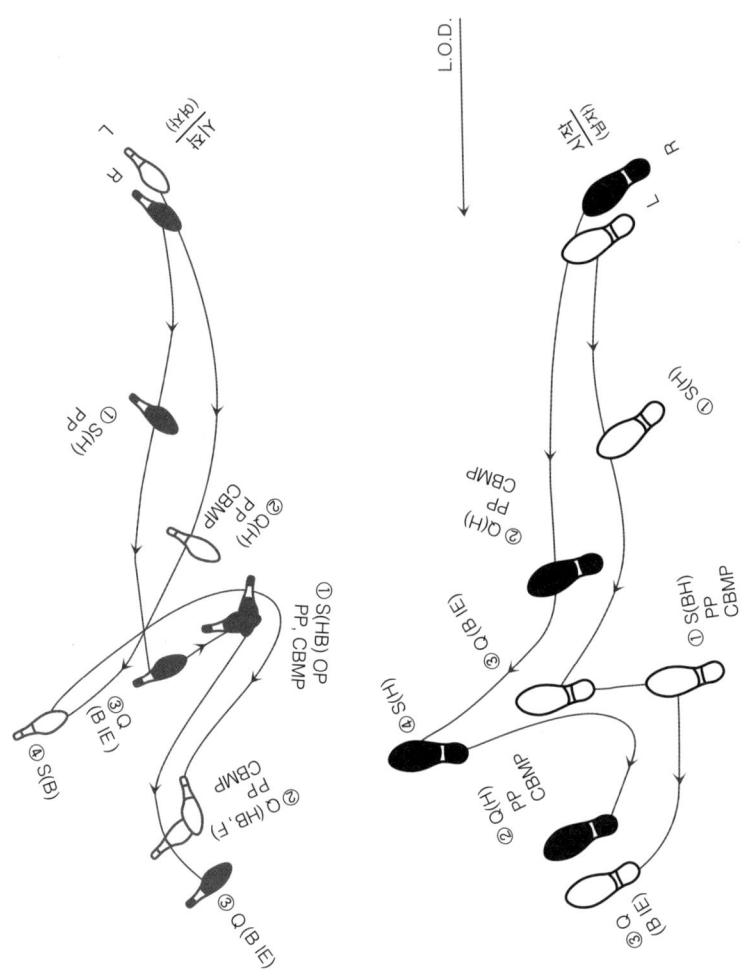

아웃사이드 스위블은 3가지 방법이 있는데 각각 선행 피겨로 설명한다.

①오픈 프로머네이드 |SQQS| 다음에 아웃사이드 스위블 |S|을 하고 프로머네이드 링크 |QQ|로 연결한다.

② 오픈 프로머네이드 |SQQS|의 마지막 S스텝에서 남성은 1/4 좌회전한 후 아웃사이드 스위블 |S|을 하고 프로머네이드 링크 |QQ|로 연결한다. 여성은 선행 스텝과 1보 사이에서 좌로 1/8, 1보에서 우로 1/4, 2~3보 사이에서 좌로 3/8회전을 한다.

③ 오픈 리버스 턴 |open reverse turn| 다음에 아웃사이드 스위블 |S|을 하고 프로머네이드 링크 |QQ|로 연결한다. 남성은 1~3보 사이에서 1/2회전, 3~4보 사이에서 1/8회전을 한다. 여성은 1~3보 사이에서 좌로 1/2, 3보에서 우로 1/4, 4~5보 사이에서 좌로 3/8회전을 한다.

· 연습

◇ open promenade - outside swivel - promenade link -

(9) 오버 스웨이 |over sway|

타이밍	스텝	발 위치	풋워크	얼라인먼트	회전량	CBM
남						
Q	1	왼발 앞으로, CBMP	H	중앙사	1~3 사이에서 좌로 거의 3/4, 4에서 몸 회전을 조금 더 함	있음
Q	2	오른발 옆으로 그리고 약간 뒤에	BH	L.O.D. 배면		-
S	3	왼발 뒤로 그리고 옆에	B의 IE	다운 L.O.D. 이어서 L.O.D.를 따라 왼발 토는 벽과 벽사 사이 포인팅		
S	4	3보의 위치 유지. 왼쪽 무릎 구부림	왼발 H, 오른발 B의 IE	오른발 토는 반 L.O.D. 벽사 포인팅		

타이밍	스텝	발 위치	풋워크	얼라인먼트	회전량	CBM
여						
Q	1	오른발 뒤로, CBMP	BH	중앙사	1~3 사이에서 좌로 5/8, 4에서 몸 회전을 조금 더 함	있음
Q	2	왼발 힐을 오른발 힐로 모으고	WF	왼발 토는 다운 L.O.D. 포인팅		-
S	3	오른발 옆으로 그리고 옆에	BH	다운 L.O.D. 이어서 L.O.D.를 따라 벽배면으로 마침		-
S	4	3보의 위치 유지, 오른쪽 무릎 구부림	왼발 B의 IE	왼발 토는 반 L.O.D. 중앙사 포인팅		-

오버 스웨이란 스웨이의 정도가 통상의 범위를 넘어 많이 기울이는 것을 말한다.

선행 피겨와의 관계에서 초급자에게는 3가지 방법이 있는데 남성을 기준으로 설명한다.

①&SS : 프로머네이드 링크나 클로즈드 프로머네이드와 같이 클로즈드 피니쉬 |closed finish| 다음의 &카운트에 팬 포지션 |fan position : &에 왼발을 옆으로 스텝한다|을 만든 후 S카운트에 남성은 왼발 |여성은 오른발|을 옆으로 딛고 다음 S카운트에 오른쪽 |여성은 왼쪽| 스웨이를 만든다.

②QQS : 첫 Q에 오른발 앞으로, 두 번째 Q에 왼발 옆으로, S에 오른쪽 스웨이를 한다. 선행 피겨 오픈 리버스 턴 |QQ| 아웃사이드 스위블 |S| 다음에 Q |오른발 앞으로| Q |왼발 옆으로| S |오른쪽 스웨이|와 같이 오버 스웨이 |QQS|를 할 수 있다.

③QQSS : 첫 Q에 왼발 앞으로, 두 번째 Q에 오른발 옆으로 스텝을 하지만 약간 뒤에, 세 번째 S에 왼발 뒤로 스텝을 하지만 옆으로, 네 번

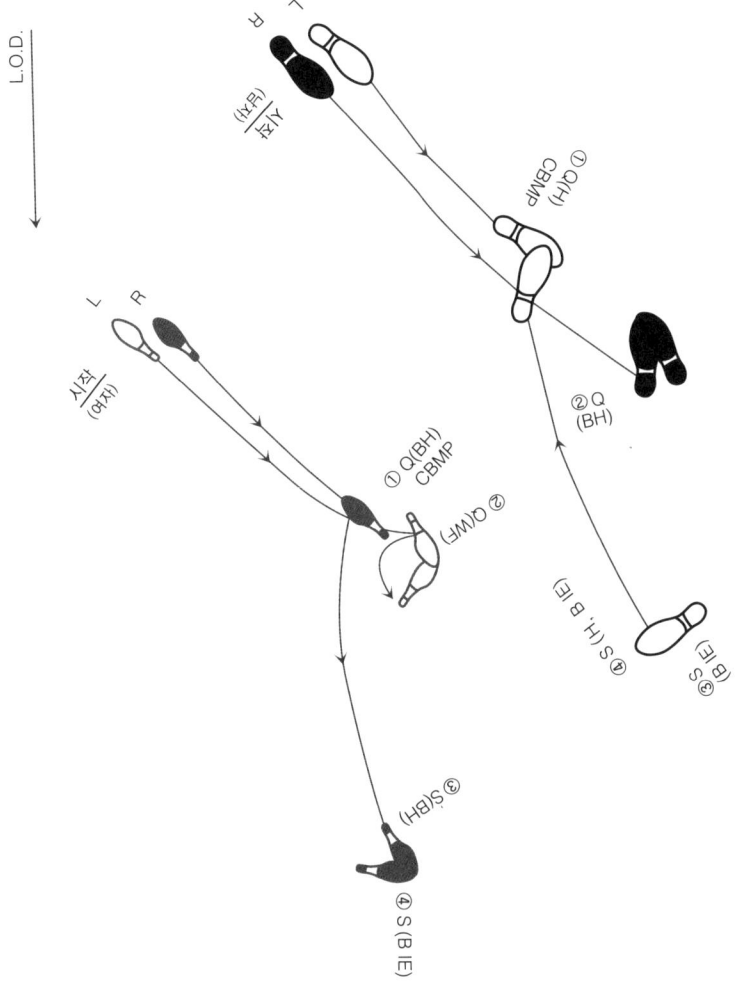

째 S에 오른쪽 스웨이를 한다. 선행 피겨 백 코르테 |SQQS| 다음에 Q |왼발 앞으로| Q |오른발 옆으로, 약간 뒤에| S |왼발 후진, 옆으로| S |오른쪽 스웨이|와 같이 오버 스웨이 |QQSS|를 할 수 있다.

탱고 Tango | 285

|오버 스웨이의 마무리 방법|

남성이 오른쪽 스웨이 상태에서 왼발에 체중이 있다.

- QQ 체중은 오른발에 |Q|, 왼발에는 체중 싣지 않고 PP로 옆으로 놓는다.|Q|.
- &S 오른발을 왼발에 모으고 |&|, 왼발에 체중 싣지 않고 PP로 옆으로 놓는다 |S|.
- S&S 오른발을 왼발에 끌어 온 후 |S|, 체중은 오른발에 |&|, 왼발에 체중을 싣지 않고 PP로 옆에 놓는다 |S|.
- Q&QSQQ 우로 샤세 |Q&Q|를 한 후, PP 상태에서 왼발을 오른발 뒤에서 교차하여 위스크 |S|한 후, 오른발을 왼발 앞으로 어크로스 |Q| 왼발에 체중 싣지 않고 PP로 옆에 놓는다.|Q|.
- Q&QSQQ 우로 샤세 |Q&Q| 한 후, PP 상태에서 왼발을 오른발 뒤에서 교차하여 위스크 |S|한 후, 프로머네이드 링크 2(Q)보~3(Q)보.
- Q&QS&S 우로 샤세 |Q&Q|한 후, PP 상태에서 왼발을 오른발 뒤에서 교차하여 위스크 |S|한 후, 오른발을 왼발에 모으고 |&|, 왼발에 체중 싣지 않고 PP로 옆에 놓는다 |Q|.

· 연습

◇ closed promenade - back corte - oversway, end in right chasse, whisk - promenade link 2~3 - FR & SP -

(10) 록 턴 |rock turn|

타이밍	스텝	발 위치	풋워크	얼라인먼트	회전량	CBM
남						
S	1	왼발 앞으로, CBMP	H	벽사	1~3 사이에서 우로 1/4	약간 있음
Q	2	왼발 옆으로 그리고 약간 뒤에	BH의 IE	중앙배면		-
Q	3	체중을 앞으로 해서 오른발로 옮김, 우측 사이드 리딩	BH의 IE	반 L.O.D. 벽사		-
S	4	왼발 뒤로 작은 스텝, 좌측 사이드 리딩	BH의 IE	중앙사	4~6 사이에서 좌로 1/4	-
Q	5	오른발 뒤로, CBMP	BH	중앙으로		있음
Q	6	왼발 옆으로 그리고 약간 앞에	발의 IE	벽사 포인팅		-
S	7	오른발을 왼발에 모으고 약간 뒤에	WF	벽사면		-

타이밍	스텝	발 위치	풋워크	얼라인먼트	회전량	CBM
여						
S	1	왼발 뒤로	BH	벽사	1~3 사이에서 우로 1/4	약간 있음
Q	2	오른발 앞으로 그리고 약간 우로	H	중앙으로		-
Q	3	왼발 뒤로 그리고 약간 좌로. 좌측 사이드 리딩	BH의 IE	반 L.O.D. 벽사		-
S	4	오른발 앞으로 작은 스텝. 우측 사이드 리딩	H	중앙사	4~6 사이에서 좌로 1/4	-
Q	5	왼발 앞으로, CBMP	H	중앙으로		있음
Q	6	오른발 옆으로 그리고 약간 뒤에	BH의 IE	벽사배면		-
S	7	왼발을 오른발의 약간 앞에 모음	WF	벽사배면		-

· 연습

◇ two walks - progressive side step - walk on right foot - rock turn - two walks -

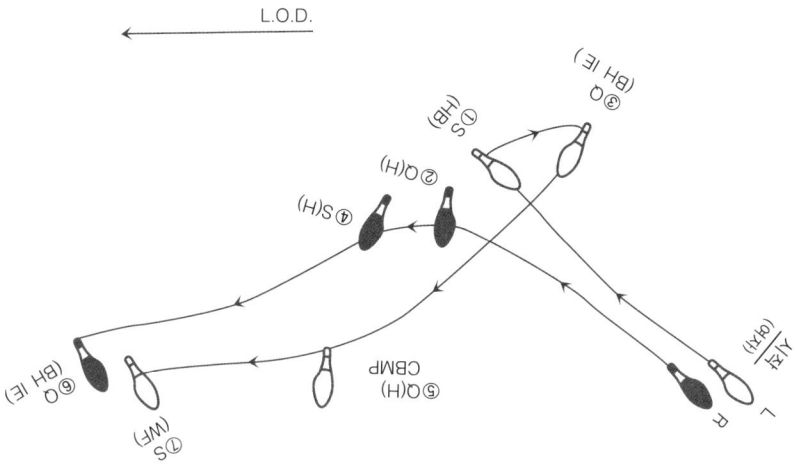
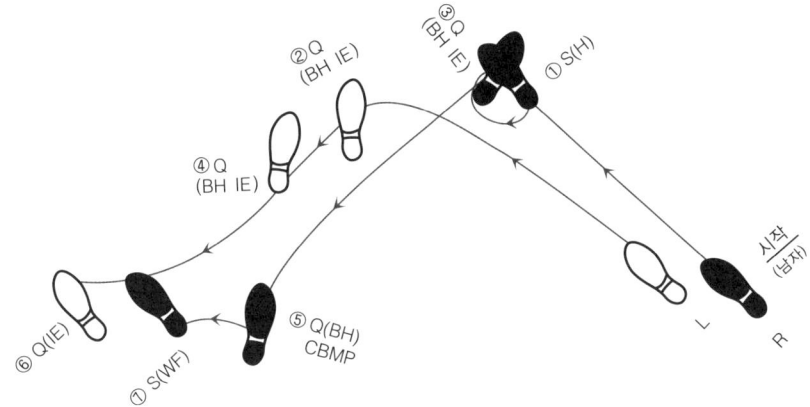

L.O.D.상에서 방향 전환하는 피겨를 알아둔다

(1) 백 코르테 |back corte|

타이밍	스텝	발 위치	풋워크	얼라인먼트	회전량	CBM
남						
S	1	왼발 뒤로, 좌측 사이드 리딩	BH의 IE	다운 새 L.O.D.		–
Q	2	오른발 뒤로, CBMP	BH	중앙사	2~3 사이에서 좌로 1/4	있음
Q	3	왼발 옆으로 그리고 약간 앞에	발의 IE	벽사 포인팅		–
S	4	오른발을 왼발의 약간 뒤에 모음	WF	벽사면		–
여						
S	1	오른발 앞으로, 우측 사이드 리딩	H	다운 새 L.O.D.		–
Q	2	왼발 앞으로, CBMP	H	중앙사	2~3 사이에서 좌로 1/4	있음
Q	3	오른발 옆으로 그리고 약간 뒤에	BH의 IE	벽사배면		–
S	4	왼발을 오른발에 모으고 약간 앞에 모음	WF	벽사배면		–

Corte는 포르투갈어로 '자른다' 또는 '전환'을 뜻한다. 댄스에서는 움직임의 흐름을 후진에서 전진으로 전환하는 것을 말한다. 이 피겨는 L.O.D.상에 사람이 있어 앞으로 진행하기 곤란한 경우에 방향 전환하는 데 아주 유익하다.

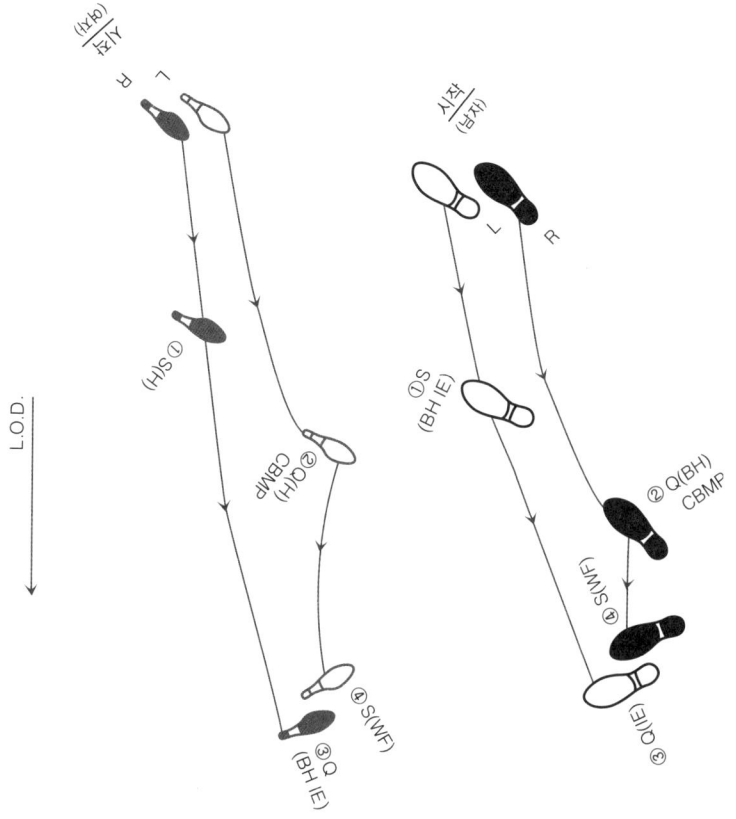

　　남성 1보는 후진이지만 갑자기 후진해서는 안 된다. 이렇게 하면 여성이 앞으로 폭 꼬꾸라지면서 전진하게 된다. 우선 그 자리에서 충분히 '밟고' 후퇴하는 준비를 한다. 즉 서포팅 풋을 눌러 |press| 후퇴할 준비를 하고 여성이 전진하면 여성을 받아서 후진하면 된다. 결코 남성이 여성을 끌어 잡아당기면서 후진하면 안 된다. 모든 춤에서 전진하는 사람이 주역이다. 상반신을 고정하고 하반신만 약간 돌려 가는 요령으로, 이때 남성의 배꼽을 항상 여성에게 향하게 한다.

남성이 10의 힘으로 후진하면 여성은 8의 힘으로 전진하는 것이 아니라 10 또는 그 이상의 힘으로 밀면서 전진한다. 후진할 때 유의해야 할 점은 모든 춤에서도 공통된 사항이지만 반드시 무릎이 스치고 지나가야 한다. 이렇게 하자면 양 허벅다리 안쪽이 밀착해서 몸을 틀면서 후진한다. 2보의 오른발 뒤로 후진하는 요령도 1보와 같다.

　후행 피겨로는 progressive side step, progressive link, back corte, 모든 reverse turn, four step, fallaway four step, FR & SP, five step, contra check 등이 있다.

> **|리버스계의 스텝을 백|back|으로 가는 경우 주의할 점|**
>
> • 안쪽돌기를 하는 사람은 최종 보에서는 회전을 하지 않는다. 안쪽돌기를 하는 사람이 최종 보에서 회전하면 바깥돌기를 하는 사람은 더욱 크게 움직이게 된다. 그렇게 되면 몸의 밸런스를 잃기 쉽다. 안쪽돌기를 하는 사람은 최종 보에서 발을 모으기만 한다. '1보와 최종 보에 회전이 없다'는 것은 2~3보 사이에 회전을 완료해야 한다는 뜻이다. |왈츠의 outside of a turn, inside of a turn 항 참조|
>
> • 후진해서 안쪽돌기를 할 때는 후진하는 사람이 전진하는 사람을 충분히 받은 후 회전한다. 즉 파트너를 불러들여 체중이동을 충분히 느끼고 나서 회전한다. 체중이동 전에 회전하면 밸런스가 깨진다.

· 연습
◇ closed promenade - back corte - open reverse turn, lady outside |or lady in line| -

◇ promenade link |or brush tap| - back corte - over sway |or FR & SP| -

(2) 오픈 리버스 턴, 레이디 아웃사이드 |open reverse turn, lady outside|

타이밍	스텝	발 위치	풋워크	얼라인먼트	회전량	CBM
남						
Q	1	왼발 앞으로, CBMP	H	중앙사	1~6 사이에서 좌로 3/4	있음
Q	2	오른발 옆으로	BH	벽사배면		-
S	3	왼발 뒤로, CBMP	BH	다운 L.O.D.		-
Q	4	오른발 뒤로	BH	다운 L.O.D.		있음
Q	5	왼발 옆으로 그리고 약간 앞에	발의 IE	벽사 포인팅		-
S	6	오른발을 왼발의 약간 뒤로 모음	WF	벽사면		-
여						
Q	1	오른발 뒤로, CBMP	BH	중앙사	1~6 사이에서 좌로 3/4	있음
Q	2	왼발 옆으로 그리고 약간 앞에	WF	다운 L.O.D. 포인팅		-
S	3	오른발 앞으로, CBMP, OP	H	다운 L.O.D.		-
Q	4	왼발 앞으로	H	다운 L.O.D.		있음
Q	5	오른발 옆으로 그리고 약간 뒤에	BH의 IE	벽사배면		-

타이밍	스텝	발 위치	풋워크	얼라인먼트	회전량	CBM
여						
S	6	왼발을 오른발의 약간 앞으로 모음	WF	벽사배면	–	

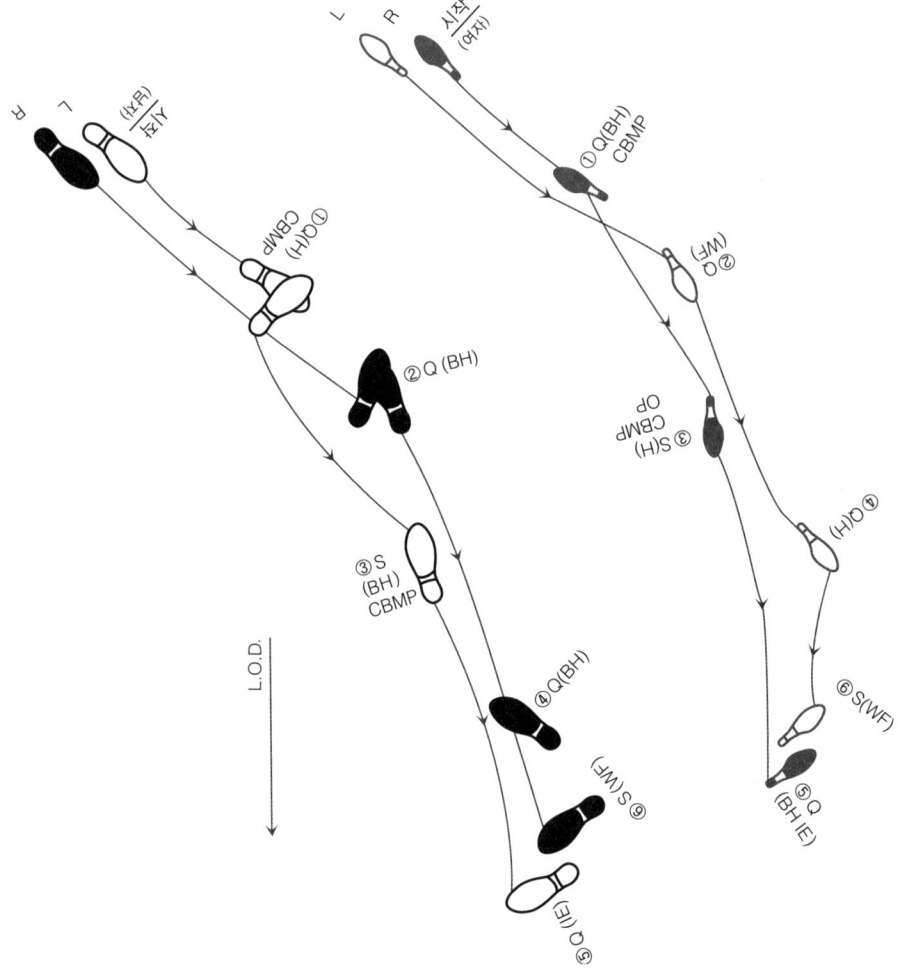

(3) 오픈 리버스 턴, 레이디 인 라인 |lady in line|

타이밍	스텝	발 위치	풋워크	얼라인먼트	회전량	CBM
남						
Q	1	왼발 앞으로, CBMP	H	중앙사	1~6 사이에서 좌로 3/4	있음
Q	2	오른발 옆으로 그리고 약간 뒤에	BH	L.O.D. 배면		-
S	3	왼발 뒤로, 좌측 사이드 리딩	BH의 IE	다운 L.O.D.		-
Q	4	오른발 뒤로, CBMP	BH	중앙사		있음
Q	5	왼발 옆으로 그리고 약간 앞에	발의 IE	벽사 포인팅		-
S	6	오른발을 왼발의 약간 뒤에 모음	WF	벽사면		-
여						
Q	1	오른발 뒤로, CBMP	BH	중앙사	1~6 사이에서 좌로 3/4	있음
Q	2	왼발 힐을 오른발 힐에 모으고	WF	다운 L.O.D.로 토 포인팅		-
S	3	오른발 앞으로, 우측 사이드 리딩	H	다운 L.O.D.		-
Q	4	왼발 앞으로, CBMP	H	중앙사		있음
Q	5	오른발 옆으로 그리고 약간 뒤에	BH의 IE	벽사배면		-
S	6	왼발을 오른발의 약간 앞에 모음	WF	벽사배면		-

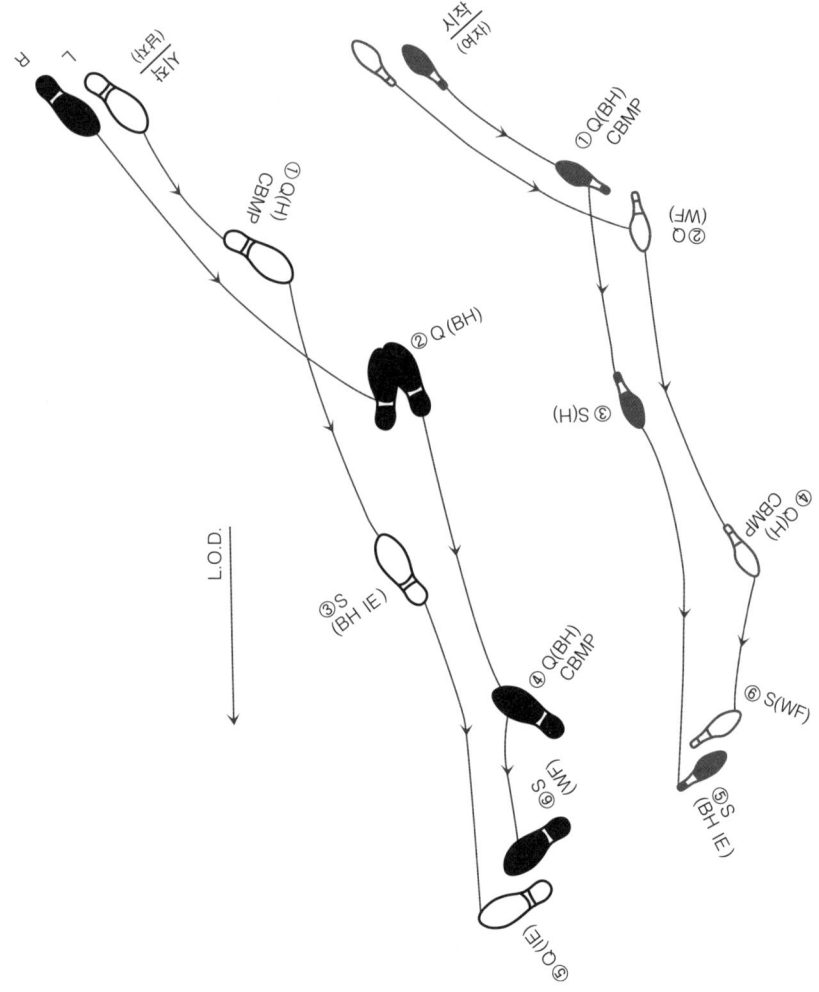

오픈 리버스 턴도 탱고에 있어서는 가장 많이 사용되는 피겨이므로 정확히 알아둔다.

남성이 2보에서 3보 사이에 여성을 OP |outside partner|로 리드하려면 3

보째 신체를 조이고 CBMP를 유지한다. 즉 남성이 3보째 CBMP로 왼발 후진할 때 절대로 왼쪽 가슴을 여성으로부터 벌어지지 않도록 한다. 하반신은 회전해도 가슴은 절대로 돌리지 말고 여성에게 향한다.

항상 전진하는 사람이 주역이므로 4보는 여성의 체중이동을 충분히 받은 후 돈다. 남성이 왼쪽돌기를 할 때는 여성을 오른쪽 품에 넣고 돈다고 생각한다. 회전량은 1~6보 사이에서 3/4 좌회전이다.

오픈 리버스 턴의 후행 피겨로는 progressive side step, progressive link, back corte, four step, five step, contra check 등이 온다.

|오픈 리버스 턴 레이디 아웃사이드와 레이디 인 라인의 리드 방법 구별|

- 남 2보   레이디 아웃사이드는 '오른발 옆으로' 딛고 발의 방향은 '벽사 배면'이므로 오른발을 여성의 왼발 옆에 놓는다. 레이디 인 라인은 '오른발 옆으로, 약간 뒤에' 놓고 발의 방향은 'L.O.D. 배면'이므로 여성을 완전히 가로막고 선다.

- 여 2보   레이디 아웃사이드 2보는 '왼발 옆으로 그리고 약간 앞에'지만 레이디 인 라인 2보는 남성이 여성의 앞을 가로막기 때문에 왼발을 전진할 수 없으므로 왼발 힐을 오른발 힐에 모은다. 그러나 힐 턴은 아니다.

· 연습

◇ closed promenade - back corte - ORT, lady outside |or lady in line| - progressive link -

◇ 중앙사로 끝나는 모든 closed or open promenade - ORT, lady outside |or lady in line| - four step |or five step, brush tap, contra check 등| -

◇ FR & SP - ORT, lady outside |lady in line| - four step |or five step, brush tap, contra check 등| -

오픈 리버스 턴은 클로즈드 피니쉬 |closed finish, closed position, 두 발 모음|로 끝날 수 있고, 오픈 피니쉬 |open finish, open position, 남 : 오른발 앞으로/여 : 왼발 뒤로|로 끝날 수도 있다. 오픈 피니쉬로 끝날 경우는 progressive link 또는 outside swivel & promenade link 등으로 속행하고 클로즈드 피니쉬로 끝났으면 다시 progressive link로 진행하면 무난하다.

5) 선·후행 피겨의 정리

루틴에 구애 받지 않고 춤을 추기 위해서는 후행 피겨를 많이 알고 있어야 한다. 각 피겨의 선·후행 피겨를 정리해서 반복 연습하는 것이 춤을 숙달시키는 지름길이다. 특히 후행 피겨를 정확히 알고 있어야 한다.

〈back corte〉

· 선행

closed promenade, open promenade, promenade link, brush tap

· 후행

walk on left foot, pss, progressive link, back corte, four step, five step, FR & SP, contra check, open reverse turn, over sway, brush tap

· 아말가메이션

- two walks - progressive link - closed promenade - **back corte** - FR & SP -

⟨back open promenade⟩

· 선행

progressive link, closed promenade, open promenade, natural twist turn, natural promenade turn, four step, fallaway promenade, fallaway four step, five step, contra check

· 후행

four step, five step, four step change, brush tap, fallaway four step, reverse outside swivel

· 아말가메이션

- closed promenade - progressive link - **back open promenade** - four step change -

⟨basic reverse turn⟩

· 선행

closed promenade, open promenade, four step change, outside swivel, brush tap, FR & SP, back corte

· 후행

pss, progressive link, back corte, four step change, outside swivel, brush tap, fallaway four step, five step, contra check
- 아말가메이션

   - closed promenade - back corte - **basic reverse turn** - progressive link -

⟨brush tap⟩
- 선행

   closed promenade, open promenade, outside swivel, brush tap, FR & SP, promenade link, back open promenade
- 후행

   progressive link, back corte, four step, four step change, open reverse turn, fallaway four step, five step, contra check, FR & SP
- 아말가메이션

   - promenade link - **brush tap** - progressive link -

⟨chase⟩
- 선행

   progressive link, natural twist turn, natural promenade turn, four step, fallaway promenade, fallaway four step, five step, contra check
- 후행

   모든 promenade figure

- 아말가메이션
    - progressive link - **chase & chasse** - whisk & promenade link
    - FR & SP -

⟨closed promenade⟩
- 선행
    progressive link, natural twist turn, natural promenade turn, four step, fallaway promenade, fallaway four step, five step, contra check
- 후행
    pss, progressive link, back corte, 모든 reverse turn, four step, four step change, outside swivel, brush tap, fallaway four step, over sway, five step, contra check, FR & SP
- 아말가메이션
    - two walks - progressive link - **closed promenade** - back corte - open reverse turn -

⟨contra check⟩
- 선행
    closed promenade, promenade link, outside swivel, brush tap, FR & SP
- 후행
    모든 promenade 피겨
- 아말가메이션

- FR & SP - **contra check** - open promenade -

〈fallaway four step〉
- 선행

    closed promenade, open promenade, outside swivel, brush tap, FR & SP, promenade link, back open promenade
- 후행

    모든 promenade 피겨
- 아말가메이션

    - closed promenade - **fallaway four step** - open promenade -

〈fallaway promenade〉
- 선행

    progressive link, natural twist turn, natural promenade turn, four step, fallaway promenade, fallaway four step, five step, contra check
- 후행

    closed promenade, open promenade, natural twist turn, natural promenade turn, chase
- 아말가메이션

    - progressive link - **fallaway promenade** - natural twist turn -

〈natural promenade turn〉
- 선행

progressive link, natural twist turn, natural promenade turn, four step, fallaway promenade, fallaway four step, five step, contra check

· 후행

　모든 promenade 피겨, rock turn 2~7보

· 아말가메이션

　- fallaway promenade - **natural promenade turn** - closed promenade -

⟨five step⟩

· 선행

　closed promenade, promenade link, outside swivel, brush tap, FR & SP

· 후행

　모든 promenade 피겨

· 아말가메이션

　- closed promenade - **four step or five step** - open promenade -

⟨four step⟩

· 선행

　closed promenade, open promenade, outside swivel, brush tap, FR & SP, promenade link, back open promenade

· 후행

　모든 promenade 피겨

· 아말가메이션

- closed promenade - **four step or five step** - open promenade -

〈four step change〉

· 선행

closed promenade, open promenade, outside swivel, brush tap, FR & SP, promenade link, back open promenade

· 후행

모든 reverse turn, four step, progressive link, over sway, five step, FR & SP

· 아말가메이션

- promenade link - **four step change** - five step -

〈FR & SP〉

· 선행

closed promenade, open promenade, four step change, outside swivel, brush tap, FR & SP, back corte

· 후행

모든 reverse turn, four step, FR & SP, five step, progressive link, contra check, over sway, four step change, brush tap

· 아말가메이션

- promenade link - **FR & SP** - five step -

〈natural twist turn〉

- 선행

    progressive link, natural twist turn, natural promenade turn, four step, fallaway promenade, fallaway four step, five step, contra check

- 후행

    모든 promenade 피겨

- 아말가메이션

    - closed promenade - progressive link - **natural twist turn** - promenade link - basic reverse turn -

⟨open promenade⟩

- 선행

    progressive link, natural twist turn, natural promenade turn, four step, fallaway promenade, fallaway four step, five step, contra check

- 후행

    walk on left foot, pss, progressive link, 모든 reverse turn, four step, five step, FR & SP, back corte, outside swivel

- 아말가메이션

    - two walks - progressive link - **open promenade** - outside swivel -

⟨open reverse turn, lady in line⟩

- 선행

closed promenade, open promenade, four step change, outside swivel, brush tap, FR & SP, back corte

· 후행

walk on left foot, pss, progressive link, back corte, four step, five step, FR & SP, contra check

· 아말가메이션

- two walks - progressive link - closed promenade - NPT - closed promenade - **open reverse turn, lady in line** |open finish| - progressive link -

⟨open reverse turn, lady outside⟩

· 선행

closed promenade, open promenade, four step change, outside swivel, brush tap, FR & SP, back corte

· 후행

walk on left foot, pss, progressive link, back corte, four step, five step, FR & SP, contra check

· 아말가메이션

- two walks - progressive link - closed promenade - NPT - closed promenade - **open reverse turn, lady outside** - four step -

⟨outside swivel⟩

· 선행

closed promenade, open promenade, four step change, outside swivel, brush tap, FR & SP, back corte

· 후행

walk on left foot, pss, progressive link, back corte, four step, five step, FR & SP, contra check, 모든 reverse turn

· 아말가메이션

- progressive link - open promenade - **outside swivel** - contra check -

⟨over sway⟩

· 선행

closed promenade, open promenade, four step change, outside swivel, brush tap, FR & SP, back corte

· 후행

모든 promenade 피겨

· 아말가메이션

- back corte - **over sway** |end in PP| - closed promenade -

⟨progressive link⟩

· 선행

closed promenade, open promenade, outside swivel, brush tap, FR & SP, promenade link, back open promenade

· 후행

closed promenade, open promenade, natural twist turn,

natural promenade turn, promenade link, open promenade, fallaway promenade, chase [or & chasse], back open promenade

- 아말가메이션

    - two walks - **progressive link** - open promenade - progressive link - closed promenade -

    - two walks - **progressive link** - closed promenade -

    - closed promenade - **progressive link** - natural twist turn [or natural promenade turn] -

    - open promenade - **progressive link** - fallaway promenade -

    - FR & SP - **progressive link** - chase -

    - promenade link - **progressive link** - closed promenade -

⟨progressive side step⟩

- 선행

    closed promenade, open promenade, outside swivel, brush tap, FR & SP, promenade link, back open promenade

- 후행

    walk on right foot, rock turn

- 아말가메이션

    - two walks - **progressive side step** - rock turn - five step -

    - two walks |SS| - **pss** |QQS| - walk on right foot |S| - progressive link |QQ| - closed promenade |SQQS| -

    - two walks |SS| - **pss** |QQS| - rock turn |SQQSQQS| -

〈promenade link〉

· 선행

progressive link, natural twist turn, natural promenade turn, four step, fallaway promenade, fallaway four step, five step, contra check

· 후행

pss, progressive link, back corte, 모든 reverse turn, four step, four step change, outside swivel, brush tap, fallaway four step, over sway, five step, contra check, FR & SP

· 아말가메이션

- progressive link - **promenade link** - FR & SP -

- progressive link - **promenade link** - progressive side step -

- natural twist turn (or natural promenade turn) - **promenade link** - FR & SP -

- fallaway promenade - promenade link - back corte -

〈rock turn〉

· 선행

progressive side step, natural promenade turn

· 후행

closed promenade와 동일.

· 아말가메이션

- two walks - progressive link - closed promenade - walk on left foot - **rock turn** - five step -

3. 폭스트롯 [Fox trot]

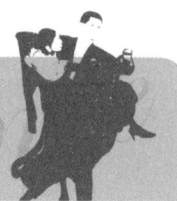

1) 폭스트롯의 기원

trot은 고대 독일어로 '스텝을 밟다'라는 의미의 trotton에서 파생된 말이며 빠른 걸음 [troting]이라는 뜻에서 유래되었다. 또한 여우라는 동물의 특이한 걸음걸이를 칭하는 말에서 왔으며 트롯의 음악에 여우의 속보를 감정적으로 표현하려는 인간의 욕망에서 왔다는 설도 있다. 네발 짐승의 걸음걸이는 오른발과 왼쪽 뒷발, 왼쪽 앞발과 오른쪽 뒷발이 동시에 움직이는 경쾌한 종종걸음 또는 급속한 걸음걸이인 갤럽 [Gallop]이라는 속보를 춤으로 표현한 것이라는 설도 있다.

1913년 뉴욕의 한 쇼에서 미국의 무용수인 해리 폭스 [Harry Fox]의 이름을 따서 현재의 폭스트롯이 완성되었다.

2) 폭스트롯의 특징

· 4박자에 3걸음을 걷는다.
· S카운트에서는 로어하고 스웨이가 없다.
· Q카운트에서는 업과 스웨이가 있다.
· 여성은 힐 턴이 많다. 폭스트롯에서 여성의 턴은 거의 힐 턴으로

보면 된다.
- 타임 시그너처 |signature|는 4/4박자이며 첫째와 셋째 박자에 악센트가 있지만 첫 번째가 더 강하다.
- S카운트는 2박자, Q카운트는 1박자이다.
- 대부분의 스텝은 업 |up|이다. 폭스트롯에서는 거의 모든 스텝이 두 다리를 벌리는 것이 많기 때문에 대부분 업이다.
- 여성은 후진하는 스텝이 많아 힐 위에서 자기 체중을 유지하고 밸런스 |heel balance|를 잡을 수 있어야 하며 힐 위에서 밀어줄 수 있어야 한다. 체중을 옮기면서 앞발은 힐을 마룻바닥에서 떨어지지 않게 끌면서 가져가야 한다.
- 마룻바닥에 부드럽게 미끄러지듯, 흐르는 듯한 |smooth| 큰 동작이 특징인 무빙댄스이다.
- 스웨이를 할 때에는 팔만으로 하지 않고 온몸으로, 특히 양쪽 겨드랑이 아래를 충분히 스트레치하여야 한다. 보디 스윙 |body swing|은 다리로 밀어서 몸을 힘차게 보내주면 몸의 라인 |line|이 그려지고 어깨선이 기울게 되어 자연스럽게 스웨이가 된다.

3) 폭스트롯의 풋워크와 라이즈 & 폴의 일반 법칙

댄스 교재에는 개별 피겨의 매 스텝마다 풋워크를 설명하고 있어 마치 매 스텝마다 특별한 풋워크가 있는 것으로 오해할 소지가 있다. 물론 예외적인 것도 많이 있지만 대체로 다음과 같은 공통된 법칙이 성립한다. 따라서 매 스텝마다 풋워크를 외울 필요는 없지만 예외적인 것은 반드시 외워야 한다.

전진 스텝
- 시작 스텝이 S인 경우 : 서포팅 풋을 로어한 후 HT로 전진하고 끝에서 '라이즈 상태'를 만든다. '라이즈 시작'이 아니다.
- 중간 스텝 : 대부분 Q이고 T, 업이다.
- Q 다음이 S인 경우 : Q는 TH, 업이고 Q의 끝에서 로어한다.
- 스리 스텝의 경우는 QQS이지만 선행 피겨의 마지막 스텝이 S이므로 로어 상태에서 전진하므로 첫 스텝이 비록 Q라도 HT로 전진한다. 주의를 요한다.

후진 스텝
- 시작 스텝이 S인 경우|주로 여성| : 서포팅 풋을 로어한 후 TH로 후진, 끝에서 라이즈. 라이즈 시작이 아니다. NFR.
- 중간 스텝 : 대부분 Q이고 T |여성의 경우는 비록 중간 스텝이라도 대부분 TH|, 업이다.
- Q 다음이 S인 경우 : 그 Q은 TH, 업, NFR이고 끝에서 로어한다.

기타
- 여성 2보의 경우 라이즈가 많다. closed impetus & feather finish, open telemark & feather ending, hover telemark, natural telemark 등이 모두 해당된다.
- 리버스 턴 |SQQSQQS|과 같이 피겨 중간에 S스텝이 있는 경우에는 S스텝 전 Q스텝은 업, 끝에서 로어한다. 그리고 로어 상태에서 S스텝을 하고 끝에서 라이즈한다.
- 체인지 오브 디렉션 |change of direction : SSS|은 라이즈 & 폴이 없다.

4) 폭스트롯 기본 워크 연습 방법

전진 워크

발을 움직일 때는 발을 마룻바닥에서 떼지 않는다는 생각으로 발을 움직인다. 발로 마룻바닥을 끈다고 생각하고 걷는 연습을 한다. 11자로 서 있는 상태에서 서포팅 풋 |왼발|을 로어한 후 마룻바닥을 힘껏 누름과 동시에 무빙 풋 |오른발|은 이미 앞으로 자연스럽게 뻗으면서 힐로 전진한다.

체중이 센터 |무빙 풋인 오른발 힐과 서포팅 풋인 왼발 토에 체중이 같은 무게로 실릴 때|를 지나면서 무빙 풋으로 체중이 옮겨짐과 동시에 허벅지, 히프, 허리 부분을 앞으로 쭉 내민다. 이를 전진 스웨이라고 한다.

후진 워크

댄스의 워크는 남성은 전진 스텝이 많고 여성은 후진 스텝이 많다. 왈츠, 폭스트롯, 퀵스텝의 여성 후진은 특별한 경우를 제외하고 모두 NFR이다.

남성의 후진은 왈츠, 퀵스텝는 NFR이지만 폭스트롯에서는 T 또는 TH이다. 따라서 남성 후진의 경우 몸의 균형을 잡으면서 스텝하기가 다른 춤보다는 어려움이 많다. 따라서 전·후진 워크를 연습할 때 매 스텝마다 발 |특히 토| 위로 체중이 완전히 이동하는 것을 느끼도록 연습한다.

남성 후진 시 NFR이 되는 경우는 흔하지는 않지만 간혹 춤을 좀 더 역동적으로 보이기 위해 NFR이 되는 경우가 있다. 예컨대 내추럴 위브 |natural weave|는 8보로 이루어져 있는데 중간의 2 |여성은 라이즈 계속|, 3,

4, 5, 6, 7보는 모두 업이다. 그러나 남성 4보는 TH의 풋워크를 사용할 수도 있다. 이 경우에는 5보는 업, NFR이 된다. 베이식 위브 |basic weave|의 경우도 마찬가지다. 남성 3보에서 TH을 사용하면 4보는 업, NFR이 된다.

폭스트롯의 후진 스텝 요령은 다른 춤과 마찬가지다. 우선 축이 되는 다리를 로어한 후 밀어서 무빙 풋을 뒤로 후진시킨다. 무빙 풋으로 체중이 이동될 때의 풋워크는 토 - 홀 플랫 |whole flat| - 힐 순으로 된다. 이때 히프를 뒤로 쑥 뺀다는 느낌으로, 몸은 앞으로 약간 구부린다는 느낌으로 몸의 균형을 잡아야 한다.

■ NFR |no foot rise|

폭스트롯에서 뒤꿈치를 들지 않고 바닥에 닿은 채 상체와 다리로 느끼는 라이즈. 보통 남성의 리드로 여성이 후진할 때 사용하며 이완된 양 무릎이나 상체를 펴서 위로 떠오르는 것과 같은 동작으로 축이 되는 발의 뒤꿈치가 마룻바닥에 계속 닿아 있어야 한다. 체중을 지지하고 있는, 축이 되는 발의 힐은 다음 발에 체중이 옮겨질 때까지 마룻바닥에 계속 닿아 있다.

페더 스텝 |feather step|의 워크 요령

타이밍	스텝	발 위치	풋워크	얼라인먼트	회전량	라이즈 & 폴	CBM	스웨이
남								
S	1	오른발 앞으로(In)	HT	L.O.D.를 향해	–	1의 끝에서 라이즈	있음	똑바로
Q	2	OP스텝 준비, 왼발 앞으로, 좌측 사이드 리딩	T	L.O.D.를 향해	–	업	–	오른쪽
Q	3	오른발 앞으로, CBMP, OP	TH	L.O.D.를 향해	–	업. 3의 끝에서 로어	–	오른쪽

타이밍	스텝	발 위치	풋워크	얼라인먼트	회전량	라이즈 & 폴	CBM	스웨이
남								
S	4	왼발 앞으로	H	L.O.D.를 향해	–	–	있음	똑바로
여								
S	1	왼발 뒤로	TH	L.O.D. 배면	–	1의 끝에서 라이즈, NFR	있음	똑바로
Q	2	오른발 뒤로, 우측 사이드 리딩	TH	L.O.D. 배면	–	업, NFR	–	왼쪽
Q	3	왼발 뒤로, CBMP	TH	L.O.D. 배면	–	업, NFR, 3의 끝에서 로어	–	왼쪽
S	4	오른발 뒤로	T	L.O.D. 배면	–	–	있음	똑바로

페더 스텝은 폭스트롯의 가장 기본이 되는 피겨이다. 가장 많이 사용되며 매우 중요한 역할을 하므로 이 피겨로 워킹 연습을 많이 한다. 남성 오른발 전진부터 시작한다.

$$S\ Q\ Q\ S = S^{|Q+Q|}\ Q\ Q\ S^{|Q+Q|} = Q\ Q\ Q\ Q\ Q\ Q = ①②③④⑤⑥$$

우선 첫 번째 S의 스텝 요령은 ①에 서포팅 풋이 되는 왼발로 바닥을 누르면서 CBM으로 오른발을 앞으로 뻗는다. 계속 왼발을 밀어서 오른발 힐로 전진시켜 ②에 체중을 오른발에 완전히 100% 이동한 후 토로 만든다 $^{|HT|}$. 즉 ①에 축이 되는 발을 누르고 CBM을 만들면서 ②에 스텝하면서 끝에 라이즈한다. 이때 왼쪽 어깨가 앞으로 나가 있다. 이렇게

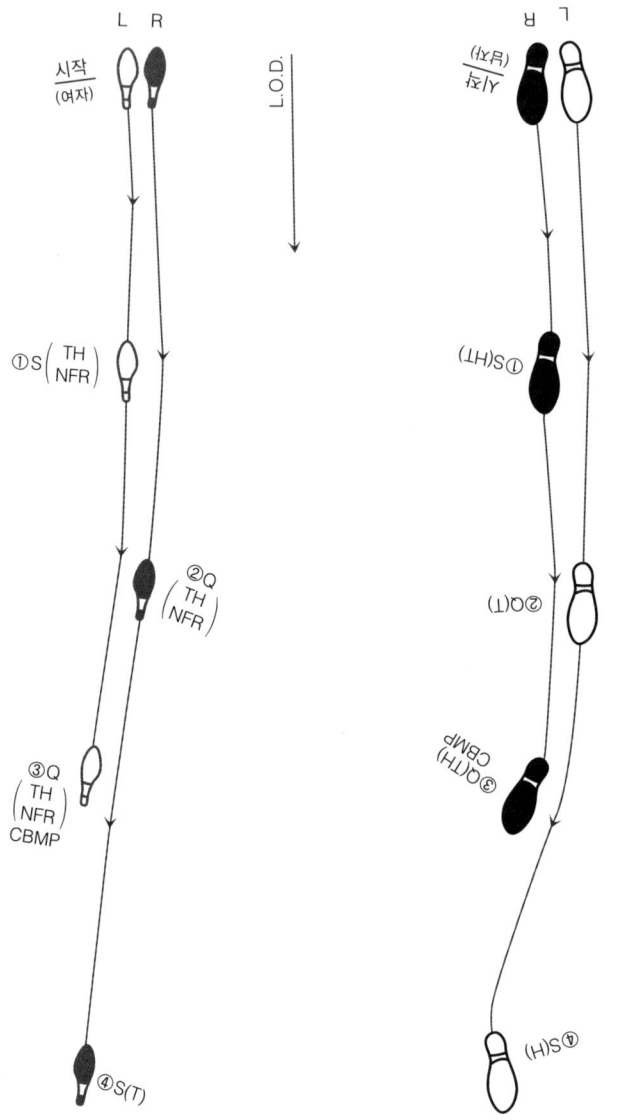

왼쪽 어깨가 나가 있는 상태에서 ③에 왼발을 전진 스텝하면 좌측 사이드 리딩이 된다.

이전에는 숄더 리드 |shoulder lead|라는 용어를 사용했는데, 지금은 사

이드 리드 |side lead|라는 용어를 많이 사용한다. 어깨로만 리드하는 것이 아니라 보디의 사이드 |side| 전체로 리드한다는 뜻이다.

(1) 남성

예비보 다음에 오른발이 나갈 때 1보는 CBM이 있으므로 왼쪽 어깨가 앞으로 나간다. 이 상태로 2보 왼발 전진하면 왼쪽 사이드 리드가 되고 3보는 왼쪽 어깨가 앞으로 나간 상태에서 오른발이 전진하면 자연히 CBM이 된다. 4보는 S이므로 3보 끝에서 로어 |서포팅 풋 : 오른발| 하면서 스웨이 없이 똑바로 원위치로 돌아와서 4보의 왼발 전진할 때 다시 CBM을 만들면 오른쪽 어깨가 앞으로 나간다. 스리 스텝으로 속행할 때의 1보는 계속 오른쪽 사이드 리드로 진행한다.

(2) 여성

CBM과 사이드 리드는 남성과 반대로 하면 된다. 특히 여성은 앞발이 체중을 실은 발을 향해서 후진하기 시작할 때, 앞발의 토를 플로어에서 떼고 힐은 바닥에 닿아 있어야 한다. 신발 앞부분은 약간 위로 들고 힐은 마룻바닥을 끌면서 후진한다.

폭스트롯에서 페더 스텝은 루틴을 짤 때 L.O.D. 방향으로 진행하는 것은 물론 L.O.D.상에서의 방향 전환에도 링크 역할을 한다. 따라서 그 후행 피겨를 정확히 암기해두는 것이 좋다.

후행 피겨로는 three step, reverse turn, 1~4 reverse turn check & basic weave, change of direction 등이 온다. 체인지 오브 디렉션은 방향 전환의 각도 |3/4, 1/2, 1/4, 1/8|를 리더 마음대로 조정할 수 있으므로 잘 활용하면 유용할 때가 많다.

춤추다가 페더 스텝에서 방향 전환을 하고 싶으면 여러 가지 방법이 있다.

> · feather step |L.O.D. 방향| - 1~4 reverse turn check & basic weave
> · feather step |중앙사 방향| - reverse turn -
> · feather step |벽사 방향| - change of direction -

■ 페더의 종류

- 페더 스텝 |feather step| : 페더의 기본 피겨
- 페더 피니쉬 |feather finish| : 리버스 턴 1~7은 7보로 구성되어 있는데, 세분하여 설명하면 리버스 턴 1~3+페더 피니쉬 4~7의 결합이다. 4보와 같이 뒤로 후진하여 페더 스텝의 형태가 되는 것을 페더 피니쉬라고 한다.
- 페더 엔딩 |feather ending| : 오픈 텔레마크와 페더 엔딩 1~7은 7보로 구성되어 있는데, 세분하여 설명하면 오픈 텔레마크 1~3+페더 엔딩 4~7의 결합이다. 4보와 같이 PP로 시작하는 페더 스텝의 형태를 페더 엔딩이라고 한다.
- 커브드 페더 |curved feather| : 페더로 커브를 그리는 스텝
- 백 페더 |back feather| : 페더를 후진하면서 하는 스텝
- 호버 페더 |hover feather| : 새나 헬리콥터가 공중에 떠 있는 동작과 비슷한 모양의 페더 스텝

폭스트롯과 탱고의 S스텝 워크 요령

폭스트롯의 S스텝은 탱고의 S스텝과 요령이 똑같다. 단, 탱고는 워킹댄스이고 폭스트롯은 무빙댄스이다. 따라서 탱고는 라이즈 & 폴이 없고 폭스트롯은 라이즈 & 폴이 있다. S |Q+Q|카운트에 스텝을 밟을 때는 앞 Q에 서포팅 풋으로 마룻바닥을 누르고 난 후 뒤 Q에 스텝한다. |탱고편 참조|.

페더 스텝 = S Q Q S = S |Q+Q| Q Q S |Q+Q| = Q Q Q Q Q Q = ①
②③④⑤⑥ = 슬 로 Q Q 슬 로 = 슬로 |①| & |②| Q |③| Q |④| 슬로 |⑤|
& |⑥|으로 하여 어느 방법이든 편리한 대로 연습한다.

|남성 풋워크|

1보(S) : HT, ②의 끝에서 라이즈
2보(Q) : T, 업
3보(Q) : TH, 업, ④의 끝에서 로어
4보(S) : H

마지막 S의 스텝 요령은 ④의 끝에서 오른발을 로어한 후 제자리에서 누르는 |press| 것이 ⑤의 Q이다. 서포팅 풋으로 계속 바닥을 누르면서 무빙 풋을 앞으로 뻗고 보디는 CBM을 만들어 ⑥에 왼발 전진한다. 이때 오른쪽 사이드 리드를 계속 유지한다. 이런 모양은 간격이 좁게 마주한 두 벽 사이를 빠져나가기 위해 몸을 옆으로 비튼 상태와 비슷하다.

통상 S |Q+Q|카운트가 있는 피겨의 시작은 앞 Q에서 로어, 즉 마룻바닥을 충분히 누른 후 뒤 Q에서 스텝하고 끝에서 라이즈한다. 갑작스럽게 로어한다든가 갑작스럽게 라이즈하면 안 된다. 물 흐르듯 천천히 부드럽게 라이즈 & 폴을 한다.

여성은 남성의 반대로 연습하면 된다.

5) 폭스트롯의 음악에 맞춰 스텝하는 방법

초·중급자가 음악을 들으면서 폭스트롯 스텝을 밟는 것은 다른 춤에 비해 상당히 어렵다. 그 이유는 타악기소리가 분명하게 들리지 않을 뿐만 아니라 남성은 발을 모으는 경우가 드물고 물 흐르듯 계속 움직여야 하기 때문이다.

왈츠의 클로즈드 체인지를 4/4박자로 연습

우선 음악을 많이 듣고 1 2 3 4의 4박자를 분명히 찾을 수 있어야 한다. 다음에 왈츠의 클로즈드 체인지(일명 box step)에 폭스트롯 음악을 맞춰 스텝을 밟아본다. 클로즈드 체인지 3보를 폭스트롯의 4박자 3보에 맞춘다.

```
1보 : S (Q+Q)    첫 Q에 오른발을 누르고 두 번째 Q에 왼발 전진
2보 : Q          오른발 옆으로.
3보 : Q          왼발을 오른발에 모음.
4보 : S (Q+Q)    첫 Q에 왼발을 누르고 두 번째 Q에 오른발 후진
5보 : Q          왼발 옆으로.
6보 : Q          오른발을 왼발에 모음.
```

폭스트롯에는 박스 스텝이 없지만 스텝 감각을 익히기 위해서는 이 방법이 안성맞춤이다. 즉 1보=2박자, 2보=1박자, 3보=1박자로 스텝을 연습한다. 1보는 첫 박자에 서포팅 풋을 누르고 2번째 박자에 스텝을 한다. 2, 3보는 한 박자에 한 스텝씩 발을 움직인다. 많이 연습을 하

면 폭스트롯 음악과 스텝의 음악적 길이에 대하여 느낌이 온다.

이 방법이 숙달되면 모으는 발 |3보와 6보|을 모으지 않고 무릎을 스치면서 후진 |3보| 또는 전진 |6보|하면서 연습한다.

페더 스텝과 스리 스텝을 연결하여 연습

페더 스텝과 스리 스텝을 계속 연결해서 전·후진 워크를 연습하면 폭스트롯의 숙달에 많은 도움이 된다.

힐 턴으로 연습

힐 턴 연습을 많이 한다. 특히 폭스트롯의 회전의 경우, 여성은 대부분 힐 턴을 한다고 생각하면 별 무리가 없다. 힐 턴은 뒤꿈치로 회전하는 것인데 한쪽 발을 후진해서 그 발뒤꿈치로 회전할 때 다른 발을 끌어모으는 것이 특징이다. 그 발에 체중을 옮겨서 뒤꿈치로 회전을 계속한 다음 처음 뒤쪽으로 후진하여 회전한 쪽의 발이 다음 스텝으로 들어가는 것이다.

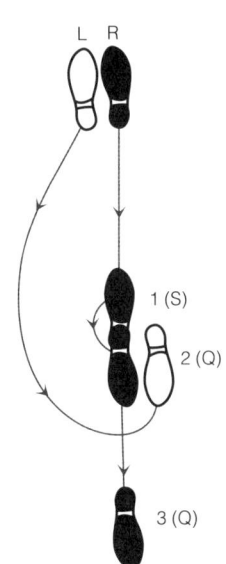

· 오른발을 후진하는 힐 턴

  1보 : S, 오른발을 후진해서 그 발 힐로 좌회전, 이때 왼발을 끌어모으면서 힐로 턴 시작.

  2보 : Q, 왼발에 체중을 옮기고 그 발 힐로 계속 회전 |1/4 or 1/2|, 토 라이즈 |엎|

  3보 : Q |1박자|, 처음 뒤쪽으로 후진

하여 회전한 오른발이 다음 스텝로 나아감 |업|, 끝에서 로어
4보 : S, 왼발 전진
5보 : S, 오른발 후진

반복하면 연속동작으로 연습할 수 있다. 폭스트롯에서 1/4, 3/8, 1/2 턴은 거의 힐 턴으로 보면 된다. 왼발 후진의 경우도 요령은 같다.

왈츠의 쿼터 턴과 힐 턴을 연결하여 연습

왈츠의 쿼터 턴 |1 2 3|과 힐 턴 |SQQ|을 결합하여 연습하되 쿼터 턴 |SQQ|의 경우 왈츠와 같이 3보에 발을 모으지 않고 후진한다.

· 쿼터 턴과 힐 턴 연습
1보 : S에 오른발 전진, 우회전 시작
2보 : Q에 왼발 옆으로, 1~2 사이에 1/4턴
3보 : Q에 무릎을 스치면서 오른발 후진 |왈츠처럼 모으지 않음|
4보 : S에 왼발 후진, 우회전 시작
5보 : Q에 오른발을 왼발 옆에 모음, 1~2사이에 1/4턴
6보 : Q, 왼발 전진

남녀가 홀드하고 쿼터 턴 |SQQ|과 힐 턴 |SQQ : 1/4 or 1/2|을 결합하여 연습한다. 그런 다음엔 남성 왼발 전진 쿼터 턴과 힐 턴을 결합하여 연습한다.

6) 폭스트롯의 시작 방법

예비보

예비보를 어떻게 준비할 것인가? 먼저 남녀가 클로즈드 포지션 상태로 마주 보고 선다. 양발을 어깨 넓이만큼 벌린다. 체중을 왼발이나 오른발로 옮긴다.

(1) 체중이 왼발에 있는 경우

- Q카운트 : 1카운트에 왼발을 밀어서 2, 3 카운트에 체중을 오른발로 옮긴 후 4카운트에 예비보인 왼발을 전진한다.
- S카운트 : 첫 번째 S에 왼발을 밀어 오른발에 체중을 옮기고 두 번째 S에 왼발을 예비보로 전진한다.

(2) 체중이 오른발에 있는 경우

- Q카운트 : 오른발을 밀어 1, 2, 3, 4 카운트에 체중을 왼발로 옮긴다. 다시 5카운트에 왼발을 밀어서 6, 7 카운트에 체중을 오른발로 옮긴 후 8카운트에 예비보인 왼발을 전진한다.
- S카운트 : 첫 번째 S에 축인 오른발을 밀어 체중을 왼발로 옮긴 다음 두 번째 S에 다시 왼발을 밀어 체중을 오른발에 옮기고 세 번째 S에 예비보인 왼발을 전진한다.

'중앙사'로 출발

폭스트롯의 시작 요령은 관행에 따라 '중앙사면' 하여 시작한다. 남녀가 홀드하고 마주 보고 선다. 그리고 양발을 어깨 넓이만큼 벌리고 예비동작을 한 후 예비보인 왼발이 전진한다.

　모던댄스 중 왈츠, 탱고, 퀵스텝은 모두 '벽사면'으로 출발하는데 폭스트롯만은 '중앙사면'하여 출발한다. 왜 그럴까? 왈츠와 퀵스텝의 예비보 다음 피겨는 전진하는 거리가 짧기 때문에 '벽사면'하여 출발해도 135도 또는 90도 회전하면 거의 L.O.D.를 향할 수 있다. 탱고의 시작도 통상 two walks 다음에 프로그레시브 링크를 하므로 L.O.D.를 향하여 진행할 수 있다. 비엔나왈츠는 내추럴 턴부터 시작하는데, 이는 사람의 습관상 우회전이 쉽기 때문이다. 물론 비엔나왈츠에 있어서 내추럴 턴을 하든 리버스 턴을 하든 진행방향은 L.O.D.이므로 별 문제가 없다.

　이에 비해 폭스트롯은 페더 스텝을 첫 시작 피겨로 많이 사용한다. 왈츠의 시작 방법과 같이 '벽사면'하여 선 다음 예비보 - 페더 스텝 |SQQS| 으로 진행하면 마지막 스텝이 왼발로 끝나기 때문에 L.O.D.로 진행할 수 없다. 페더 스텝 다음에 스리 스텝, 리버스 턴, 오픈 텔레마크, FR & SP 등 어느 피겨로 속행해도 L.O.D.로 진행할 수 없다. 따라서 왈츠나 퀵스텝처럼 벽 가까이서 '벽사면'하여 출발하면 피겨 조합의 진행 거리가 너무 길어서 벽과 부딪치게 된다. 페더 스텝을 첫 시작 피겨로 사용하여 L.O.D. 방향으로 진행하려면 '중앙사'로 출발하여 리버스 턴으로 속행하면 L.O.D.로 나갈 수 있다. 이와 같은 이유 때문에 폭스트롯만은 '중앙사'로 출발하게 된 것 같다.

　물론 조금 멀리서 '벽사'로 출발하면 예비보 - feather step - three step - natural turn - 으로 하면 L.O.D.로 진행할 수 있지만 다른 댄서들이 '중앙사'로 출발한다면 서로 부딪치게 될 것이다. 또 처음부터 L.O.D.로 향해서 춤을 시작할 수도 있다. 예비보 - feather step - three step - feather step - 1~4 reverse turn check & basic weave - 그러니

춤은 항상 벽사로 향하여 시작한다는 고정관념을 가질 필요가 없다. 폭스트롯의 시작을 왈츠나 탱고처럼 굳이 '벽사면' 하여 출발하려면 첫 시작 피겨의 진행 거리를 짧게 하여 스리 스텝이나 내추럴 턴으로 첫 출발을 하면 L.O.D.로 진행할 수 있다. 예비보 - three step - natural turn -, 또는 예비보 - natural turn - 과 같이 할 수 있다. 그러나 첫 출발 피겨로서의 스리 스텝은 첫 스텝의 리듬이 Q이라서 출발이 부자연스럽고 내추럴 턴은 왈츠의 내추럴 턴과 같이 별 문제점은 없으나 플로어에 있는 모든 사람이 '중앙사면' 하여 출발하는데 혼자서 '벽사면' 하여 출발한다면 다른 사람의 춤을 방해할 우려가 있다.

7) 댄스파티에서 루틴 없이 폭스트롯 추는 방법

남녀가 역할을 바꿔 스텝을 연습한다

폭스트롯에서 페더 스텝과 스리 스텝은 가장 기본 피겨이며 풋워크, 사이드 리드 등 댄스기술이 집약되어 있다. 이 피겨를 연결해서 남녀가 역할을 바꿔가며 반복 연습한다. 댄스에 있어서 여성은 후진 워크가 많고 전진 워크가 적기 때문에 여성이 연속 전진 워크를 하면 스텝이 잘 안 되는 경우가 많다. 이럴 때는 남성이 후진을 하더라도 사이드 리드나 텐션을 정확히 주어 여성을 리드하는 편이 좋다.

L.O.D.를 따라 feather step - three step - feather step - three step - 을 반복하여 전·후진 연습을 한다. 정사각형 또는 직사각형으로 되어 있는 연습실에서 L.O.D.를 따라 처음에는 남성이 주역, 즉 남성이 전진하다가 코너에서 쿼터 턴을 한 후 이번에는 역할을 바꿔 여성이 주역이 되어 전진한다.

feather step, three step, quarter turn, heel turn을 조합하여 남녀가 홀드하고 플로어를 몇 바퀴 돌아본다. 이러한 연습 방법은 남녀가 전·후진의 역할을 서로 바꿔가면서 하기 때문에 초보자에게는 매우 효과적이다. 이 4가지 피겨만 숙달되면 다른 피겨도 수월하게 할 수 있고 루틴을 짜는 데 응용력과 창의력이 생긴다.

통상 단체반 레슨에서는 feather step - reverse turn - three step - natural turn - 등과 같이 루틴을 짜서 그 순서대로 익히기 때문에 처음 폭스트롯을 배우는 사람들은 피겨 배우기도 힘들고 루틴을 암기하는 데도 여러 가지로 어렵다.

| 연습 방법 |

L.O.D.를 보고 선다.

· 예비보 - 남성 전진 feather step |SQQS| - three step |QQS| - feather step - three step - feather step - three step - 남성 quarter turn |SQQ, 여성 : heel turn| - 여성 전진 feather step - three step - feather step - three step - feather step - three step - 여성 quarter turn |남성 : heel turn| -

이렇게 반복 진행하면 결국 원래 출발하던 위치로 오게 된다. 페더 스텝, 스리 스텝, 쿼터 턴|힐 턴| 세 가지 피겨를 능숙하게 할 수 있고 남녀가 역할을 바꿔가며 리드와 폴로를 할 수 있다면 폭스트롯이 생각보다 수월하다는 것을 깨닫게 된다. natural turn, reverse turn, closed impetus & feather finish, natural weave, basic weave, open impetus & weave from PP, hover cross, reverse wave 등 중·상급

피겨도 충분히 소화할 수 있는 능력이 생긴다.

링크 역할을 하는 피겨를 알아둔다

(1) 페더 스텝 |318쪽 참조|

(2) 스리 스텝 |three step|

타이밍	스텝	발 위치	풋워크	얼라인먼트	회전량	라이즈 & 폴	CBM	스웨이
남								
Q	1	오른발 앞으로(In)	HT	L.O.D.를 향해	–	1의 끝에서 라이즈	–	왼쪽
Q	2	왼발 앞으로	TH	L.O.D.를 향해	–	업. 2의 끝에서 로어	–	왼쪽
S	3	오른발 앞으로	H	L.O.D.를 향해	–	–	있음	똑바로
여								
Q	1	왼발 뒤로	TH	L.O.D. 배면	–	1의 끝에서 라이즈, NFR	–	오른쪽
Q	2	오른발 뒤로	TH	L.O.D. 배면	–	업. NFR 2의 끝에서 로어	–	오른쪽
S	3	왼발 뒤로	T	L.O.D. 배면	–	–	있음	똑바로

남성의 스리 스텝이 어려운 것은 1보 Q의 풋워크가 HT이고 여성의 양발 |또는 양 다리| 사이로 |in| 스텝을 해야 하기 때문이다. 통상 폭스트롯 피겨의 첫 전진 스텝 S의 풋워크는 HT이고 다음 Q은 T가 많이 온다.

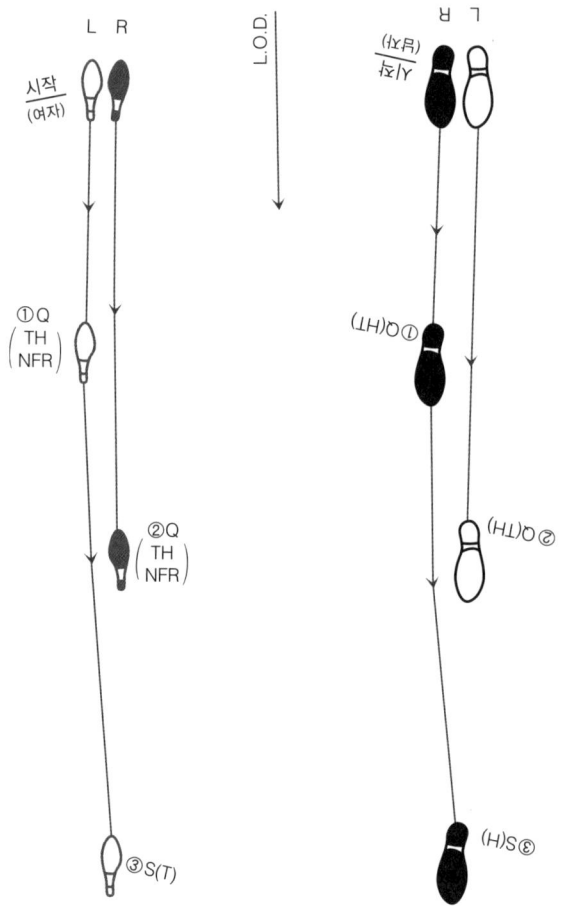

그런데 스리 스텝는 선행 피겨의 마지막 스텝 S는 H이므로 다음에 스리 스텝의 1보 Q은 HT이다. 남성의 페더 스텝 |S Q Q S=HT T TH H|과 스리 스텝 |Q Q S=HT TH H|의 풋워크는 두 피겨를 연결해서 여러 번 반복하여 숙달시키는 방법밖에 없다.

그러면 왜 남성의 스리 스텝 1보 Q은 T가 아니고 HT일까? 그 이유는 남성 1보는 여성의 양발 |또는 양 다리| 사이로 들어가면서 여성을 힘차게 밀고 나가기 위함이다.

여성의 풋워크는 페더 스텝 |S Q Q S=TH TH TH T| - 스리 스텝 |Q Q S=TH TH T|이다. 여성의 후진 요령은 페더 스텝과 같이 앞발이 체중을 실은 발을 향해서 후진하기 시작할 때, 앞발의 토를 플로어에서 떼는 것이 중요하다. 힐은 바닥에 닿아 있어야 한다.

후행 피겨로는 내추럴 턴, 호버 크로스 등이 있다. 초·중급 시절에는 간단한 피겨 조합을 외워두는 것이 좋다.

· 연습
◇ 예비보 |중앙사| - feather step - reverse turn - three step - natural turn -
◇ 예비보 |중앙사| - feather step - reverse turn - three step - hover cross - reverse turn -

특히 페더 스텝과 스리 스텝을 연결해서 연습할 때 주의할 점은 남성의 발이 전진할 때 In이냐 OP냐를 확실히 구별해야 하고, 페더 스텝 남성 1보는 In, 2, 3보는 왼쪽 사이드 리드를 분명히 하면서 OP를 한다. 남성이 페더 스텝을 후진하는 경우는 2, 3보에서 오른쪽 사이드 리드를 정확히 해주어야 여성이 OP로 전진할 수 있다.

스리 스텝의 1보도 In이다. 초급자일 때 페더 스텝과 스리 스텝을 연결해서 연습할 때 각 피겨의 1보를 스텝할 때 In과 OP를 혼동하기 쉽다. 1보는 무조건 In이다.

폭스트롯에서는 특별한 링크 역할을 하는 피겨는 없지만 페더 스텝과 스리 스텝이 훌륭한 링크 역할을 한다. 예컨대, 춤을 추다가 방향 전환이 필요하면 페더 스텝으로 연결한 다음 리버스 턴으로 진행할 수 있고 스리 스텝 다음에는 내추럴 턴을 연결하여 방향을 전환할 수 있다. 페더 스텝 다음에 방향 전환이 여의치 않으면 스리 스텝으로 속행한 다음 내추럴 턴을 하면 된다.

(3) 내추럴 턴 |natural turn|

타이밍	스텝	발 위치	풋워크	얼라인먼트	회전량	라이즈 & 폴	CBM	스웨이
남								
S	1	오른발 앞으로	HT	L.O.D.를 향해	우회전 시작	1의 끝에서 라이즈	있음	똑바로
Q	2	왼발 옆으로	T	중앙사배면	1~2 사이에서 3/8	업	–	오른쪽
Q	3	오른발 뒤로	TH	L.O.D. 배면	2~3 사이에서 1/8	업. 3의 끝에서 로어	–	오른쪽
S	4	왼발 뒤로	TH	L.O.D. 배면	우회전 시작	–	있음	똑바로
S	5	오른발 옆으로 작은 스텝 (힐 풀)	H, 발의 IE WF, 왼발의 IE	중앙사면	4~5 사이에서 3/8	–	–	왼쪽
S	6	왼발 앞으로	H	중앙사면	좌로 몸 회전		있음	똑바로
여								
S	1	왼발 뒤로	TH	L.O.D. 배면	우회전 시작	1의 끝에서 약간 라이즈, NFR	있음	똑바로
Q	2	오른발을 왼발에 모고 (힐 턴)	HT	L.O.D.를 향해	1~2 사이에서 1/2	2에서 라이즈 계속	–	왼쪽
Q	3	왼발 앞으로	TH	L.O.D.를 향해	–	업. 3의 끝에서 로어	–	왼쪽
S	4	오른발 앞으로	HT	L.O.D.를 향해	우회전 시작	–	있음	똑바로

타이밍	스텝	발 위치	풋워크	얼라인먼트	회전량	라이즈 & 폴	CBM	스웨이
여								
S	5	왼발 옆으로	TH, 오른발 토의 IE	중앙사배면	4~5 사이에서 3/8	-	-	오른쪽
S	6	오른발, 왼발에 브러쉬한 뒤 뒤로	T	중앙사배면	좌로 몸 회전	-	있음	똑바로

남성은 1보 S에서 왈츠의 더블 리버스 턴 1보와 같이 여성을 완전히 세울 수 있어야 한다. 1의 끝이 '라이즈 시작'이 아니라 '라이즈'이다. 여성을 완전히 세우고 나서 여성을 힐 턴시킨다.

남성 5보는 힐 풀|heel pull|이다. 4보인 왼발을 후진|TH|하고 5보에는 왼발 힐로 턴할 때, 오른발은 힐|heel|로 마룻바닥을 누르면서 오른발을 천천히 끌어 온 후 거의 회전이 완료할 즈음에 옆으로 약간 떨어뜨려 놓고|IE of foot| 체중을 옮긴다|whole foot|. 그리고 왼발 앞으로 |H| 전진한다. 이때 오른발의 풋워크는 IE of left foot이다.

■ 힐 풀|heel pull|

이것은 남성 힐 턴의 한 종류로, 힐 턴과의 차이는 한쪽 발의 뒤꿈치로 회전을 할 때 한쪽 발을 더 천천히 끌어 오고 거의 회전이 완료한 즈음에 옆으로 약간 떨어뜨려 놓고 거기에서 체중을 옮겨 체중을 지지하여 회전한 발이 다음 스텝으로 들어가는 것이다. 항상 이 회전은 뒤꿈치로 하지만 강하게 3/8 이상 회전을 하는 경우는 볼로 회전한 후에 뒤꿈치에 체중을 옮겨 계속한다.

여성 6보는 오른발을 왼발로 브러쉬한 뒤 후진한다.

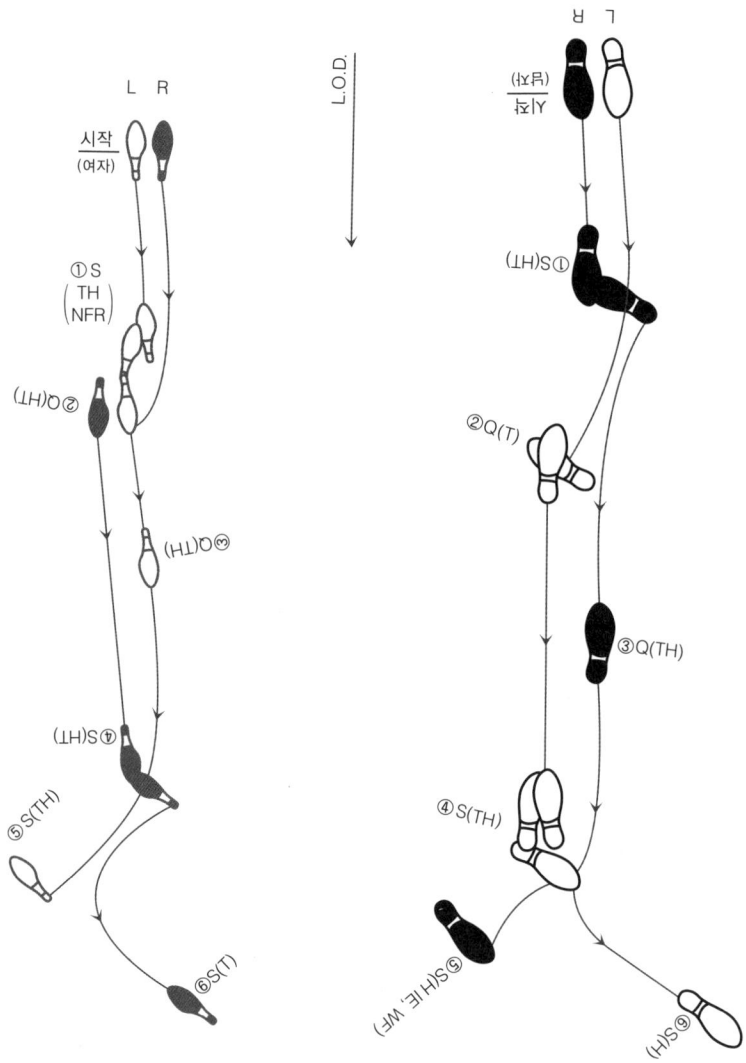

후행 피겨는 feather step, natural weave를 많이 사용하고 natural turn 1~3 후에는 closed impetus 또는 open impetus|45도 회전|를 사용

하여 방향 전환한다.

(4) 리버스 턴 |reverse turn|

타이밍	스텝	발 위치	풋워크	얼라인먼트	회전량	라이즈 & 폴	CBM	스웨이
남								
S	1	왼발 앞으로	HT	중앙사면	좌회전 시작	1의 끝에서 라이즈	있음	똑바로
Q	2	오른발 옆으로	T	벽사배면	1~2 사이에서 1/4	업	–	왼쪽
Q	3	왼발 뒤로	TH	L.O.D. 배면	2~3 사이에서 1/8	업, 3의 끝에서 로어	–	왼쪽
S	4	오른발 뒤로	THT	L.O.D. 배면	좌회전 시작	4의 끝에서 라이즈	있음	똑바로
Q	5	왼발 옆으로 그리고 약간 앞에	T	벽사 포인팅	4~5 사이에서 3/8 몸 회전 조금 적게	업	–	오른쪽
Q	6	오른발 앞으로, CBMP, OP	TH	벽사면	–	업, 6의 끝에서 로어	–	오른쪽
S	7	왼발 앞으로	H	벽사면	–	–	있음	똑바로
여								
S	1	오른발 뒤로	TH	중앙사배면	좌회전 시작	1의 끝에서 약간 라이즈, NFR	있음	똑바로
Q	2	왼발을 오른발에 모음(힐 턴)	HT	L.O.D.를 향해	1~2 사이에서 3/8	라이즈 계속	–	오른쪽
Q	3	오른발 앞으로	TH	L.O.D.를 향해	–	업, 3의 끝에서 로어	–	오른쪽
S	4	왼발 앞으로	HT	L.O.D.를 향해	좌회전 시작	4의 끝에서 라이즈	있음	똑바로
Q	5	오른발 옆으로	TH	벽배면	4~5 사이에서 1/4	업	–	왼쪽

타이밍	스텝	발 위치	풋워크	얼라인먼트	회전량	라이즈 & 폴	CBM	스웨이
여								
Q	6	왼발 뒤로, CBMP	TH	벽사배면	4~5 사이에서 1/8 몸 회전 조금 적게	업, NFR 6의 끝에서 로어	–	왼쪽
S	7	오른발 뒤로	T	벽사배면	–	–	있음	똑바로

1카운트를 1과 & |1의 끝|로 구분하여 풋워크와 라이즈 & 폴을 설명하면, 1에 왼발 힐 투 플랫|heel to flat|으로 전진|힐로 전진한 후 발바닥 전체가 마룻바닥에 닿아 있음|하면서 여성을 남성 앞에 완전히 세운다. 그리고 &에 '라이즈 상태'를 만들면서 회전한다.

여성은 7보에서 오른발이 후진하기 시작할 때 힐은 바닥에 닿아 있어야 한다.

후행 피겨로는 three step, change of direction, 1~4 reverse turn check & basic weave 등이 온다.

어떤 피겨가 오른발로 끝난 경우|예컨대 스리 스텝|에는 내추럴 턴을 할 수 있고 왼발로 끝난 경우|예컨대 페더 스텝|에는 리버스 턴을 할 수 있다.

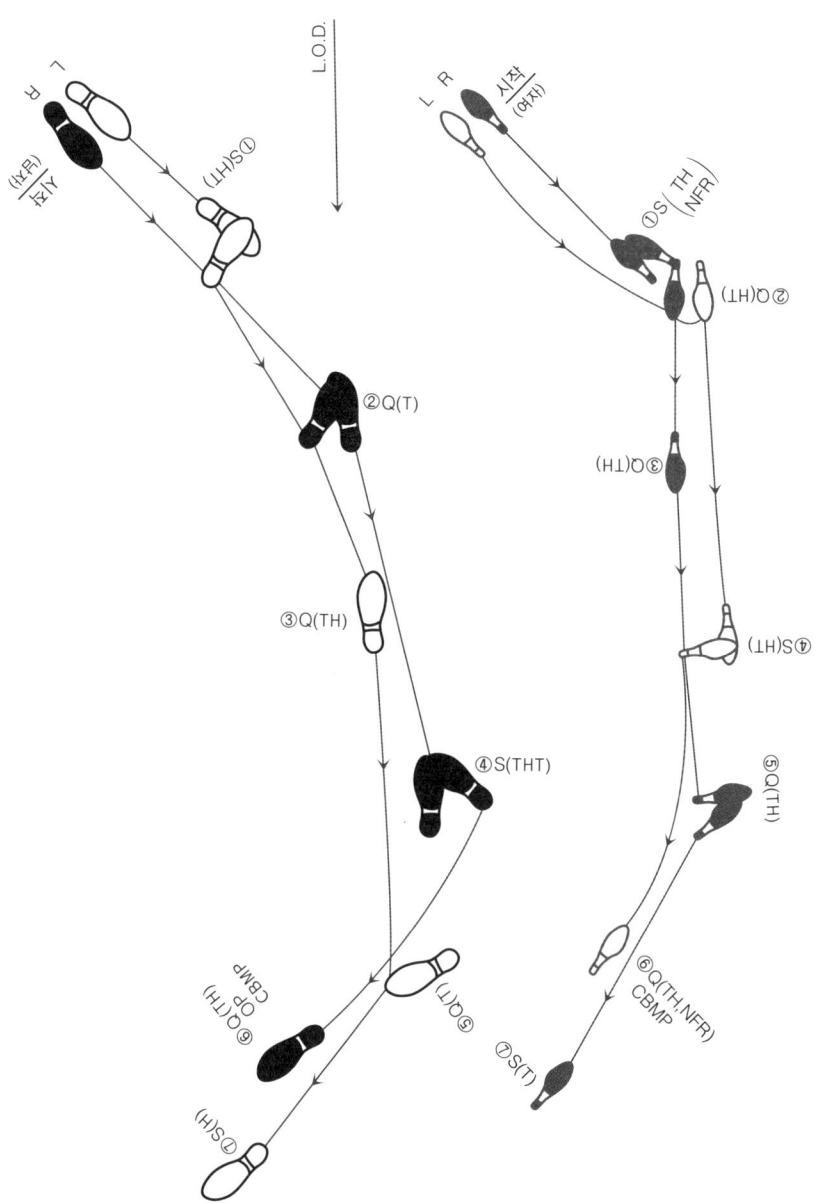

방향 전환하는 피겨를 알아둔다

모던댄스에 있어서 방향 전환은 매우 중요하다. 춤을 추다 코너가 나오면 방향 전환을 하고 또 다른 사람이 진행에 장애를 주고 있다면 방향을 바꿔 피해 가야 하기 때문에 파티장에서 춤을 추기 위해서는 방향 전환하는 피겨를 열심히 연습해야 한다.

코너에서 방향 전환하는 피겨

(1) 내추럴 턴 |334쪽 참조|

(2) 클로즈드 임피터스 & 페더 피니쉬 |closed impetus & feather finish|

타이밍	스텝	발 위치	풋워크	얼라인먼트	회전량	라이즈 & 폴	CBM	스웨이
남								
S	1	왼발 뒤로	TH	L.O.D. 배면	우회전 시작	–	있음	똑바로
Q	2	오른발을 왼발에 모으고(힐 턴)	HT	중앙사면	1~2 사이에서 3/8	2의 끝에서 라이즈	–	왼쪽
Q	3	왼발 옆으로 그리고 약간 뒤에	TH	반 L.O.D. 중앙사배면	2~3 사이에서 1/4	업. 3의 끝에서 로어	–	똑바로
S	4	오른발 뒤에	THT	반 L.O.D. 중앙사배면	좌회전 시작	4의 끝에서 라이즈	있음	똑바로
Q	5	왼발 옆으로 그리고 약간 앞에	T	중앙사 포인팅	4~5 사이에서 1/4 몸 회전 조금 적게	업	–	오른쪽
Q	6	오른발 앞으로, CBMP, OP	TH	중앙사면	–	업. 6의 끝에서 로어	–	오른쪽
S	7	왼발 앞으로	H	중앙사면	–	–	있음	똑바로

타이밍	스텝	발 위치	풋워크	얼라인먼트	회전량	라이즈 & 폴	CBM	스웨이
여								
S	1	오른발 앞으로	HT	L.O.D.를 향해	우회전 시작	–	있음	똑바로
Q	2	왼발 옆으로	T	중앙사배면	1~2 사이에서 3/8	2의 끝에서 라이즈	–	오른쪽
Q	3	오른발을 왼발에 브러쉬한 뒤 비스듬히 앞으로	TH	반 L.O.D. 중앙사면	2~3 사이에서 1/4	업. 3의 끝에서 로어	–	똑바로
S	4	왼발 앞으로	HT	반 L.O.D. 중앙사면	좌회전 시작	4의 끝에서 라이즈	있음	똑바로
Q	5	오른발 옆으로	TH	L.O.D. 배면	4~5 사이에서 1/8	업	–	왼쪽
Q	6	왼발 뒤로, CBMP	TH	중앙사배면	5~6 사이에서 1/8 몸 회전 조금 적게	업. NFR 6의 끝에서 로어	–	왼쪽
S	7	오른발 뒤로	T	중앙사배면	–	–	있음	똑바로

클로즈드 임피터스는 3보 스텝을 할 때 주의할 점이 있다. 남성 3보는 후진이 아니고 '옆으로 그리고 약간 뒤로'다. 여성 3보는 '오른발을 왼발에 브러쉬한 후 비스듬히 앞으로'이므로 여성이 적극적으로 밀면서 |push| 전진한다. 여성이 가만히 있으면 남성은 3보를 거의 제자리에서 할 수밖에 없다.

리드와 폴로 개념을 잘못 알고 남성이 여성을 밀고 당기면 여성이 밀리고 당겨지는 것으로 알고 있는 사람이 의외로 많다. 리드는 신호 |sign| 일 뿐이다. 여성이 전진 스텝을 할 때도 남성이 끌어주기를 바라지 말고 남성이 후진한다는 신호를 주면 여성이 적극적으로 밀고 나가야 한다.

후행 피겨는 페더 스텝과 같다. three step, reverse turn, 1~4 reverse turn check & basic weave, change of direction 등으로 속행할 수 있다.

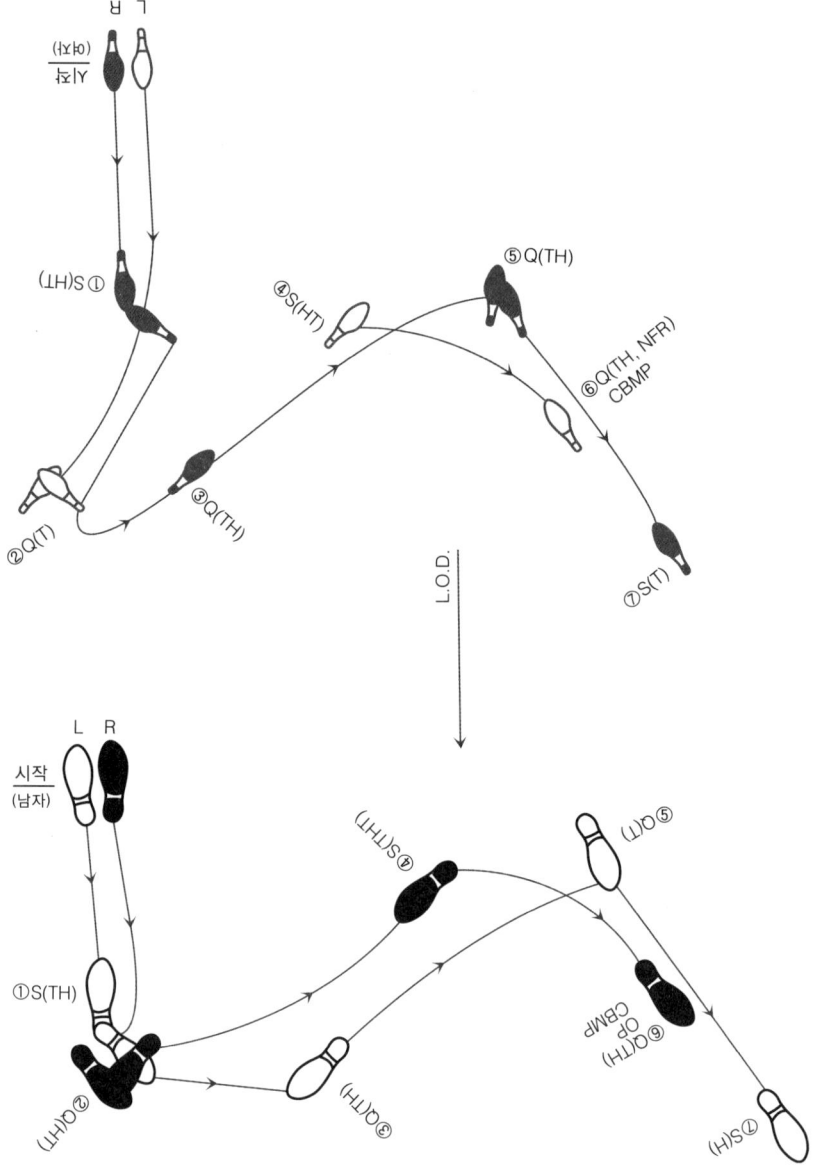

(3) 내추럴 위브 |natural weave|

타이밍	스텝	발 위치	풋워크	얼라인먼트	회전량	라이즈 & 폴	CBM	스웨이
남								
S	1	오른발 앞으로	HT	L.O.D.를 향해	우회전 시작	1의 끝에서 라이즈	있음	똑바로
Q	2	왼발 옆으로	T	거의 중앙사 배면	1~2 사이에서 3/8 이내만	업	–	오른쪽
Q	3	오른발 뒤로, 우측 사이드 리딩	T	중앙사배면	2~3 사이에서 약간 우회전	업	–	똑바로
Q	4	왼발 뒤로, CBMP	T	중앙사배면	–	업	–	왼쪽
Q	5	오른발 뒤로	T	중앙사배면	좌회전 시작	업	있음	똑바로
Q	6	왼발 옆으로 그리고 약간 앞에	T	벽사 포인팅	5~6 사이에서 1/4 몸 회전 조금 적게	업	–	오른쪽
Q	7	오른발 앞으로, CBMP, OP	TH	벽사면	–	업. 7의 끝에서 로어	–	오른쪽
S	8	왼발 앞으로	H	벽사면	–	–	있음	똑바로
여								
S	1	왼발 뒤로	TH	L.O.D. 배면	우회전 시작	1의 끝에서 약간 라이즈. NFR	있음	똑바로
Q	2	오른발을 왼발에 모으고 (힐 턴)	HT	중앙사면	1~2 사이에서 3/8	라이즈 계속	–	왼쪽
Q	3	OP스텝 준비하면서 왼발을 앞으로, 좌측 사이드 리딩	T	중앙사면	–	업	–	똑바로
Q	4	오른발 앞으로, CBMP, OP	T	중앙사면	–	업	–	오른쪽

타이밍	스텝	발 위치	풋워크	얼라인먼트	회전량	라이즈 & 폴	CBM	스웨이
여								
Q	5	왼발 앞으로	T	중앙사면	좌회전 시작	업	있음	똑바로
Q	6	오른발 옆으로	TH	벽배면	5~6 사이에서 1/8	업	–	왼쪽
Q	7	왼발 뒤로, CBMP	TH	벽사배면	6~7 사이에서 1/8 몸 회전 조금 적게	업, NFR 7의 끝에서 로어	–	왼쪽
S	8	오른발 뒤로	T	벽사배면	–	–	있음	똑바로

내추럴 위브의 카운트는 SQQQQQQS, 즉 Q이 6보이지만 Q을 몇 번이고 더 진행방향으로 후진 |여성은 전진|할 수 있다. 다만 홀수째 Q에서 방향을 바꾼다.

여성은 4보에서 OP, CBMP로 오른발 전진하므로 3보에서 OP 준비를 하면서 왼쪽 사이드 리드를 한다. 남성은 3보에서 오른발 후진하면서 오른쪽 사이드 리드를 한다.

후행 피겨는 리버스 턴과 같다. three step, 1~4 reverse turn check & basic weave, change of direction 등이 온다.

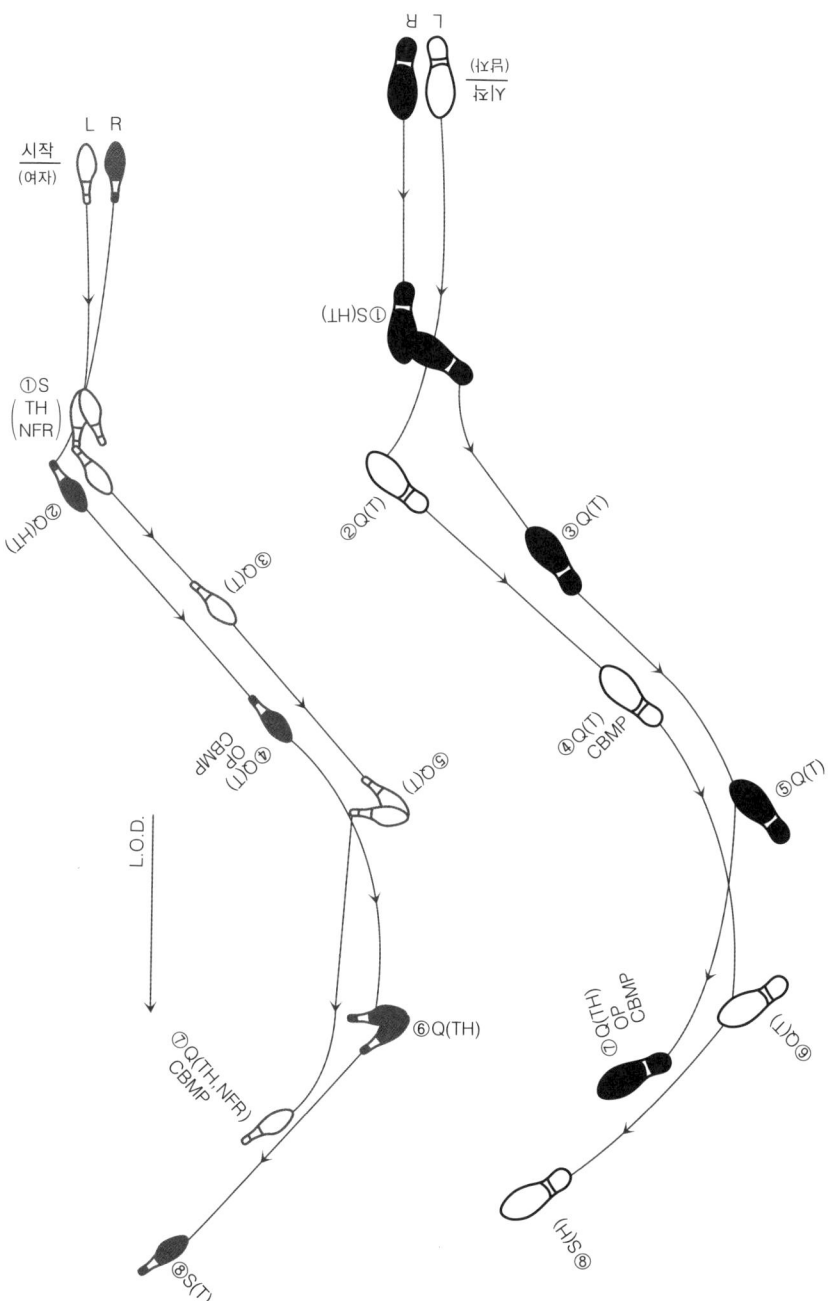

(4) 체인지 오브 디렉션 |change of direction|

타이밍	스텝	발 위치	풋워크	얼라인먼트	회전량	라이즈 & 폴	CBM	스웨이
남								
S	1	왼발 앞으로	H	벽사면	좌회전 시작	–	있음	똑바로
S	2	오른발 비스듬히 앞으로, 우측 사이드 리딩, 왼발은 체중 싣지 않고 오른발의 약간 앞에 모음	TH의 IE, 왼발 토의 IE	벽사, 오른발 토는 L.O.D.를 향해 포인팅, 중앙사면으로 마침	1~2 사이에서 1/4	–	–	왼쪽
S	3	왼발 앞으로, CBMP	H	중앙사면	–	–	있음	똑바로
여								
S	1	오른발 뒤로	TH	벽사배면	좌회전 시작	–	있음	똑바로
S	2	왼발 비스듬히 뒤로, 좌측 사이드 리딩, 오른발은 체중 싣지 않고 왼발의 약간 뒤에 모음	T,TH의 IE, 오른발 토의 IE	벽사배면, 중앙사배면으로 마침	1~2 사이에서 1/4	–	–	오른쪽
S	3	오른발 뒤로, CBMP	T	중앙사배면	–	–	있음	똑바로

페더 스텝, 리버스 턴 1~6, 위브 프롬 피피 등 왼발 S |slow|로 끝나는 피겨는 체인지 오브 디렉션으로 방향을 전환할 수 있다. 이 피겨는 방향 전환하는 데 아주 편리한 피겨이다. 회전 각도도 3/8, 1/2, 1/4로 꼭

한정할 필요는 없다. 필요에 따라서는 1/8회전할 수 있다. 회전 각도에 따라 벽사, 중앙사, L.O.D.로 진행할 수 있다.

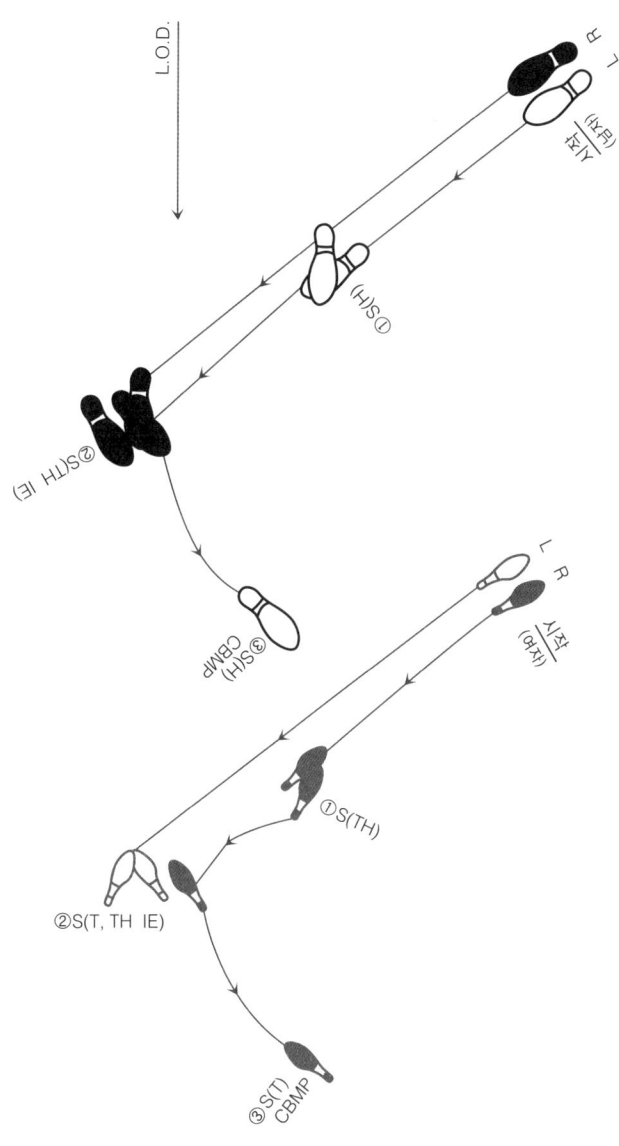

[회전 각도에 따른 체인지 오브 디렉션]

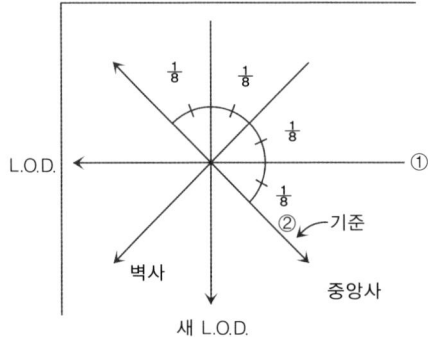

코너에서 방향 전환할 때,

① L.O.D. 방향으로 끝난 경우 : 1/4회전하여 새 L.O.D.로 진행할 수 있고 1/8회전하여 벽사로, 3/8회전하여 중앙사로 진행할 수 있다.

② 벽사로 끝난 경우 : 1/2회전하여 중앙사로 진행할 수 있고 3/8회전하여 새 L.O.D. 방향으로 진행할 수 있다. 또 1/4회전하여 벽사로 진행할 수 있다.

체인지 오브 디렉션은 3보로 이루어져 있는데 모두 S이므로 라이즈 & 폴이 없다. 후행 피겨는 feather step, natural weave 등이 온다.

(5) 톱 스핀 |top spin|

타이밍	스텝	발 위치	풋워크	얼라인먼트	회전량	라이즈 & 폴	CBM	스웨이
남								
Q	1	왼발 뒤로, CBMP	T	반 L.O.D. 배면	선행 스텝과 1 사이에서 좌로 1/8	업	–	똑바로
Q	2	오른발 뒤로	T	반 L.O.D. 벽사배면	1~2 사이에서 1/8	업	있음	똑바로
Q	3	왼발 옆으로 그리고 약간 앞에	T	새 L.O.D.의 중앙사 포인팅	2~3 사이에서 1/4 몸 회전 조금 적게	업	–	오른쪽
Q	4	오른발 앞으로, CBMP, OP	TH	중앙사면	–	업. 4의 끝에서 로어	–	오른쪽
S	5	왼발 앞으로	H	중앙사면	–	–	있음	똑바로
여								
Q	1	오른발 앞으로, CBMP, OP	T	반 L.O.D.를 향해	선행 스텝과 1 사이에서 좌로 1/8	업	–	똑바로
Q	2	왼발 앞으로	T	반 L.O.D. 벽사면	1~2 사이에서 1/8	업	있음	똑바로
Q	3	오른발 옆으로	TH	새 L.O.D. 배면	2~3 사이에서 1/8	업	–	왼쪽
Q	4	왼발 뒤로, CBMP	TH	중앙사배면	3~4 사이에서 1/8 몸 회전 조금 적게	업. NFR. 4의 끝에서 로어	–	왼쪽
S	5	오른발 뒤로	T	중앙사배면	–	–	있음	똑바로

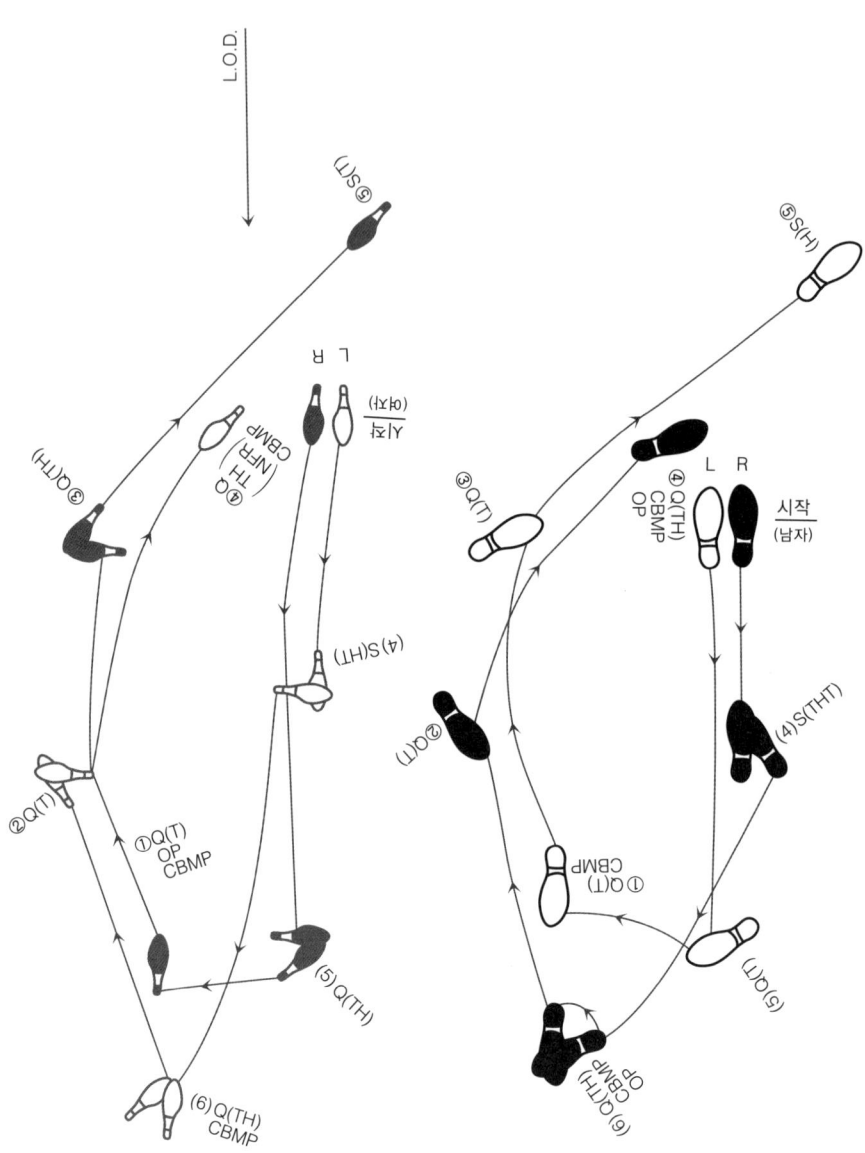

*(4) (5) (6)은 리버스 턴 후반부 4 5 6 스텝이다.

(6) 호버 크로스 |hover cross|

타이밍	스텝	발 위치	풋 워크	얼라인먼트	회전량	라이즈 & 폴	CBM	스웨이
남								
S	1	오른발 앞으로	HT	벽사면	우회전 시작	1의 끝에서 라이즈	있음	똑바로
Q	2	왼발 옆으로	T	중앙사배면	1~2 사이에서 1/4	업	–	오른쪽
Q	3	오른발 옆으로	T	새 L.O.D.의 벽사 포인팅	2~3 사이에서 1/2 몸 회전 조금 적게	업	–	똑바로
Q	4	왼발 앞으로, CBMP, 좌측 OP	T	새 L.O.D.의 벽사면	우로 약간의 몸 회전	업	–	왼쪽
Q	5	체중을 뒤로 해서 오른발로 옮기고, CBMP	T	반 L.O.D. 중앙사배면	좌회전 시작	업	있음	똑바로
Q	6	왼발 옆으로 그리고 약간 앞에	T	중앙사 포인팅	5~6 사이에서 1/4 몸 회전 조금 적게	업	–	오른쪽
Q	7	오른발 앞으로, CBMP, OP	TH	중앙사면	–	업, 7의 끝에서 로어	–	오른쪽
S	8	왼발 앞으로	H	중앙사면	–	–	있음	똑바로
여								
S	1	왼발 뒤로	TH	벽사배면	우회전 시작	1의 끝에서 약간 라이즈	있음	똑바로
Q	2	오른발을 왼발에 모으고 (힐 턴)	HT	L.O.D.를 향해	1~2 사이에서 3/8	업	–	왼쪽
Q	3	왼발 옆으로	T	새 L.O.D. 배면	2~3 사이에서 1/4	업	–	똑바로
Q	4	오른발 뒤로, CBMP	T	새 L.O.D.의 벽사배면	3~4 사이에서 1/8 몸 회전 조금 적게	업	–	오른쪽

타이밍	스텝	발 위치	풋 워크	얼라인먼트	회전량	라이즈 & 폴	CBM	스웨이
여								
Q	5	체중을 앞으로 해서 왼발로 옮기고, CBMP	T	반 L.O.D. 중앙사면	좌회전 시작	업	있음	똑바로
Q	6	오른발 옆으로, 좌측 OP	TH	L.O.D. 배면	5~6 사이에서 1/4	업	–	왼쪽
Q	7	왼발 뒤로, CBMP	TH	중앙사배면	6~7 사이에서 1/8 몸 회전 조금 적게	업. NFR. 7의 끝에서 로어	–	왼쪽
S	8	오른발 뒤로	T	중앙사배면	–	–	있음	똑바로

방향 전환하는 데 매우 재미있는 피겨다. 후행 피겨로 리버스 턴이 올 수 있으므로 리버스 턴과 호버 크로스를 연결하여 숙달시킨다.

· 연습
　　◇ three step - hover cross - reverse turn - three step - hover sross - reverse turn -

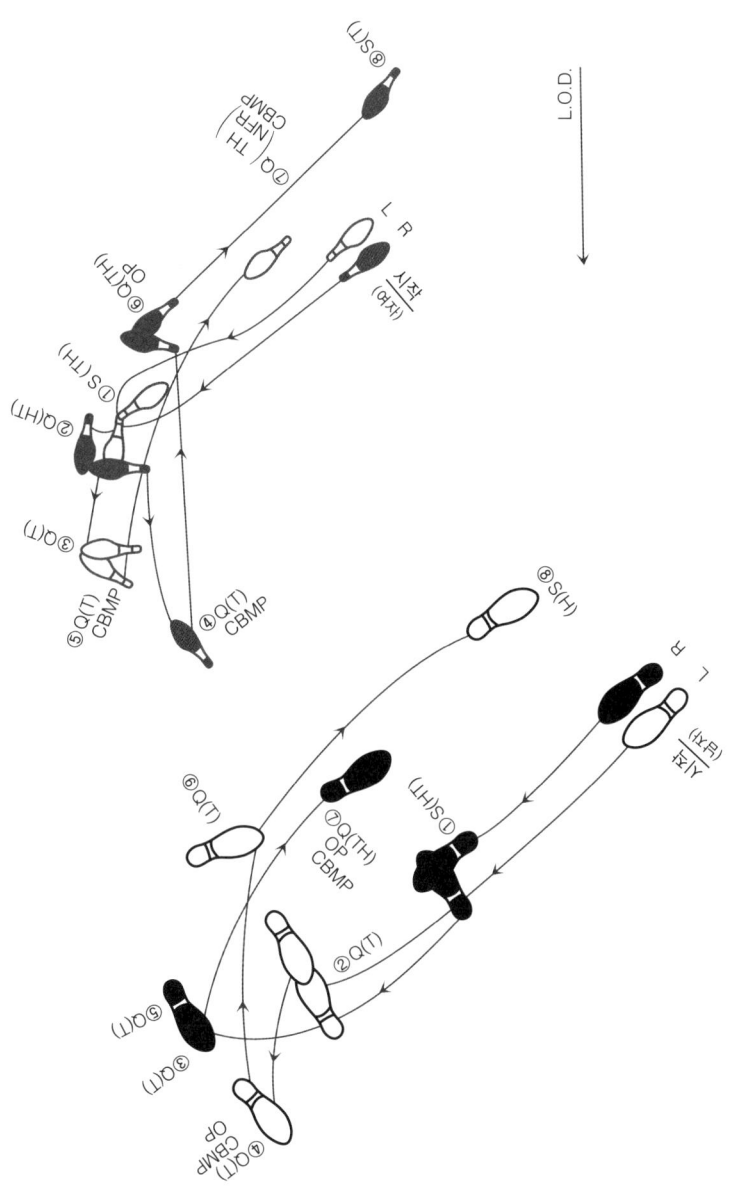

(7) 오픈 임피터스 |open impetus|

기술적 상세 사항은 왈츠편 참조.

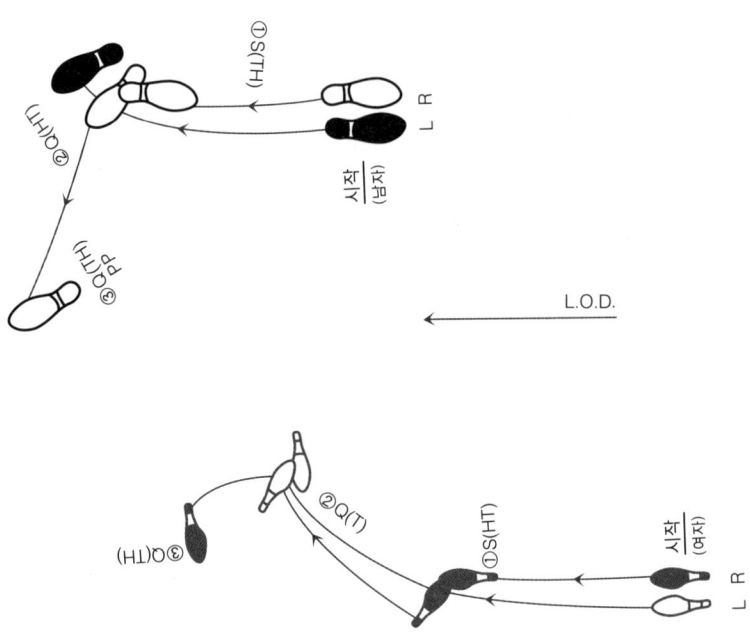

폭스트롯의 오픈 임피터스의 기술은 왈츠의 오픈 임피터스와 같다. 통상 회전량을 1~2 사이에 오른쪽으로 3/8회전이지만 실제로는 1/8회전을 더 많이 사용하고 선생님들도 코너에서 1/8회전하여 방향 전환하도록 많이 가르친다. 그러니 이 두 가지를 모두 연습한다.

실제로 파티에서 춤을 줄 때 L.O.D.가 많이 남아 있으면 3/8회전 하여 위브 프롬 피피로 속행하면 홀을 넓게 사용할 수 있다.

· 연습

◇ natural turn 1~3 - open impetus - weave from PP -

(8) 베이식 위브 |basic weave|

타이밍	스텝	발 위치	풋워크	얼라인먼트	회전량	라이즈 & 폴	CBM	스웨이
남								
Q	1	왼발 앞으로	HT	반 L.O.D. 중앙사면	좌회전 시작	1의 끝에서 라이즈	있음	똑바로
Q	2	오른발 옆으로	T	L.O.D. 배면	1~2 사이에서 1/8	업	–	왼쪽
Q	3	왼발 뒤로, CBMP	T	중앙사배면	2~3 사이에서 1/8	업	–	왼쪽
Q	4	오른발 뒤로	T	중앙사배면	좌회전 시작	업	있음	똑바로
Q	5	왼발 옆으로 그리고 약간 앞에	T	벽사 포인팅	4~5 사이에서 1/4 몸 회전 조금 적게	업	–	오른쪽
Q	6	오른발 앞으로 CBMP, OP	TH	벽사면	–	업. 6의 끝에서 로어	–	오른쪽
S	7	왼발 앞으로	H	벽사면	–	–	있음	똑바로
여								
Q	1	오른발 뒤로	TH	반 L.O.D. 중앙사배면	좌회전 시작	1의 끝에서 라이즈. NFR	있음	똑바로
Q	2	왼발 옆으로	T	중앙사 포인팅	1~2 사이에서 1/4 몸 회전 조금 적게	업	–	오른쪽
Q	3	오른발 앞으로, CBMP, OP	T	중앙사면	–	업	–	오른쪽
Q	4	왼발 앞으로	T	중앙사면	좌회전 시작	업	있음	똑바로

타이밍	스텝	발 위치	풋워크	얼라인먼트	회전량	라이즈 & 폴	CBM	스웨이
여								
Q	5	오른발 옆으로	TH	벽배면	4~5 사이에서 1/8	업	–	왼쪽
Q	6	왼발 뒤로 CBMP	TH	벽사배면	5~6 사이에서 1/8 몸 회전 조금 적게	업. NFR. 6의 끝에서 로어	–	왼쪽
S	7	오른발 뒤로	T	벽사배면	–	–	있음	똑바로

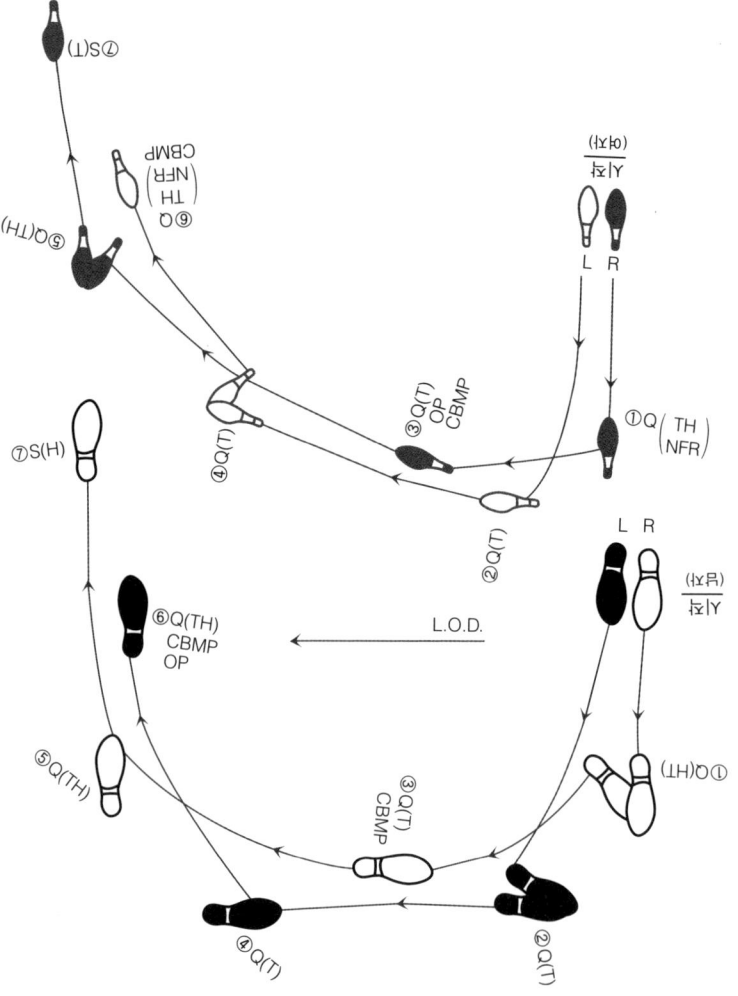

초급자는 폭스트롯 피겨 중 Q이 연이어 계속될 때 몇 번 Q을 밟아야 하는지 혼동될 때가 많다. Q박자를 연속으로 스텝하는 피겨는 내추럴 위브 |SQQQQQQS|, 베이식 위브 |QQQQQQS|, 호버 크로스 |SQQQQQQS|, 위브 프롬 피피 |SQQQQQQS| 등이다.

Q카운트가 여러 개 있는 경우는 Q카운트만 숫자를 세면서 스텝하면 무난하다. 통상 Q이 6보로 되어 있다.

또 한 가지 방법은 폭스트롯은 4/4박자이므로 Q을 2번 4번 또는 4번 2번 나누어서 하면 혼돈되지 않을 것이다.

후행 피겨는 리버스 턴과 같다. three step, 1~4 reverse turn check & basic weave, change of direction 등이 온다.

(9) 위브 프롬 피피 |weave from PP|

타이밍	스텝	발 위치	풋 워크	얼라인먼트	회전량	라이즈 & 폴	CBM	스웨이
남								
S	1	오른발 앞으로, PP, CBMP	HT	중앙사 포인팅, 몸은 L.O.D.를 향함	—	1의 끝에서 라이즈	—	똑바로
Q	2	왼발 앞으로	T	중앙사면	좌회전 시작	업	있음	똑바로
Q	3	오른발 옆으로 그리고 약간 뒤에	T	벽사배면	2~3 사이에서 1/4	업	—	왼쪽
Q	4	왼발 뒤로, CBMP	T	L.O.D. 배면	3~4 사이에서 1/8	업	—	왼쪽
Q	5	오른발 뒤로	T	L.O.D. 배면	좌회전 시작	업	있음	똑바로
Q	6	왼발 옆으로 그리고 약간 앞에	T	벽사 포인팅	5~6 사이에서 3/8 몸 회전 조금 적게	업	—	오른쪽

타이밍	스텝	발 위치	풋워크	얼라인먼트	회전량	라이즈 & 폴	CBM	스웨이
남								
Q	7	오른발 앞으로, CBMP, OP	TH	벽사면	–	업. 7의 끝에서 로어	–	오른쪽
S	8	왼발 앞으로	H	벽사면	–	–	있음	똑바로
여								
S	1	왼발 앞으로 그리고 어크로스, PP, CBMP	HT	중앙으로 포인팅(중앙 사로 움직임)	좌회전 시작	1의 끝에서 라이즈	있음	똑바로
Q	2	오른발 옆으로 그리고 약간 뒤에	T	중앙사배면	1~2 사이에서 3/8	업	–	똑바로
Q	3	왼발 옆으로 그리고 약간 앞에	T	L.O.D.를 향해	2~3 사이에서 3/8 몸 회전 조금 적게	업	–	오른쪽
Q	4	오른발 앞으로, CBMP, OP	T	L.O.D.를 향해	–	업	–	오른쪽
Q	5	왼발 앞으로	T	L.O.D.를 향해	좌회전 시작	업	있음	똑바로
Q	6	오른발 옆으로	TH	벽배면	5~6 사이에서 1/4	업	–	왼쪽
Q	7	왼발 뒤로, CBMP	TH	벽사배면	6~7 사이에서 1/8 몸 회전 조금 적게	업. NFR. 7의 끝에서 로어	–	왼쪽
S	8	오른발 뒤로	T	벽사배면	–	–	있음	똑바로

선행 피겨는 PP로 끝난다. 오픈 임피터스가 대표적인 선행 피겨다. 후행 피겨는 three step, change of direction 등이 온다.

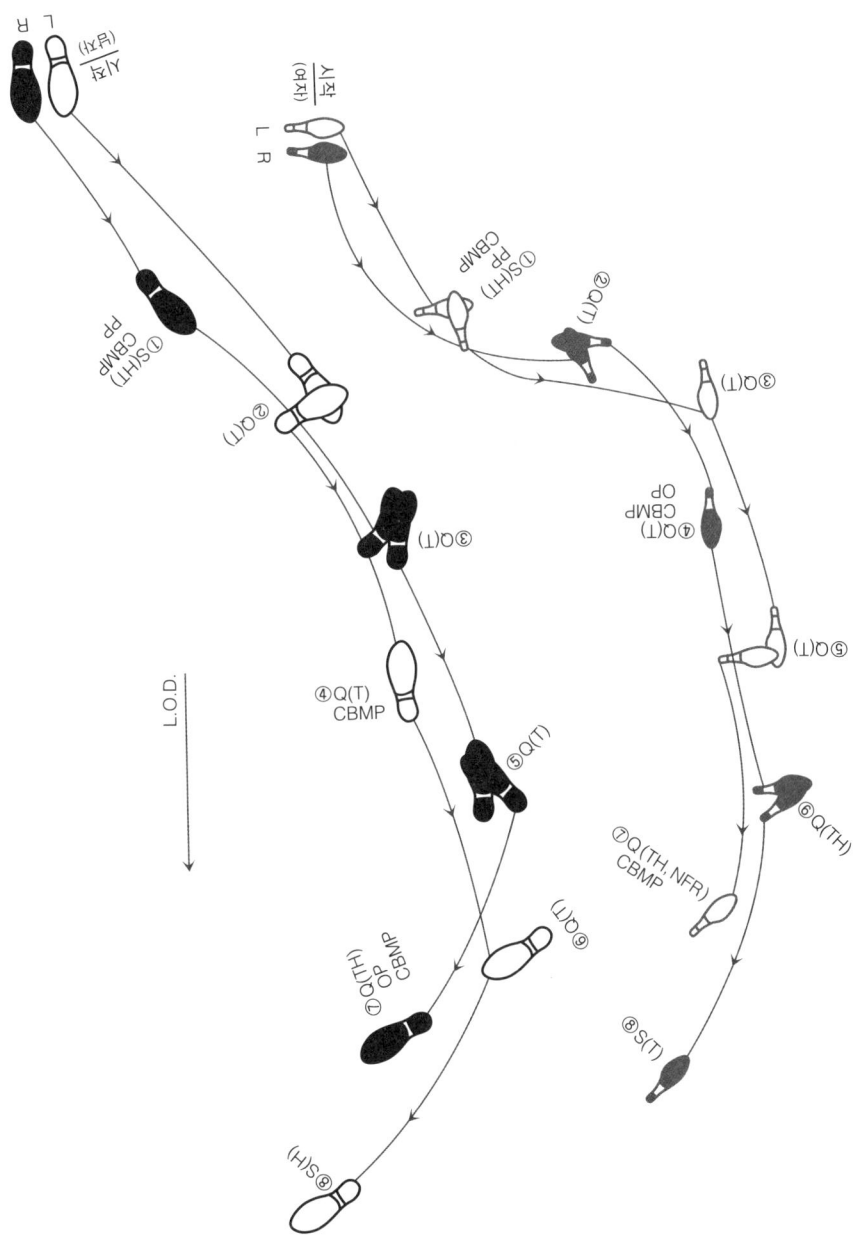

L.O.D.로 진행하다가 방향 전환하는 피겨

(1) 리버스 웨이브 |reverse wave|

타이밍	스텝	발 위치	풋워크	얼라인먼트	회전량	라이즈 & 폴	CBM	스웨이
남								
S	1	왼발 앞으로	HT	L.O.D.를 향해	좌회전 시작	1의 끝에서 라이즈	있음	똑바로
Q	2	오른발 옆으로	T	벽배면	1~2 사이에서 1/4	업	–	왼쪽
Q	3	왼발 뒤로	TH	벽사배면	2~3 사이에서 1/8	업. 3의 끝에서 로어	–	왼쪽
S	4	오른발 뒤로	TH	벽사배면	좌회전 시작	–	있음	똑바로
Q	5	왼발 뒤로	T	L.O.D.를 향해 커브	4~6 사이에서 1/8	5의 끝에서 라이즈	–	오른쪽
Q	6	오른발 뒤로	TH	L.O.D. 배면	–	업. 6의 끝에서 로어	–	오른쪽
S	7	왼발 뒤로	TH	L.O.D. 배면	우회전 시작	–	있음	똑바로
S	8	오른발 옆으로 작은 스텝(힐 풀)	H, 발의 IE WF & 왼발의 IE	중앙사면	7~8 사이에서 3/8	–	–	왼쪽
S	9	왼발 앞으로	H	중앙사면	좌로 몸 회전	–	있음	똑바로
여								
S	1	오른발 뒤로	TH	L.O.D. 배면	좌회전 시작	1의 끝에서 약간 라이즈, NFR	있음	똑바로
Q	2	왼발을 오른발에 모으고 (힐 턴)	HT	벽사면	1~2 사이에서 3/8	라이즈 계속	–	오른쪽

타이밍	스텝	발 위치	풋워크	얼라인먼트	회전량	라이즈 & 폴	CBM	스웨이
여								
Q	3	오른발 앞으로	TH	벽사면	–	업. 3의 끝에서 로어	–	오른쪽
S	4	왼발 앞으로	H	벽사면	좌회전 시작	–	있음	똑바로
Q	5	오른발 앞으로	HT	L.O.D.를 향해 커브	4~6 사이에서 1/8	5의 끝에서 라이즈	–	왼쪽
Q	6	왼발 앞으로	TH	L.O.D.를 향해	–	업. 6의 끝에서 로어	–	왼쪽
S	7	오른발 앞으로	HT	L.O.D.를 향해	우회전 시작	–	있음	똑바로
S	8	왼발 옆으로	TH, 이어서 오른발 토의 IE	중앙사배면	7~8 사이에서 3/8	–	–	오른쪽
S	9	왼발 쪽으로 브러쉬한 후 오른발 뒤로	T	중앙사배면	좌로 몸 회전	–	있음	똑바로

리버스 웨이브 9보 후의 후행 피겨는 남성 전진 페더 스텝을 많이 사용한다. 남성은 8보에서 힐 풀을 하지 않고 여성 전진 페더 스텝|남성 후진 페더 스텝|으로 속행할 수 있다. 4보 |SQQS| 다음에 베이식 위브, 6보 |SQQSQQ| 다음에 클로즈드 임피터스 또는 오픈 임피터스로 속행할 수 있다. 이렇게 한 피겨의 후행 피겨를 여러 가지로 연결하여 연습하면 어느 날 자신도 모르게 춤 실력이 일취월장한다.

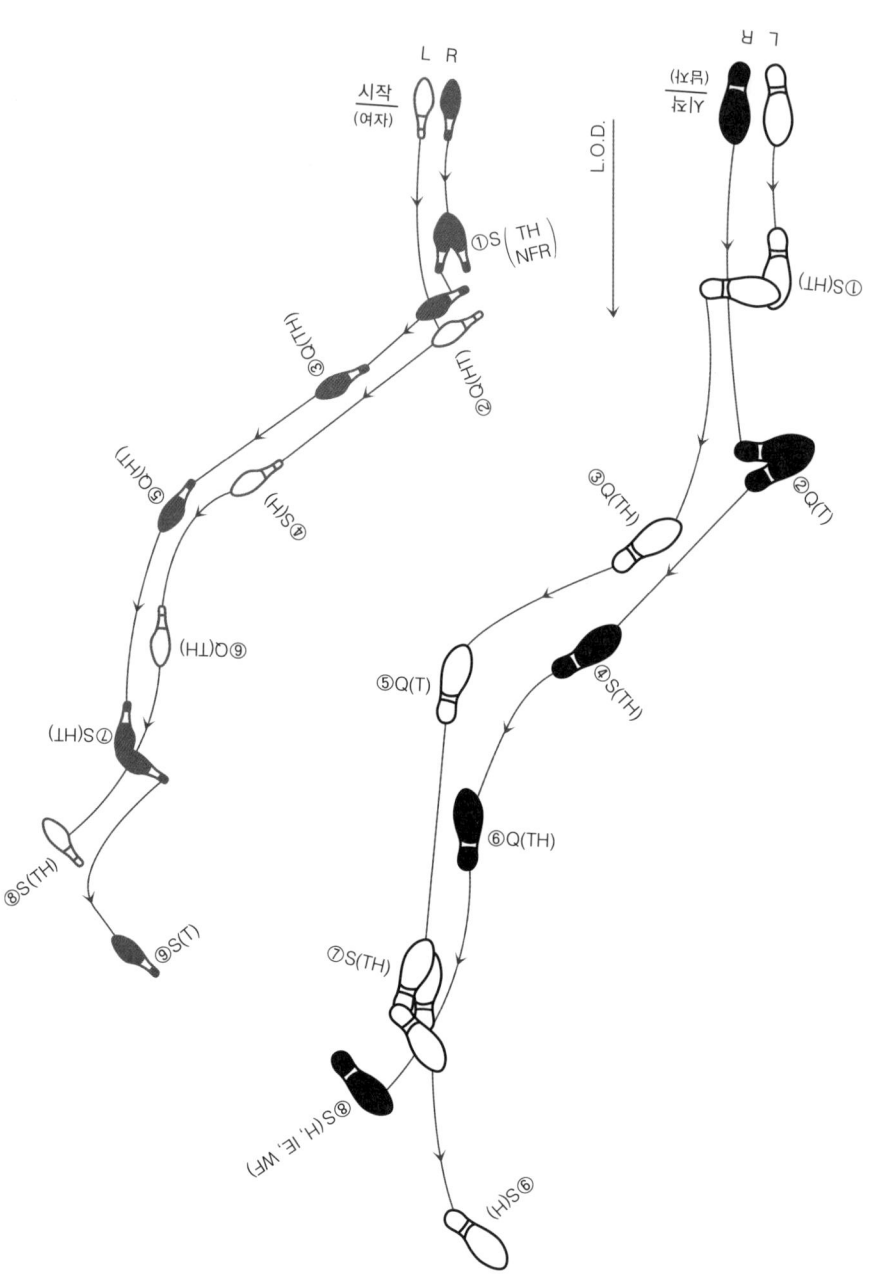

(2) 내추럴 트위스트 턴 |natural twist turn|

타이밍	스텝	발 위치	풋워크	얼라인먼트	회전량	라이즈 & 폴	CBM	스웨이
남								
S	1	오른발 앞으로	HT	L.O.D.를 향해	우회전 시작	–	있음	똑바로
Q	2	왼발 옆으로	TH	중앙사배면	1~2 사이에서 3/8	–	–	오른쪽
&	3	오른발 약간 뒤로, 왼발 뒤에서 크로스	T	L.O.D. 배면	2~3 사이에서 1/8	–	–	오른쪽
Q	4	양쪽 발에서 트위스트, 힐 풀에서와 같이 마침	오른발 토 그리고 발을 펴서 왼발 힐에서 트위스트, 오른발에 체중 실어 마침	중앙사면	4~5 사이에서 3/8 몸 회전 조금 많이	5에서 라이즈	–	똑바로
S	5						–	왼쪽
Q	6	호버 페더로 완전한 피겨	오른발 토, 왼발 토의 IE에 압력 6:T, 7:TH, 8:H	중앙사면	–	–	–	왼쪽
Q	7						–	똑바로
S	8						있음	똑바로
여								
S	1	왼발 뒤로	TH	L.O.D. 배면	우회전 시작	–	있음	똑바로
Q	2	오른발을 왼발에 모음(힐 턴)	HT	L.O.D.를 향해	1~2 사이에서 1/2	–	–	왼쪽

타이밍	스텝	발 위치	풋워크	얼라인먼트	회전량	라이즈 & 폴	CBM	스웨이
여								
&	3	OP스텝 준비 하면서 왼발 앞으로, 좌측 사이드 리딩	T	거의 벽사면	–	–	–	왼쪽
Q	4	오른발 앞으로, CBMP, OP	T	벽사면	2~4 사이에서 1/8	–	있음	똑바로
S	5	왼발 옆으로, 오른발은 왼발로 브러쉬	T와 오른발 토의 IE	중앙사배면	4~5 사이에서 1/4, 몸 회전 조금 많이	5에서 라이즈	–	오른쪽
Q	6	호버 페더로 완전한 피겨	6: TH, 7: TH 8: T	중앙사 배면			–	오른쪽
Q	7						–	똑바로
S	8						있음	똑바로

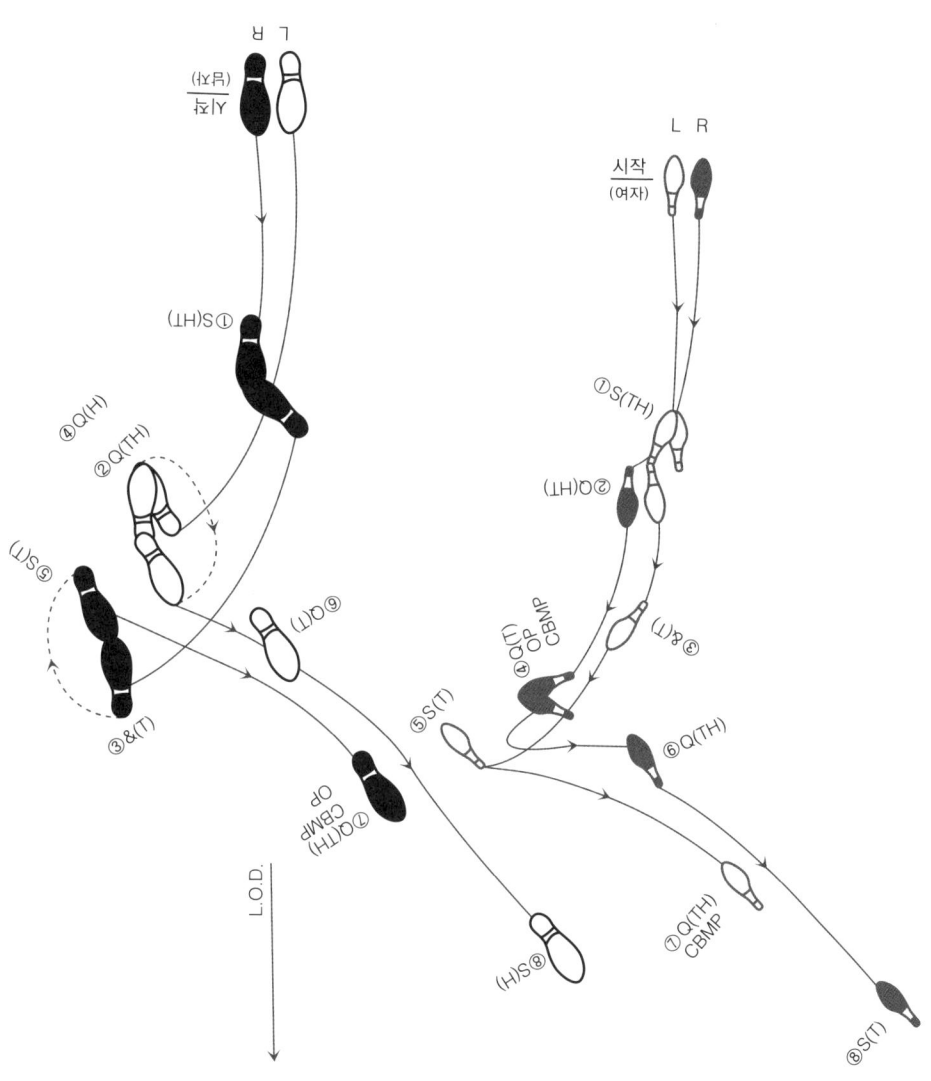

(3) 커브드 페더 투 백 페더 [curved feather to back feather]

타이밍	스텝	발 위치	풋워크	얼라인먼트	회전량	라이즈 & 폴	CBM	스웨이
남								
S	1	오른발 앞으로	HT	L.O.D.를 향해	우회전 시작	1의 끝에서 라이즈	있음	똑바로
Q	2	OP스텝 준비하면서 왼발 비스듬히 앞으로, 좌측 사이드 리딩	T	벽사면	1~2 사이에서 1/8	업	-	오른쪽
Q	3	오른발 앞으로, CBMP, OP	TH	벽을 향해	2~3 사이에서 1/8	업. 3의 끝에서 로어	있음	오른쪽
S	4	왼발 뒤로, CBMP	TH	중앙사배면	3~4 사이에서 1/8	4의 끝에서 라이즈 시작. NFR	있음	똑바로
Q	5	오른발 뒤로, 우측 사이드 리딩	T	L.O.D.를 향해 커브	-	라이즈 계속	-	왼쪽
Q	6	왼발 뒤로, CBMP	TH	L.O.D. 배면	4~6 사이에서 1/8	업. 6의 끝에서 로어	-	왼쪽
S	7	오른발 뒤로	T	L.O.D. 배면	-	-	있음	똑바로
여								
S	1	왼발 뒤로	TH	L.O.D. 배면	우회전 시작	1의 끝에서 라이즈. NFR	있음	똑바로
Q	2	오른발 뒤로, 우측 사이드 리딩	T	벽사배면	1~2 사이에서 1/8	업	-	왼쪽
Q	3	왼발 뒤로, CBMP	TH	벽배면	2~3 사이에서 1/8	업. 3의 끝에서 로어	있음	왼쪽
S	4	오른발 앞으로, CBMP, OP	HT	중앙사면	3~4 사이에서 1/8	4의 끝에서 라이즈 시작	있음	똑바로
Q	5	왼발 앞으로, 좌측 사이드 리딩	T	L.O.D.를 향해 커브	-	라이즈 계속	-	오른쪽

타이밍	스텝	발 위치	풋워크	얼라인먼트	회전량	라이즈 & 폴	CBM	스웨이
여								
Q	6	오른발 앞으로, CBMP, OP	TH	L.O.D.를 향해	4~6 사이에서 1/8	업. 6의 끝에서 로어	–	오른쪽
S	7	왼발 앞으로	H	L.O.D.를 향해	–	–	있음	똑바로

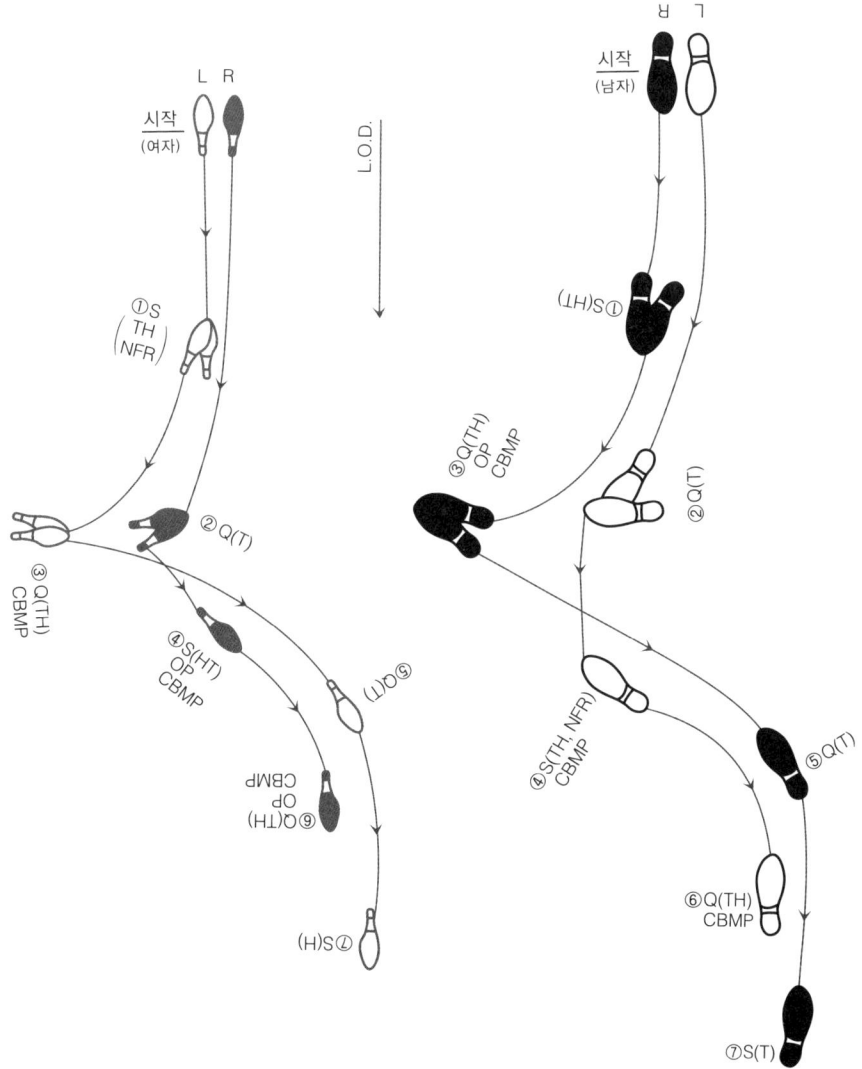

(4) FR & SP

타이밍	스텝	발 위치	풋워크	얼라인먼트	회전량	라이즈 & 폴	CBM	스웨이
남								
Q	1	왼발 앞으로	HT	중앙사면	좌회전 시작	1의 끝에서 라이즈	있음	–
Q	2	오른발 뒤로, 폴어웨이, 우측 사이드 리딩	T	벽사배면 (다운 L.O.D.로 움직임)	1~2 사이에서 1/4	업	–	–
Q	3	왼발 뒤로, CBMP, 폴어웨이	TH	L.O.D. 배면	2~4 사이에서 1/8 몸 회전 조금 적게	업. 3의 끝에서 로어	–	–
Q	4	오른발 뒤로, 왼발은 CBMP 유지	THT	중앙으로, 또는 내측 회전, L.O.D.를 향해 또는 벽사면으로 마침	3~4 사이에서 1/4, 4(피벗)에서 1/4 또는 1/8	–	있음	
여								
Q	1	오른발 뒤로	TH	중앙사배면	–	1의 끝에서 라이즈. NFR	–	–
Q	2	왼발 뒤로, 폴어웨이, 좌측 사이드 리딩	T	중앙사배면 (다운 L.O.D.로 움직임)	–	업	–	–
Q	3	오른발 뒤로, CBMP, 폴어웨이 (작은 스텝). 왼발은 CBMP 유지	T	중앙사배면. 중앙을 향해 마침	3(피벗)에서 좌로 5/8	업. 3의 끝에서 로어	있음	–
Q	4	왼발 앞으로, CBMP. 오른발은 CBMP 유지	TH	중앙으로, L.O.D. 배면 또는 벽사배면으로 마침	4(피벗)에서 좌로 1/4 또는 1/8	–	있음	

*타이밍은 S Q Q S, S Q Q &, S Q & Q, S & Q Q 등 여러 방법이 있다.

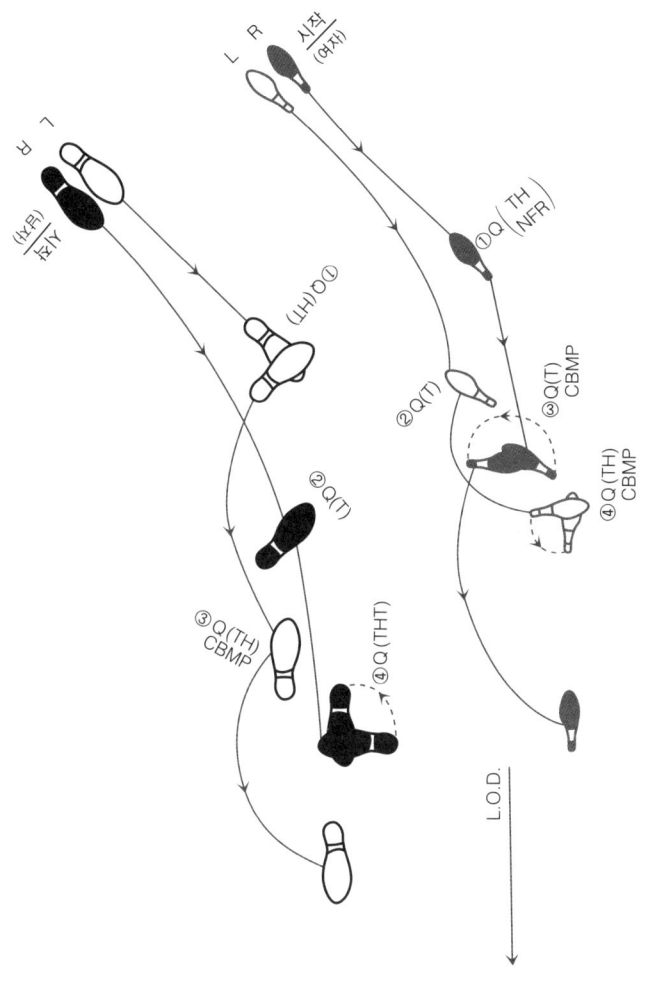

'중앙사'로 면하여 '벽사'로 방향을 바꾸는 피겨

(1) 클로즈드 텔레마크 |closed telemark|

기술적 상세 사항은 왈츠편 참조.

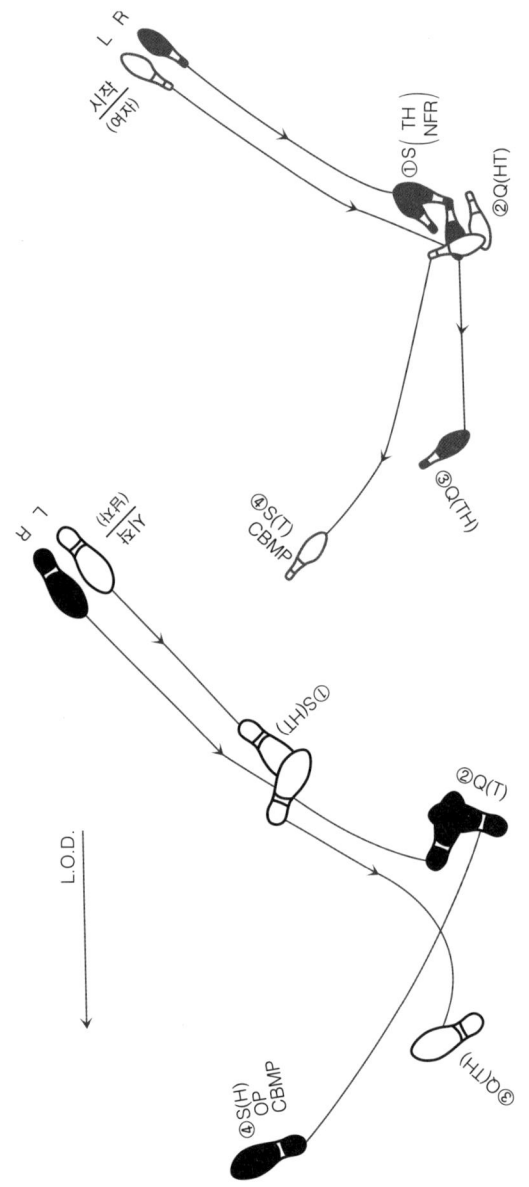

(2) 오픈 텔레마크 & 페더 엔딩 [open telemark & feather ending]

타이밍	스텝	발 위치	풋워크	얼라인먼트	회전량	라이즈 & 폴	CBM	스웨이
남								
S	1	왼발 앞으로	HT	중앙사면	좌회전 시작	1의 끝에서 라이즈	있음	똑바로
Q	2	오른발 옆으로	T	벽사배면	1~2 사이에서 1/4	업	–	왼쪽
Q	3	왼발 옆으로 그리고 약간 앞에, PP	TH	벽사 포인팅 몸은 벽을 향함	2~3 사이에서 1/2 몸 회전 조금 적게	업. 3의 끝에서 로어	–	똑바로
S	4	오른발 앞으로 PP, CBMP	HT	벽사 포인팅 몸은 벽을 향함	–	4의 끝에서 라이즈	–	똑바로
Q	5	왼발, OP스텝 준비하면서 비스듬히 앞으로	T	벽사면	–	업	–	오른쪽
Q	6	오른발 앞으로, CBMP, OP	TH	벽사면	–	업. 6의 끝에서 로어	–	오른쪽
S	7	왼발 앞으로	H	벽사면	–	–	있음	똑바로
여								
S	1	오른발 뒤로	TH	중앙사배면	좌회전 시작	1의 끝에서 약간 라이즈, NFR	있음	똑바로
Q	2	왼발을 오른발에 모으고 (힐 턴)	HT	L.O.D.를 향해	1~2 사이에서 3/8	라이즈 계속	–	오른쪽
Q	3	오른발 비스듬히 앞으로, PP, 우측 사이드 리딩	TH	L.O.D.로 포인팅	몸 약간 좌회전	업. 3의 끝에서 로어	–	똑바로
S	4	오른발 앞으로 그리고 어크로스, PP, CBMP	HT	L.O.D.로 포인팅 (벽사로 움직임)	좌회전 시작	4의 끝에서 라이즈	–	똑바로

타이밍	스텝	발 위치	풋워크	얼라인먼트	회전량	라이즈 & 폴	CBM	스웨이
여								
Q	5	오른발 옆으로 그리고 약간 뒤에	TH	벽배면	4~5 사이에서 1/4	업	–	왼쪽
Q	6	왼발 뒤로, CBMP	TH	벽사배면	5~6 사이에서 1/8 몸 회전 조금 적게	업. NFR 6의 끝에서 로어	–	왼쪽
S	7	오른발 뒤로	T	벽사배면	–	–	있음	똑바로

후행 피겨는 리버스 턴과 같다. three step, change of direction, 1~4 reverse turn check & basic weave 등이 온다. 1~3 open telemark 다음에는 weave from PP가 올 수 있다.

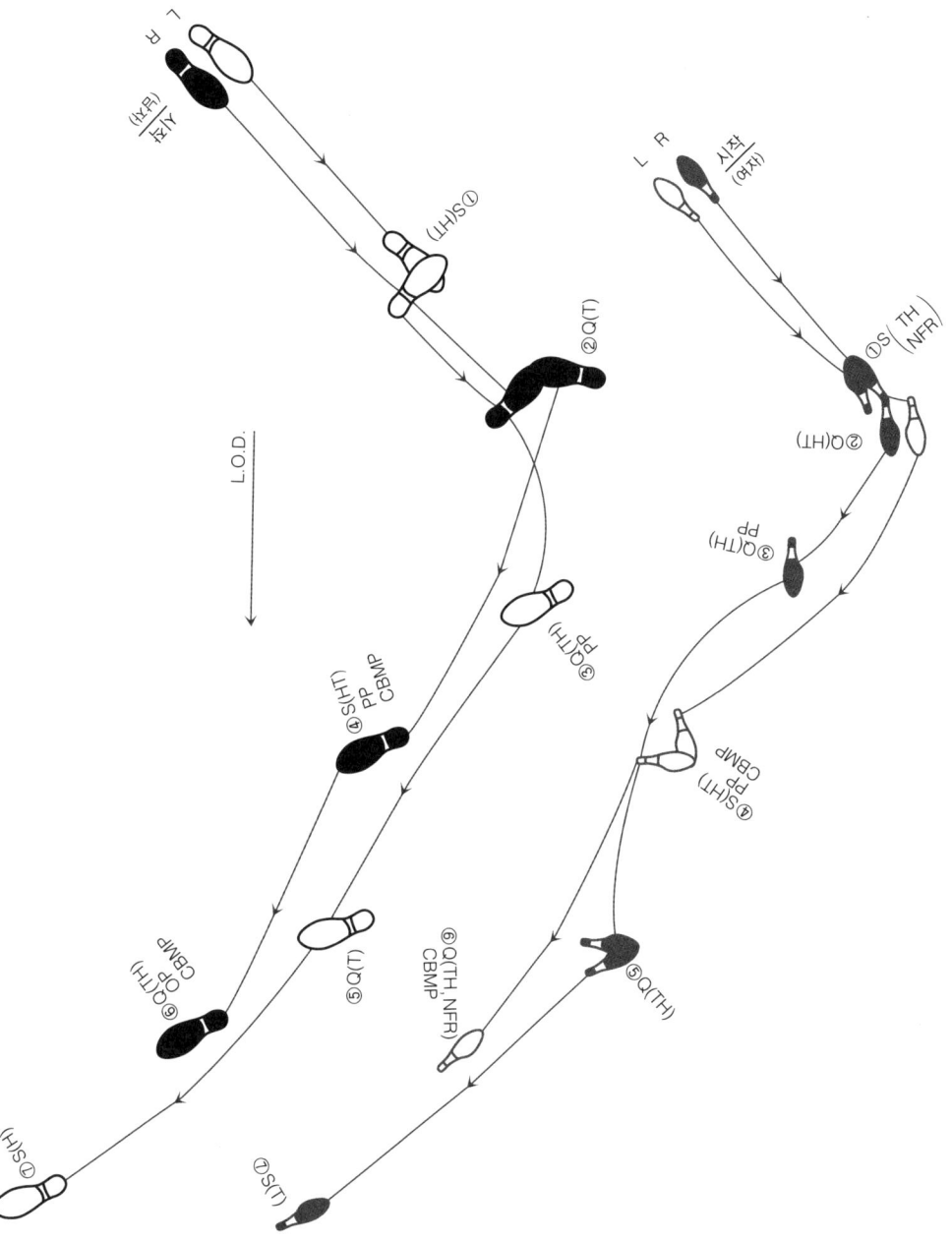

8) 선 · 후행 피겨 정리

⟨basic weave⟩
- 선행

  reverse turn 1~4, reverse wave 1~4, FR & SP
- 후행

  three step, change of direction
- 아말가메이션

  - reverse turn 1~4, check - **basic weave** - three step -

⟨change of direction⟩
- 선행

  feather, reverse turn, natural weave, basic weave, closed impetus & feather finish, top spin, weave from PP, FR & SP, natural twist turn
- 후행

  feather step, natural weave
- 아말가메이션

  - natural weave - **change of direction** - feather step -

⟨closed impetus & feather finish⟩
- 선행

  natural turn 1~3, reverse wave 1~6
- 후행

three step, reverse turn, reverse turn 1~4, check & basic weave, change of direction, closed telemark, open telemark, reverse wave, top spin, FR & SP

· 아말가메이션

- natural turn 1~3 - **closed impetus & feather finish** - three step -

〈closed telemark〉

· 선행

feather step, closed impetus & feather finish, top spin, hover cross, natural twist turn

· 후행

feather step, natural turn, natural weave, hover cross, natural twist turn, curved feather back feather

· 아말가메이션

- feather step - **closed telemark** - hover cross -

〈curved feather to back feather〉

· 선행

three step, closed telemark, open impetus, natural turn, change of direction

· 후행

feather finish, basic weave

· 아말가메이션

- three step - **curved feather to back feather** - feather finish -

⟨FR & SP⟩
- 선행

  feather step, top spin, hover cross, natural twist turn, FR & SP, reverse turn, natural weave, basic weave, weave from PP
- 후행

  change of direction, reverse wave, FR & SP, basic weave, open telemark
- 아말가메이션

  - feather step - **FR & SP** - reverse wave -

⟨feather step⟩
- 선행

  natural turn, change of direction, closed telemark, reverse wave
- 후행

  three step, reverse turn, reverse turn 1~4, check & basic weave, change of direction, closed telemark, open telemark, reverse wave, top spin, FR & SP
- 아말가메이션

  - change of direction - **feather step** - reverse turn 1~4, check & basic weave -

⟨hover cross⟩

· 선행

three step, closed telemark

· 후행

reverse turn, closed telemark, open telemark, FR & SP,

· 아말가메이션

- three step - **hover cross** - reverse turn -

⟨natural telemark⟩

· 선행

three step, closed telemark

· 후행

reverse turn, closed telemark, open telemark, three step, change of direction, reverse wave, FR & SP

· 아말가메이션

- three step - **natural telemark** - reverse wave -

⟨natural turn⟩

· 선행

three step, closed telemark

· 후행

feather step, natural weave, natural turn 1~3 후 closed impetus, natural weave, natural turn 1~3 후 open impetus, curved feather to back feather

- 아말가메이션

    - feather step - reverse turn - three step - **natural turn** - natural weave -

⟨natural twist turn⟩

- 선행

    three step, closed telemark

- 후행

    reverse turn, closed telemark, open telemark, three step, change of direction, reverse wave, FR & SP

- 아말가메이션

    - three step - **natural twist turn** - FR & SP -

⟨natural weave⟩

- 선행

    three step, natural turn, change of direction, closed telemark

- 후행

    three step, change of direction

- 아말가메이션

    - natural turn - **natural weave** - change of direction -

⟨open impetus⟩

- 선행

    natural turn 1~3, reverse wave 1~6

· 후행

weave from PP, natural weave from PP, curved feather to back feather

· 아말가메이션

- natural turn 1~3 - **open impetus** - weave from PP -

〈open telemark & feather ending〉

· 선행

feather step, closed impetus & feather finish, top spin, hover cross, natural twist turn

· 후행

three step, change of direction

· 아말가메이션

- feather step - **open telemark & feather ending** - three step -

〈reverse turn〉

· 선행

feather step, closed impetus and feather finish, top spin, hover cross, natural twist turn

· 후행

three step, change of direction

· 아말가메이션

- feather step - **reverse turn** - three step -

⟨reverse wave⟩

· 선행

feather step, reverse turn, natural weave, basic weave, top spin, hover cross, weave from PP, FR & SP, natural twist turn

· 후행

feather step, reverse wave 1~4 후 basic weave, reverse wave 1~6 후 closed |or open| impetus

· 아말가메이션

- feather step - **reverse wave 1~4** - basic weave -

⟨three step⟩

· 선행

feather step, reverse turn, closed impetus & feather finish, natural weave, basic weave, top spin, weave from PP, natural twist turn

· 후행

natural turn, natural weave, hover cross, natural twist turn, curved feather to back feather

· 아말가메이션

- reverse turn - **three step** - natural turn -

⟨top spin⟩

· 선행

reverse turn 1~6, feather step 1~3

· 후행

reverse turn, closed telemark, open telemark, reverse wave

· 아말가메이션

- reverse turn 1~6 - **top spin** - reverse turn -

〈weave from PP〉

· 선행

open telemark, open impetus

· 후행

three step, change of direction, reverse wave, FR & SP

· 아말가메이션

- open impetus - **weave from PP** - three step -

4. 퀵스텝 |Quick step|

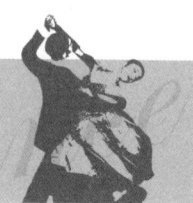

1) 퀵스텝의 기원

퀵스텝은 20세기 초에 미국의 무도교사인 버넌 캐슬 |Vernon Castle| 부부가 창안한 춤이라고 전해지고 있다. 그 당시에는 폭스트롯과 구분 없이 같은 계열의 댄스로 영국 등지에서 추어지다가 느린 음악에 따라 추는 슬로우 폭스트롯 |slow fox trot|과 빠른 음악에 따라 추는 퀵 타임 폭스트롯 |quick time fox trot|을 구분하여 후자를 퀵스텝 |quick step|이라고 부르게 되었다.

2) 슬로우 리듬댄스 |slow rhythm dance| 배우기

퀵스텝은 댄스스포츠 10종목 중 제일 빠른 춤이다. 분당 48~50소절의 춤이지만 MM |1분당 박자수|으로 표시하면 192~200박자다. 한 소절을 3보 |SQQ|로 걷는다 해도 1분에 144~150보를 걷는다. 뛴다는 표현이 더 적합할 것 같다.

보통 사람이 하루 1만 보 걷기가 어려운데 퀵스텝을 한 시간만 춘다면 8,640~9,000보의 속보를 걷게 된다. 바쁘게 살아가는 현대인에게는 상당히 많은 양의 운동이다.

이처럼 빠른 춤을 처음부터 어려운 피겨로 익히기란 매우 어렵다. 비교적 쉬운 슬로우 리듬댄스를 추면서 음악 감각을 익히는 것이 퀵스텝을 숙달시키는 지름길이다.

슬로우 리듬댄스의 피겨

슬로우 리듬댄스란 일명 서양의 블루스 |blues|라고도 하는데 우리나라의 사교춤인 블루스와는 리듬과 피겨에 있어서 많은 차이가 있다. 오히려 리듬과 피겨는 퀵스텝 쪽에 가깝다고 볼 수 있다.

슬로우 리듬댄스에도 여러 가지 피겨가 있지만 여기서는 간단한 몇 가지 피겨만 소개한다. 풋워크나 라이즈 & 폴 등 기술적인 것은 무시하고 음악에 스텝을 맞추는 연습을 한다.

(1) 쿼터 턴 |quarter turn : SSQQSSQQ|

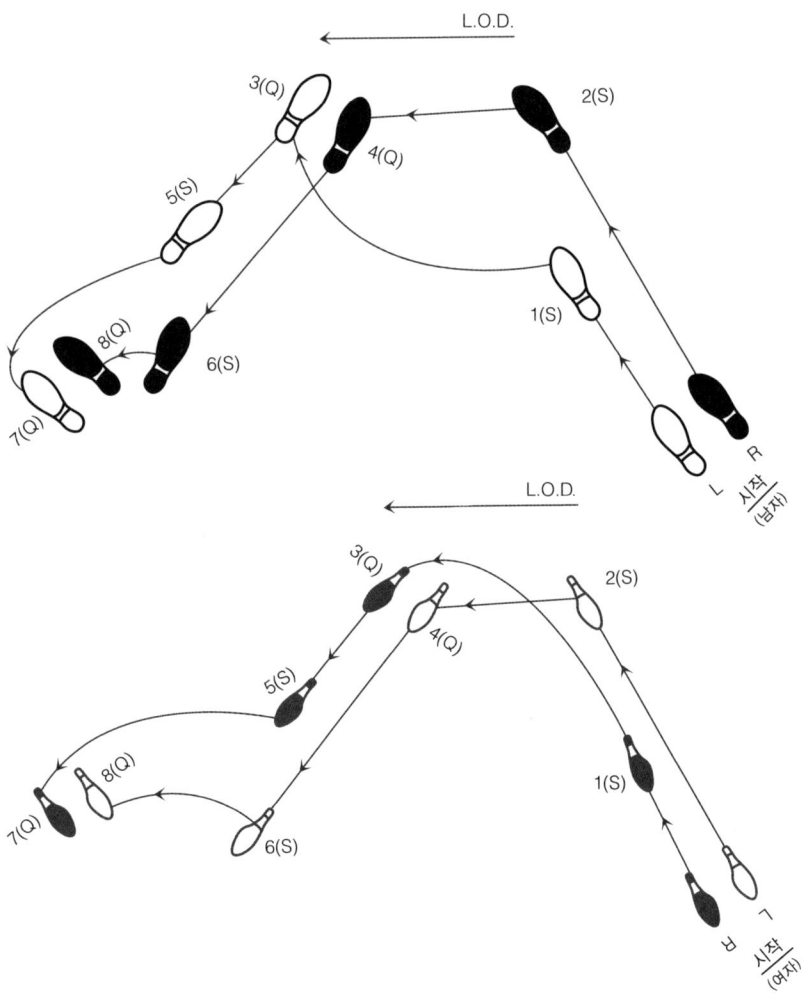

① 남성

벽을 비스듬히 마주 보고 시작하여 벽을 비스듬히 마주 보며 끝난다.

- 1보 : 왼발 전진
- 2보 : 오른발 전진, 우회전 시작
- 3보 : 왼발 옆으로, 우회전 계속
- 4보 : 오른발을 왼발에 모으고
- 5보 : 왼발 후진
- 6보 : 오른발 후진, 좌회전 시작
- 7보 : 왼발 옆으로, 좌회전 계속
- 8보 : 오른발을 왼발에 모은다.

② 여성

벽을 비스듬히 등지고 시작하여 벽을 비스듬히 등지며 끝난다.

- 1보 : 오른발 후진
- 2보 : 왼발 후진, 우회전 시작
- 3보 : 오른발 옆으로, 우회전 계속
- 4보 : 왼발을 오른발에 모으고
- 5보 : 오른발 전진
- 6보 : 왼발 전진, 좌회전 시작
- 7보 : 오른발 옆으로, 좌회전 계속
- 8보 : 왼발을 오른발에 모은다.

③ **회전량** : 남녀 모두 2~3보에 1/4회전, 6~7보에 1/4회전

(2) 코너 스텝 |coner step : SSQQ|

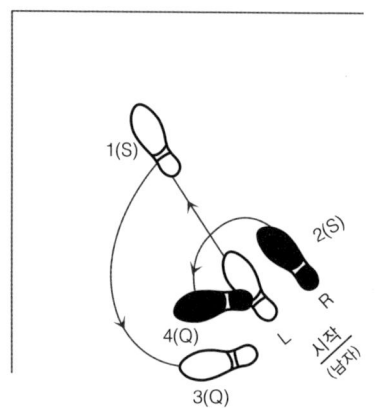 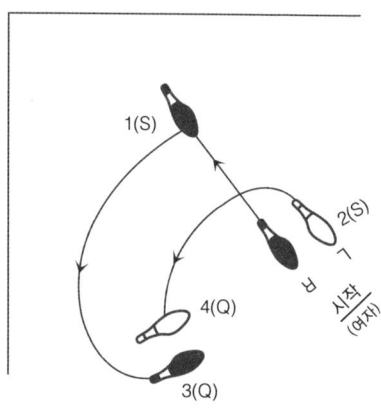

① 남성

벽을 비스듬히 마주 보고 시작하고 새 L.O.D. 방향의 벽을 비스듬히 마주 보며 끝난다.

- 1보 : 왼발 전진
- 2보 : 오른발로 체중을 되돌리고 좌회전 시작
- 3보 : 왼발 옆으로, 좌회전 계속
- 4보 : 오른발을 왼발에 모은다.

② 여성

벽을 비스듬히 등지고 시작하여 새 L.O.D.의 벽을 비스듬히 등지고 끝난다.

- 1보 : 오른발 후진
- 2보 : 왼발로 체중을 되돌리고 우회전 시작

- 3보 : 오른발 옆으로, 우회전 계속
- 4보 : 왼발을 오른발에 모은다.

③ 회전량 : 2~3보 사이에 1/4회전

(3) 내추럴 턴 |natural turn : SSQQSQQS|

① 남성

벽을 비스듬히 마주 보고 시작하고 새 L.O.D.의 중앙을 비스듬히 마주 보며 끝난다.
- 1보 : 왼발 전진
- 2보 : 오른발 전진, 우회전 시작
- 3보 : 왼발 옆으로.
- 4보 : 오른발을 왼발에 모은다.
- 5보 : 왼발 후진, 우회전 시작
- 6보 : 오른발 옆으로, 우회전 계속
- 7보 : 왼발을 오른발에 모은다.
- 8보 : 오른발 옆으로, 마지막에 체중 얹지 않고 왼발을 오른발 옆으로.

② 여성

벽을 비스듬히 등지고 시작하고 새 L.O.D.의 중앙을 비스듬히 등지고 끝난다.
- 1보 : 오른발 후진
- 2보 : 왼발 후진, 우회전 시작
- 3보 : 오른발 옆으로.
- 4보 : 왼발을 오른발에 모은다.

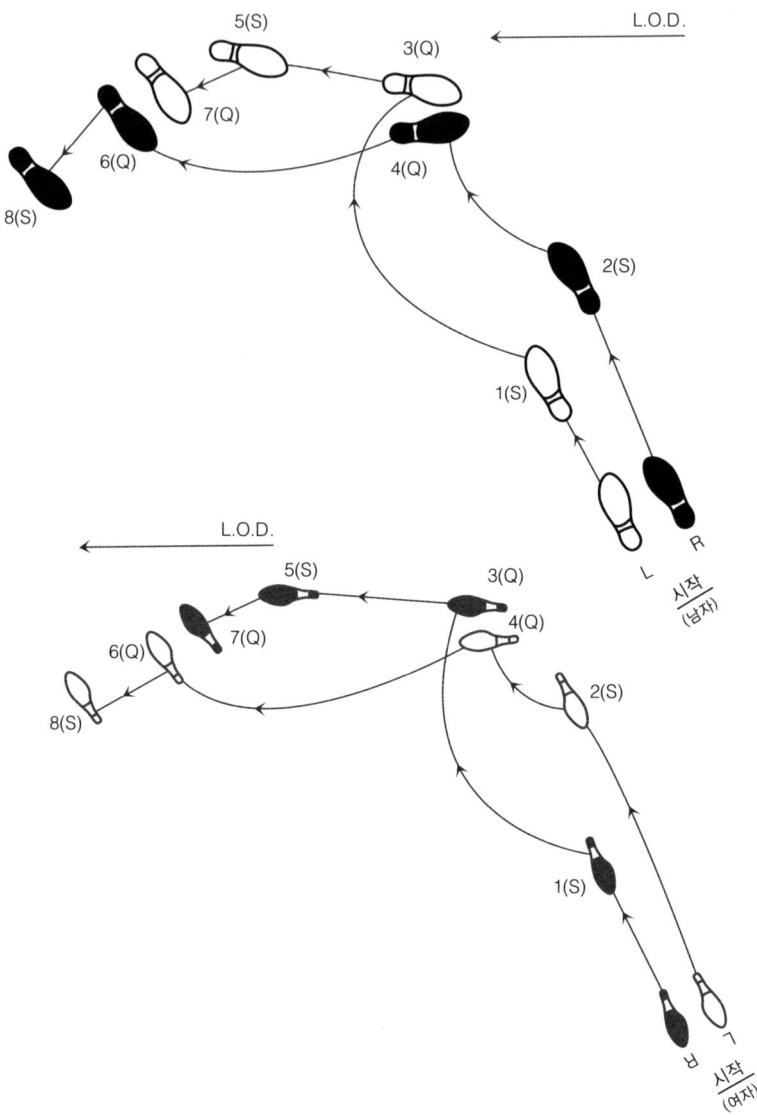

- 5보 : 오른발 전진, 우회전 시작
- 6보 : 왼발 옆으로, 우회전 계속
- 7보 : 오른발을 왼발에 모은다.

· 8보 : 왼발 옆으로, 마지막에 체중 얹지 않고 오른발을 왼발 옆으로.

③ 회전량 : 남녀 모두 2~4에서 3/8회전, 5~6에서 1/8회전

7보 다음에 남성 오른발 전진 |8보 : 여성은 왼발 후진|하면서 왼발 옆으로 |9보 : 여성은 오른발 옆으로|, 계속 우회전, 오른발을 왼발에 모으는 |10보 : 여성은 왼발을 오른발에 모음| 3보로 계속 우회전을 할 수 있다. 몇 번이고 반복할 수 있다. 비엔나왈츠의 내추럴 턴과 같다.

(4) 리버스 턴 |reverse turn : SQQSQQ|

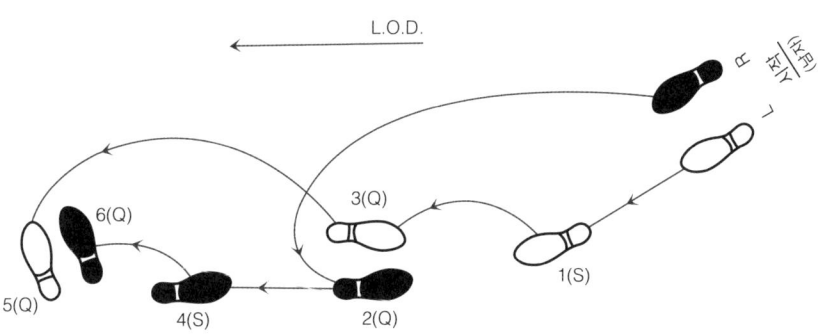

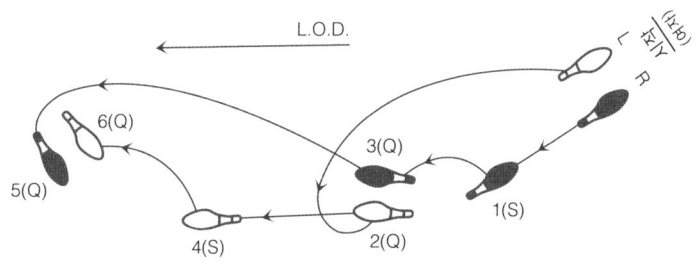

① 남성

중앙을 비스듬히 마주 보고 시작하여 벽을 비스듬히 마주 보며 끝난다.
- 1보 : 왼발 전진, 좌회전 시작
- 2보 : 오른발 옆으로, 좌회전 계속
- 3보 : 왼발을 오른발에 모은다.
- 4보 : 오른발 후진, 좌회전 시작
- 5보 : 왼발 옆으로, 좌회전 계속
- 6보 : 오른발을 왼발에 모은다.

② 여성

중앙을 비스듬히 등지고 시작하고 벽을 비스듬히 등지고 끝난다.
- 1보 : 오른발 후진, 좌회전 시작
- 2보 : 왼발 옆으로, 좌회전 계속
- 3보 : 오른발을 왼발에 모은다.
- 4보 : 왼발 전진, 좌회전 시작
- 5보 : 오른발 옆으로, 좌회전 계속
- 6보 : 왼발을 오른발에 모은다.

③ 회전량 : 남녀 모두 1~3에서 3/8회전, 4~6에서 3/8회전

6보 다음에 왼발 전진 |7보 : 여성은 오른발 후진|, 좌회전 시작, 오른발 옆으로 |8보|, 좌회전 계속, 왼발을 오른발에 모음 |9보 : 여성은 오른발을 왼발에 모음|으로 계속 좌회전을 할 수 있다. 몇 번이고 반복할 수 있다.

비엔나왈츠의 리버스 턴과 비슷하다.

처음에는 L.O.D.에 크게 구애 받지 말고 피겨의 스텝만 연습한다. 숙달되면 L.O.D.를 따라 진행하도록 노력한다. 내추럴 턴과 리버스 턴

은 춤을 출 때 한 번 하고 다음 후행 피겨로 진행할 수 있지만 내추럴 턴 5~7보와 리버스 턴 4~6보는 몇 번이고 연속해서 출 수 있다. 이런 경우는 계속 회전을 수반하므로 비엔나왈츠의 경우와 매우 비슷하다.

슬로우 리듬댄스의 피겨 조합

슬로우 리듬댄스의 쿼터 턴은 퀵스텝의 쿼터 턴|우로 1/4회전|과 힐 피벗|heel pivot : 좌로 1/4|의 결합이다. 힐 피벗은 어려운 피겨이므로 따로 설명하기로 하고 일단 쿼터 턴 8보|SSQQSSQQ|로 설명한다.

슬로우 리듬댄스의 쿼터 턴을 계속 연결하면 L.O.D.로 진행할 수 있다. 따라서 쿼터 턴과 코너 스텝을 적당히 조합하면 플로어를 몇 바퀴라도 돌 수 있다.

- 벽사 - quarter turn - quarter turn - quarter turn - coner step - quarter turn - quarter turn - quarter turn - coner step - natural turn - reverse turn - quarter turn - quarter turn -

여기에 중간 중간 내추럴 턴 5~7보와 리버스 턴 4~6보를 연결하면 춤이 훨씬 재미있을 것이다.

· 힐 피벗 |heel pivot|

타이밍	스텝	발 위치	풋워크	얼라인먼트	회전량	라이즈 & 폴	CBM	스웨이
남								
S	1	오른발 뒤로	TH	중앙사배면	좌회전 시작		있음	똑바로
Q	2	왼발은 오른발을 향해 모으고	H	3의 얼라인먼트를 향함	오른발 힐에서 턴 계속(힐 피벗)	1~3 사이에서 약간 라이즈. NFR	–	오른쪽
Q	3	왼발은 체중을 싣지 않고 오른발의 약간 앞에 모음	H(오른발) 왼발 토에 압력	벽사면	1~3 사이에서 1/4		–	오른쪽
S	4	왼발 앞으로	H	벽사면	–		있음	똑바로
여								
S	1	왼발 앞으로	HT	중앙사면	좌회전 시작	1의 끝에서 라이즈	있음	똑바로
Q	2	오른발 옆으로	T	벽배면	1~2 사이에서 1/8	업	–	왼쪽
Q	3	왼발을 오른발에 모음	TH	벽사배면	2~3 사이에서 1/8	업. 6의 끝에서 로어	–	왼쪽
S	4	오른발 뒤로	T	벽사배면	–	–	있음	똑바로

힐 피벗은 왼쪽으로 쿼터 턴하는 피겨이다. 통상 단체반 레슨에는 잘 가르치지 않는다. 발동작이 어렵기 때문이다.

발 위치 |position of foot| 또는 풋워크를 위와 같이 하기 힘들면 카운트 하나하나에 발의 체중을 옮기며 스텝한다. 정상적인 방법은 아니지만 숙달되기 전에 음악에 맞춰 춤을 추자면 이것도 한 방법이다.

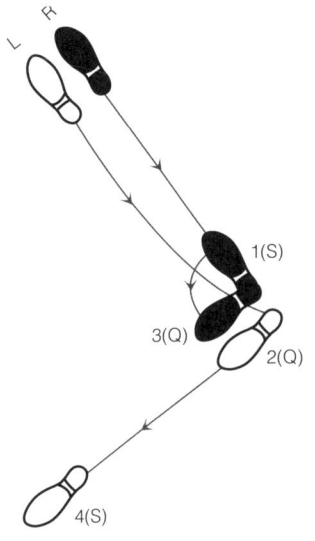

후행 피겨로는 모든 내추럴계 피겨와 change of direction, chasse reverse turn, progressive chasse to right, quick open reverse, double reverse turn, cross chasse 등이 온다.

· 연습
◇ 예비보 - quarter turn to right - heel pivot - quarter turn to right - heel pivot - natural turn - quarter turn to right - heel pivot -

3) 퀵스텝의 풋워크와 라이즈 & 폴의 일반 법칙

퀵스텝의 풋워크, 라이즈 & 폴 등에는 일반적인 법칙이 있다. 예외적인 경우도 있지만. 피겨를 공부할 때 하나하나 스텝의 풋워크를 외우기보다는 일반적인 법칙을 알고 익히면 훨씬 수월하다.

일반 법칙
(1) 피겨의 시작 전진 스텝 1보가 S이고 2보가 업인 경우 natural turn,

running finish, natural turn & back lock, quick open reverse 등는 1보 끝에서 '라이즈'다. 결코 '라이즈 시작'이 아니다. 2보가 계속 라이즈인 경우 quarter turn to right, progressive chasse, forward & back lock, tipple chasse to right 등는 서포팅 풋을 로어한 후 1보를 HT로 전진, 1의 끝에서 라이즈 시작하고 2에서도 계속 라이즈한다. 1보 끝에서 라이즈 시작하는 피겨는 대체적으로 다음 스텝이 업이 아니고 라이즈 계속이다.

(2) 피겨의 중간 스텝은 대부분 Q이고 T, 업이다.

(3) Q 다음이 S인 경우 그 Q는 T, 계속 라이즈 또는 업 이고 S는 TH, 업, S의 끝에서 로어한다. 즉 S는 T로 업한 후 S의 끝에서 로어하면서 H을 바닥에 놓는다. 폭스트롯의 경우는 S의 앞 Q의 끝에서 로어한 후 S는 H로 전진 후진의 경우는 TH 한다. 이것은 퀵스텝과 폭스트롯의 차이점이다.

(4) 내추럴 턴 SQQSSS 의 경우는 1보 끝에 라이즈 여성은 NFR 이고 2, 3보는 업하고 3보 끝에서 로어한다. 4~6보의 S는 3보의 끝에서 로어한 상태에서 스텝한다.

예외

(1) 피겨의 중간에 S가 있는 경우는 일률적으로 말하기가 어렵다. 내추럴 턴 & 백 록 SQQSQQSS 의 3, 4보는 3보 Q : 업 의 끝에서 로어하고 4보 S 끝에서 라이즈 시작인데 반해 티플 샤세 투 라이트 tipple chasse to right : SQQSQQSS 의 3, 4보는 3보 Q 는 라이즈를 계속한 다음 4보 업한다.

이와 같이 예외적인 것은 외워두는 편이 좋다.

(2) 피겨의 시작 후진 스텝이 S인 경우 서포팅 풋을 로어한 후 TH로 후진, 끝에서 라이즈 시작, NFR. 이 경우는 처음 전진 스텝이 S인 경우와 대체로 같다고 보면 된다.

(3) 체인지 오브 디렉션은 라이즈 & 폴이 없다.

4) 포워드 & 백 록|forward & back lock|의 몸|body| 방향

포워드 & 백 록의 얼라이먼트가 '벽사면' 또는 '벽사배면'으로 진행하는 경우에도 몸은 '벽과 벽사 사이'를 향하거나 배면한다. 이 말은 남녀의 시선은 '벽사' 또는 '벽사배면'으로 향하되 남성의 몸은 여자 쪽으로 여성의 몸은 남성 쪽으로 향하도록, 즉 남성의 배꼽을 여성 쪽으로 여성의 배꼽은 남성 쪽으로 향하게 한다.

피겨는 벽사로 나가지만, 몸은 벽과 벽사 사이를 향한다. 즉 몸과 양발을 벽사를 향해 |몸과 발끝 방향이 같음| 나란히 선 다음 발 방향은 그대로 두고 몸을 약간 오른쪽으로 더 튼다.

후행 피겨는 모든 내추럴계 피겨가 올 수 있다.

5) 퀵스텝 시작 방법

예비보
남녀가 클로즈드 포지션 상태로 마주 보고 선다. 양발을 어깨 넓이만큼 벌린다. 체중을 왼발 또는 오른발로 옮긴다.

(1) 체중이 왼발에 있는 경우
Q카운트로 시작하는 경우는 1카운트에 왼발을 밀어서 2, 3 카운트에 체중을 오른발로 옮긴 후 4카운트에 예비보인 왼발을 전진한다.

(2) 체중이 오른발에 있는 경우
Q카운트로 시작하는 경우는 1카운트에 오른발을 밀어 2, 3, 4 카운트에 체중을 왼발로 옮긴다. 다시 5카운트에 왼발을 밀어서 6, 7 카운트에 체중을 오른발로 옮긴 후 8카운트에 예비보인 왼발을 전진한다.

시작 요령
남성이 리드하므로 남성을 기준으로 설명한다.
· 음악을 듣는다. 4/4박자의 시작 첫 박자를 잡는다.
· 오른발에 체중을 둔 상태에서 1 2 3 4의 Q카운트와 동시에 체중을 왼발로 옮긴 후 5 6 7의 Q카운트에 다시 체중을 오른발로 옮기고 8의 Q에 왼발 예비보를 전진한다. 예비보 전진 후 바로 S카운트에 오른발을 전진한다.

위 방법이 어려우면 S카운트를 사용한다.
· 오른발에 체중을 둔 상태에서 시작한다. $S^{|1, 2|}$ $S^{|3, 4|}$에 왼발로 체중을 옮긴 후 다시 $S^{|5, 6|}$에 체중을 오른발로 옮긴다. 그런 다음 $S^{|7, 8|}$에 왼발을 예비보로 전진한다.
· 왼발에 체중을 둔 상태에서는 $S^{|1, 2|}$에 체중을 오른발로 옮긴 다음 $S^{|3, 4|}$에 왼발을 예비보로 전진한다.

여러 가지 방법이 있으므로 편한 것을 선택하도록 한다.

6) 댄스파티에서 루틴 없이 퀵스텝 추는 방법

왈츠 베이식 스텝 연습

퀵스텝 음악에 맞춰 왈츠 베이식 |box step| 스텝을 연습한다. 퀵스텝의 리듬은 S카운트는 2박자이고 Q카운트는 1박자이다.

|왈츠의 클로즈드 체인지|

· 남성
1보 : S(1 2)   왼발 전진
2보 : Q(3)   오른발 옆으로
3보 : Q(4)   왼발을 오른발에 모음

· 여성
1보 : S(1 2)   오른발 후진
2보 : Q(3)   왼발 옆으로
3보 : Q(4)   오른발을 왼발에 모음

숙달되었으면 반대로 |남성 : 오른발, 여성 : 왼발| 시작해본다. 이 스텝은 퀵스텝의 크로스 샤세 |cross chasse|와 비슷하다. 왈츠처럼 전·후진 또는 박스 스텝으로 반복 연습한다.

> **|왈츠의 쿼터 턴 |1/4 회전||**
> - 내추럴 쿼터 턴 |natural quarter turn|을 4회 하여 제자리로 돌아온다.
> - 리버스 쿼터 턴 |reverse quarter turn|을 4회 하여 제자리로 돌아온다.

카운트는 위 왈츠의 클로즈드 체인지과 같이 S |1, 2| Q |3| Q |4|으로 한다.

L.O.D.를 따라 진행할 수 있는 피겨 조합 만들기

> - quarter turn to right - heel pivot - quarter turn to right - heel pivot -
> - quarter turn to right - progressive chasse to left - forward lock - natural turn 1~3 -
> - quarter turn to right - progressive chasse to left - forward lock - natural turn with hesitation - chasse reverse turn - progressive chasse to left - forward lock - natural turn 1~3 -

(1) 쿼터 턴 투 라이트 |quarter turn to right|

타이밍	스텝	발 위치	풋워크	얼라인먼트	회전량	라이즈 & 폴	CBM	스웨이
남								
S	1	오른발 앞으로	HT	벽사면	우회전 시작	1의 끝에서 라이즈 시작	있음	똑바로
Q	2	왼발 옆으로	T	중앙배면	1~2 사이에서 1/8	라이즈 계속	–	오른쪽

타이밍	스텝	발 위치	풋워크	얼라인먼트	회전량	라이즈 & 폴	CBM	스웨이
남								
Q	3	오른발을 왼발에 모음	T	중앙사배면	2~3 사이에서 1/8	라이즈 계속	-	오른쪽
S	4	왼발 옆으로 그리고 약간 뒤에	TH	중앙사배면	-	업. 4의 끝에서 로어	-	똑바로
여								
S	1	왼발 뒤로	TH	벽사배면	우회전 시작	1의 끝에서 라이즈 시작. NFR	있음	똑바로
Q	2	오른발 옆으로	T	중앙사 포인팅	1~2 사이에서 1/4 몸 회전 조금 적게	라이즈 계속	-	왼쪽
Q	3	왼발을 오른발에 모음	T	중앙사면	약간의 몸 회전	라이즈 계속	-	왼쪽
S	4	오른발 비스듬히 앞으로	TH	중앙사면	-	업. 4의 끝에서 로어	-	똑바로

 남성 스텝의 회전량은 '벽사면'하여 시작한 경우, 1~2 사이에서 1/8, 2~3 사이에서 1/8회전하고, L.O.D.를 향하여 시작한 경우는 1/8이다. 즉 초·중급자의 경우는 쿼터 턴을 1/4회전하는 것으로 연습하지만 상급자의 경우는 피겨에 따른 회전량을 그때 그때 상황에 따라 약간 달리 할 수 있다.

 라틴댄스의 룸바나 차차차의 하키 스틱의 진행방향이 90도, 135도, 180도 등으로 상황에 따라 달라질 수 있는 것과 같다. 왈츠의 내추럴 스핀 턴의 경우도 후반부 4, 5, 6의 회전량을 언더 턴 |under turn| 하느냐 오버 턴 |over turn| 하느냐에 따라 90도 적게 회전할 수도 있고 180도보다 작지만 90도보다는 크게 회전할 수 있다.

 후행 피겨는 progressive chasse to left, heel pivot 등이 올 수 있다.

· 연습

◇ 예비보 - quarter turn to right - progressive chasse to left -

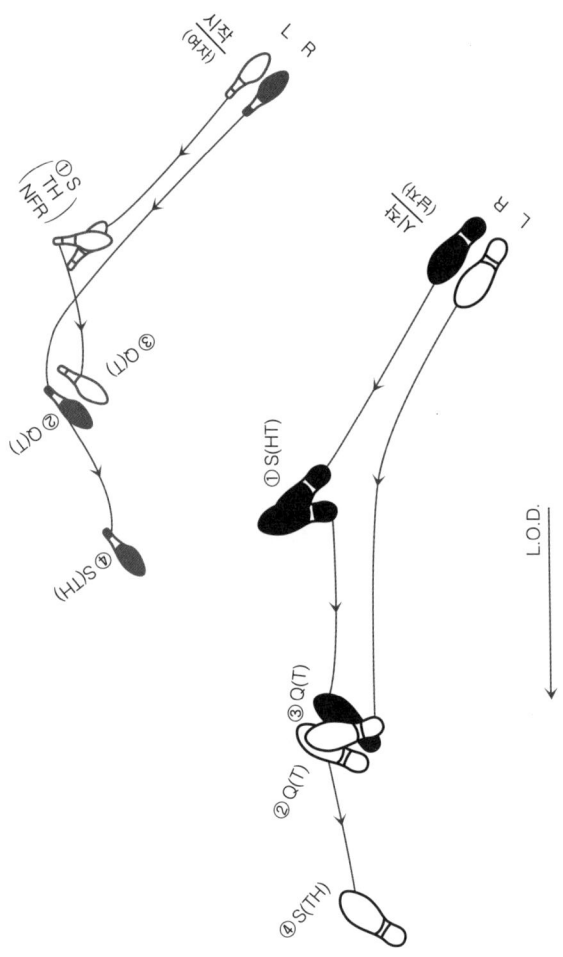

(2) 프로그레시브 샤세 투 레프트 [progressive chasse to left]

타이밍	스텝	발 위치	풋워크	얼라인먼트	회전량	라이즈&폴	CBM	스웨이
남								
S	1	오른발 뒤로	TH	중앙사배면	좌회전 시작	1의 끝에서 라이즈 시작. NFR	있음	–
Q	2	왼발 옆으로	T	벽사 포인팅	1~2 사이에서 1/4 몸 회전 조금 적게	라이즈 계속	–	–
Q	3	오른발을 왼발에 모음	T	벽사면	약간의 몸 회전	라이즈 계속	–	–
S	4	왼발 옆으로 그리고 약간 앞에	TH	벽사면	–	업. 4의 끝에서 로어	–	–
S	5	오른발 앞으로, CBMP, OP	H	벽사면	–	–	있음	–
여								
S	1	왼발 앞으로	HT	중앙사면	좌회전 시작	1의 끝에서 라이즈 시작	있음	–
Q	2	오른발 옆으로	T	벽배면	1~2 사이에서 1/8	라이즈 계속	–	–
Q	3	왼발을 오른발에 모음	T	벽사배면	2~3 사이에서 1/8 몸 회전 조금 적게	라이즈 계속	–	–
S	4	오른발 옆으로 그리고 약간 뒤에	TH	벽사배면	–	업. 4의 끝에서 로어	–	–
S	5	왼발 뒤로, CBMP	T	벽사배면	–	–	있음	–

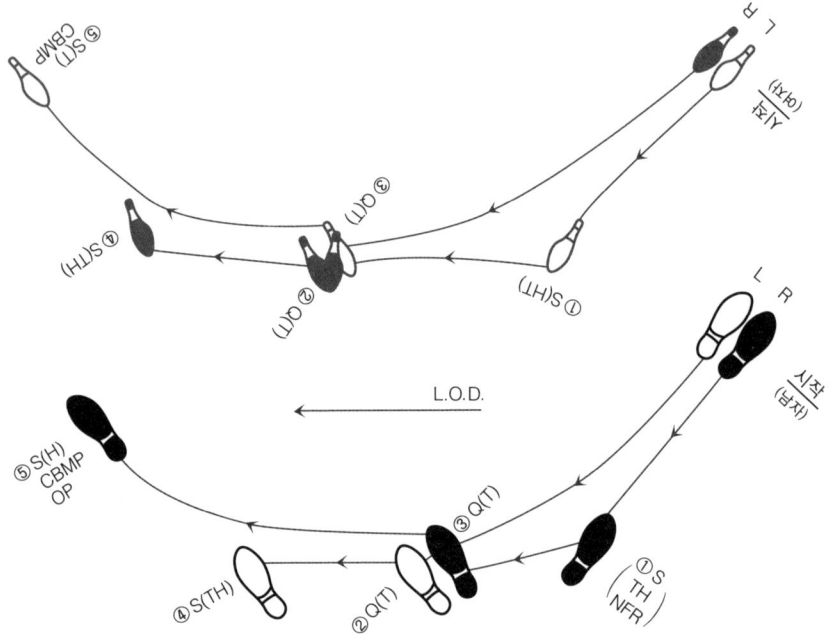

프로그레시브 샤세는 프로그레시브 샤세 투 레프트와 프로그레시브 샤세 투 라이트 두 종류가 있다. 그냥 프로그레시브 샤세라고 할 때는 프로그레시브 샤세 투 레프트를 가리킨다.

· 연습

◇ closed impetus - progressive chasse to left - forward lock -

(3) 프로그레시브 샤세 투 라이트 [progressive chasse to right : SQQSS]

기술적 세부 사항은 왈츠편 참조.

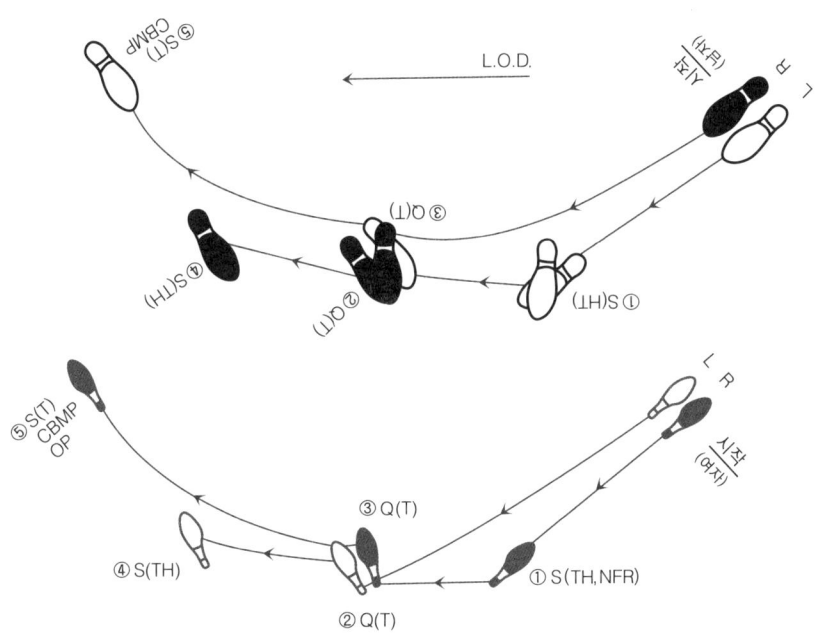

· 연습

◇ hesitation change - progressive chasse to right - running finish -

(4) 록 스텝 |lock step|

① 포워드 록 |forward lock|

타이밍	스텝	발 위치	풋워크	얼라인먼트	회전량	라이즈&폴	CBM	스웨이
남 또는 여								
S	1	오른발 앞으로, CBMP, OP	HT	벽사면	–	1의 끝에서 라이즈 시작	약간 있음	–
Q	2	왼발 비스듬히 앞으로	T	벽사면	–	라이즈 계속	–	–
Q	3	오른발을 왼발 뒤에 크로스	T	벽사면	–	라이즈 계속	–	–
S	4	왼발 비스듬히 앞으로	TH	벽사면	–	업. 4의 끝에서 로어	–	–
S	5	오른발 앞으로, CBMP, OP	H	벽사면	–	–	있음	–

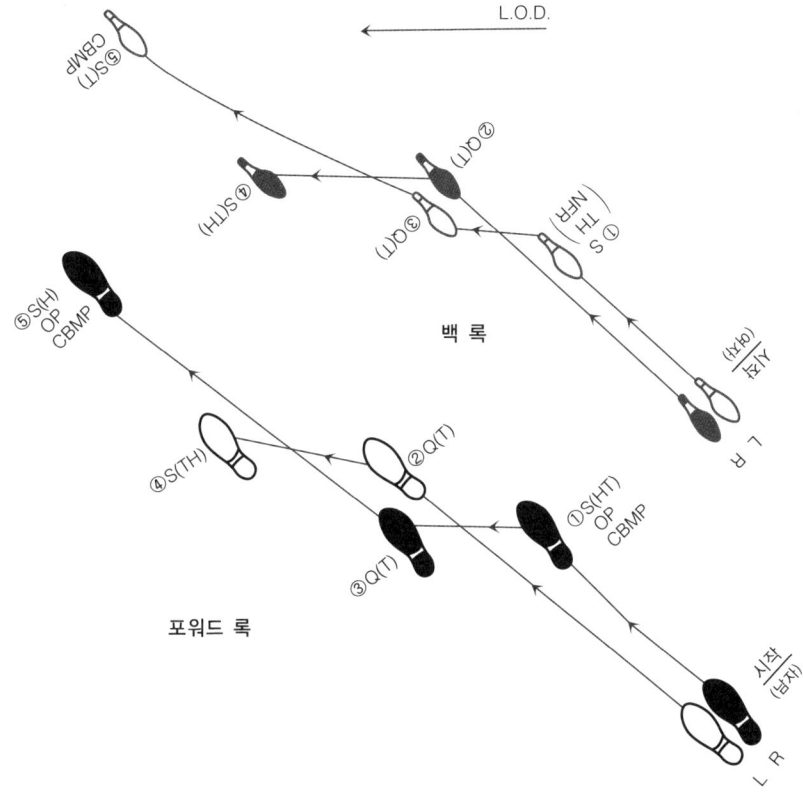

· 연습

◇ progressive chasse to left - forward lock - 모든 natural figure -

② 백 록 |back lock|

타이밍	스텝	발 위치	풋워크	얼라인먼트	회전량	라이즈 & 폴	CBM	스웨이
남 또는 여								
S	1	왼발 뒤로, CBMP	TH	벽사배면	–	1의 끝에서 라이즈 시작. NFR	약간 있음	–
Q	2	오른발 뒤로	T	벽사배면	–	라이즈 계속	–	–
Q	3	왼발을 오른발 앞에서 크로스	T	벽사배면	–	라이즈 계속	–	–
S	4	오른발 비스듬히 뒤로	TH	벽사배면	–	업. 4의 끝에서 로어	–	–
S	5	왼발 뒤로, CBMP	T	벽사배면	–	–	있음	–

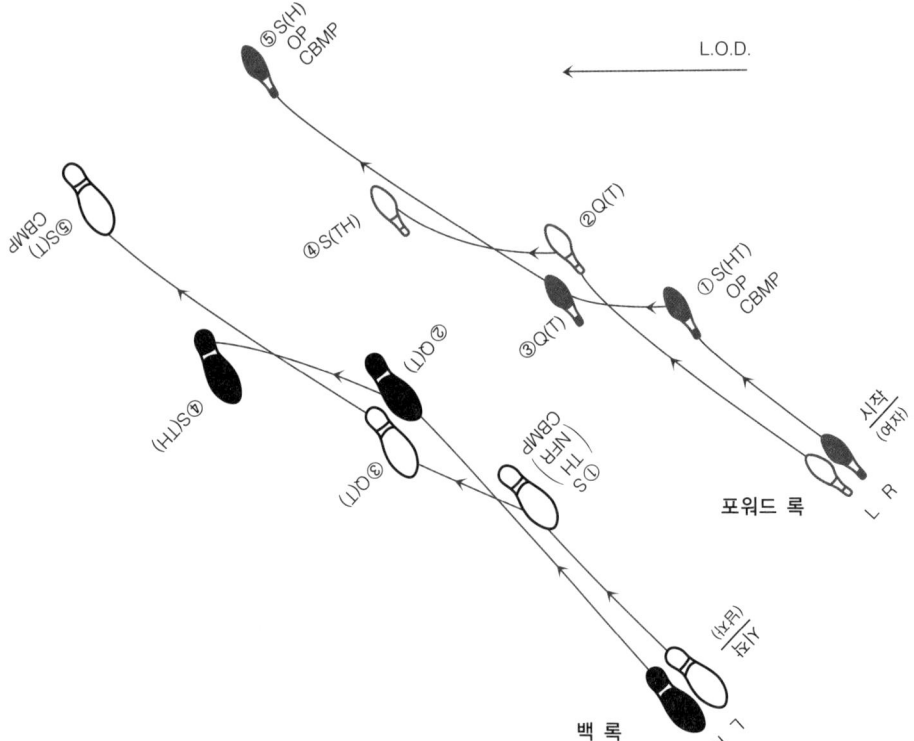

L.O.D.

포워드 록

백 록

· 연습

◇ progressive chasse to right - back lock - closed impetus -

(5) 내추럴 턴 |natural turn|

타이밍	스텝	발 위치	풋워크	얼라인먼트	회전량	라이즈&폴	CBM	스웨이
남								
S	1	오른발 앞으로	HT	벽사면	우회전 시작	1의 끝에서 라이즈	있음	똑바로
Q	2	왼발 옆으로	T	중앙사배면	1~2 사이에서 1/4	업	-	오른쪽
Q	3	오른발을 왼발에 모음	TH	L.O.D. 배면	2~3 사이에서 1/8	업. 3의 끝에서 로어	-	오른쪽
S	4	왼발 뒤로	TH	L.O.D. 배면	우회전 시작	-	있음	똑바로
S	5	오른발 옆으로 작은 스텝(힐 풀)	H, 발의 IE, WF	새 L.O.D.의 벽사면	4~5 사이에서 3/8	-	-	똑바로
S	6	왼발 앞으로	H	벽사면	-	-	약간 있음	똑바로
여								
S	1	왼발 뒤로	TH	벽사배면	우회전 시작	1의 끝에서 라이즈. NFR	있음	똑바로
Q	2	오른발 옆으로	T	L.O.D.로 포인팅	1~2 사이에서 3/8 몸 회전 조금 적게	업	-	왼쪽
Q	3	왼발을 오른발에 모음	TH	L.O.D.를 향해	몸 회전 완료	업. 3의 끝에서 로어	-	왼쪽
S	4	오른발 앞으로	HT	L.O.D.를 향해	우회전 시작	-	있음	똑바로
S	5	왼발 옆으로	TH	새 L.O.D. 배면	4~5 사이에서 1/4	-	-	똑바로
S	6	오른발 뒤로	T	벽사배면	5~6 사이에서 1/8	-	약간 있음	똑바로

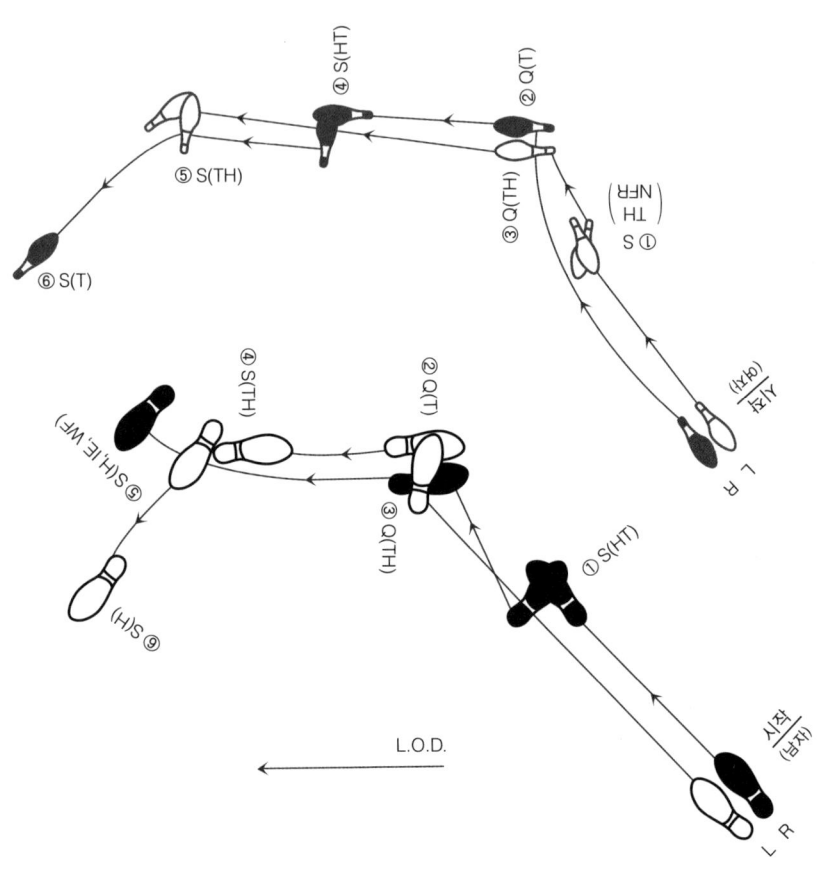

    남성 5보의 힐 풀은 새 L.O.D.를 향하게 마치기 위해서는 회전을 적게 할 수 있다. 앞에서도 설명했지만 피겨의 회전량은 상황에 따라 조금씩 달라질 수 있다.

    후행은 내추럴 턴 1~6 다음에는 모든 내추럴계의 피겨가 올 수 있고 내추럴 턴 1~5 다음에는 포워드 록 2~5가 올 수 있다.

· 연습

◇ forward lock - natural turn - 모든 natural figure -

(6) **내추럴 턴 위드 헤지테이션** |natural turn with hesitation : SQQSSS|

기술적 세부 사항은 왈츠편 참조.

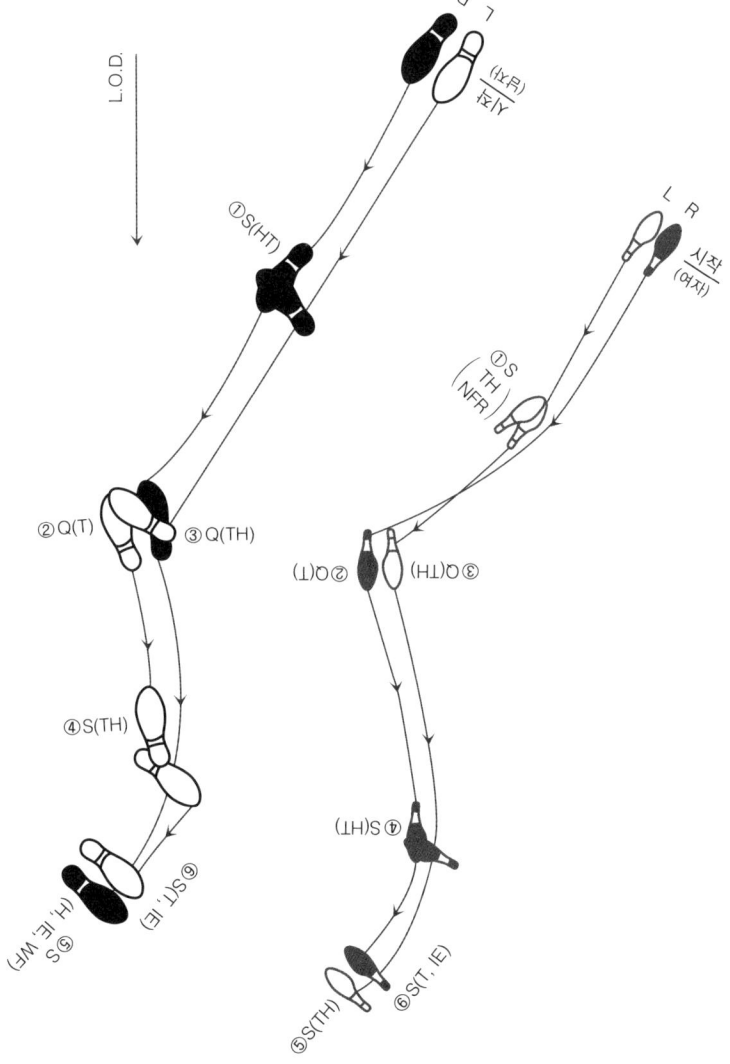

· 연습

　◇ forward lock - natural turn with hesitation - chasse reverse turn -

(7) 샤세 리버스 턴 |chasse reverse turn|

타이밍	스텝	발 위치	풋워크	얼라인먼트	회전량	라이즈 & 폴	CBM	스웨이
남								
S	1	왼발 앞으로	HT	중앙사면	좌회전 시작	1의 끝에서 라이즈	있음	똑바로
Q	2	오른발 옆으로	T	벽사배면	1~2 사이에서 1/4	업	-	왼쪽
Q	3	왼발을 오른발에 모음	TH	L.O.D. 배면	2~3 사이에서 1/8	업. 3의 끝에서 로어	-	왼쪽
여								
S	1	오른발 뒤로	TH	중앙사배면	좌회전 시작	1의 끝에서 라이즈, NFR	있음	똑바로
Q	2	왼발 옆으로	T	L.O.D로 포인팅	1~2 사이에서 3/8 몸 회전 조금 적게	업	-	오른쪽
Q	3	오른발을 왼발에 모음	TH	L.O.D.를 향해	몸 회전 완료	업. 3의 끝에서 로어	-	오른쪽

· 연습

　◇ natural turn with hesitation - chasse reverse turn - progressive chasse to left -

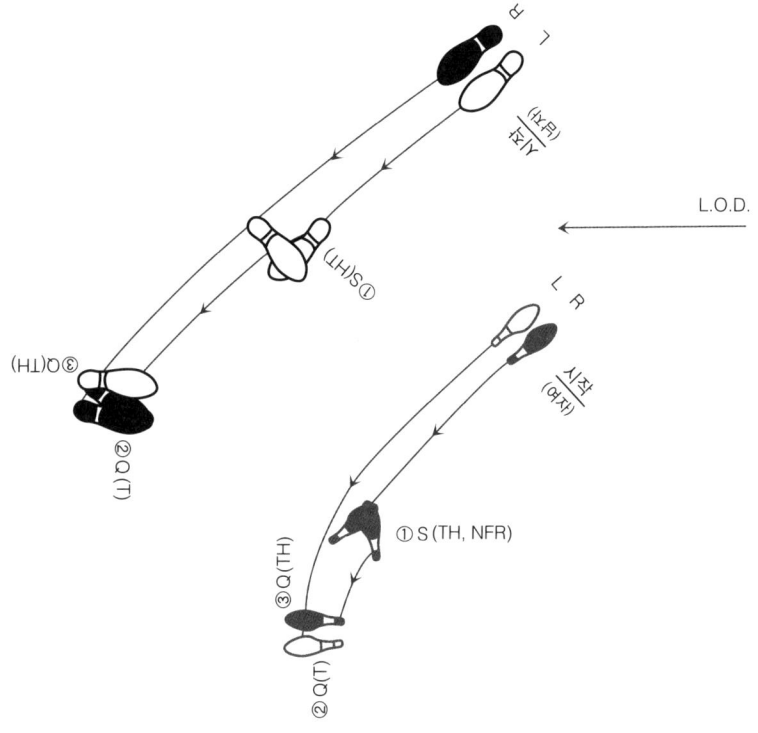

방향 전환하는 피겨를 알아둔다

- natural turn |SQQSSS| - quarter turn -
- natural turn with hesitation |SQQSSS| - chasse reverse turn -
- natural turn 1~3 - back lock |SQQS| - running finish |QQSS| - forward lock -
- natural spin turn |SQQSSS| - 2~12 V6 -
- natural spin (under) turn |SQQSSS| - progressive chasse to left -

- natural spin (normal) turn |SQQsss| - hover corte |ssss| -
- closed impetus |ssss| - progressive chasse to left -
- open impetus |sss 또는 SQQ| - open natural turn - running finish -
- tipple chasse to right |SQQSQQss| - 모든 내추럴계 피겨 -
- running right turn |SQQssssQQss| - 오른발로 시작하는 모든 피겨 -

(1) 러닝 피니쉬 |running finish|

타이밍	스텝	발 위치	풋워크	얼라인먼트	회전량	라이즈 & 폴	CBM	스웨이
남								
S(Q)	1	왼발 뒤로, CBMP	T	벽사배면	우회전 시작	1의 끝에서 라이즈	있음	똑바로
Q(Q)	2	오른발 옆으로 그리고 약간 앞에	T	L.O.D.로 포인팅	1~2 사이에서 3/8 몸 회전 조금 적게	업	-	왼쪽
Q(S)	3	OP스텝 준비 하면서 왼발 앞으로, 좌측 사이드 리딩	TH	L.O.D.를 향해	오른쪽으로 몸 회전	업. 3의 끝에서 로어	-	왼쪽
S(S)	4	오른발 앞으로, CBMP, OP	H	L.O.D.를 향해	-	-	있음	똑바로
여								
S(Q)	1	오른발 앞으로 CBMP, OP	HT	벽사면	우회전 시작	1의 끝에서 라이즈	있음	똑바로
Q(Q)	2	왼발 옆으로	T	중앙사배면	1~2 사이에서 1/4	업	-	오른쪽
Q(S)	3	오른발 뒤로, 우측 사이드 리딩	TH	L.O.D. 배면	2~3 사이에서 1/8	업. 3의 끝에서 로어	-	오른쪽
S(S)	4	왼발 뒤로, CBMP	T	L.O.D. 배면	-	-	있음	똑바로

· 연습

◇ natural turn 1~3 - back lock - running finish - quick open reverse -

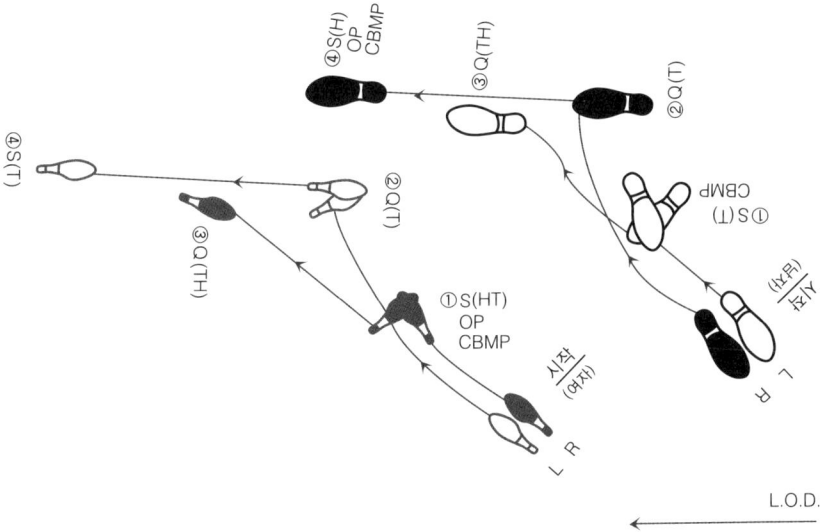

(2) 내추럴 스핀 턴 |natural spin turn|

기술적 세부 사항은 왈츠편 참조.

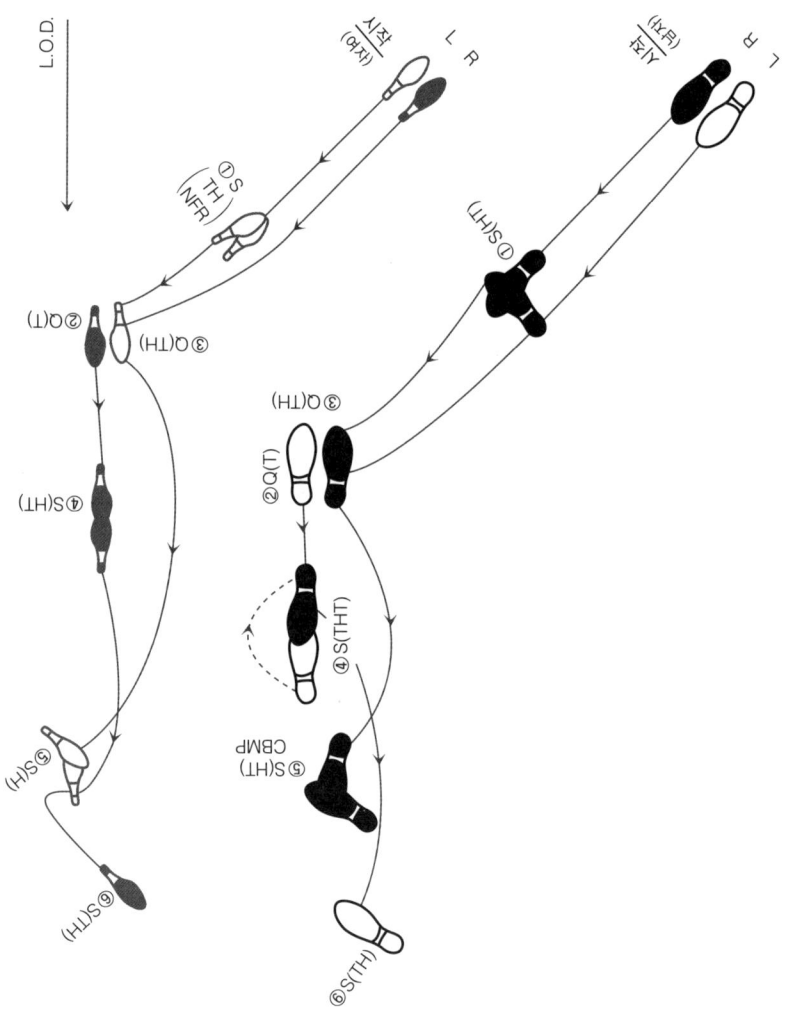

후행 피겨인 V6 [2~12], 식스 퀵 런 |six quick run|의 리드 방법은 내추럴 스핀 턴의 마지막 스텝의 왼발 힐을 많이 로어하는 것이다.

· 연습
◇ forward lock - natural spin turn - progressive chasse to left -

(3) 호버 코르테 |hover corte|

타이밍	스텝	발 위치	풋워크	얼라인먼트	회전량	라이즈 & 폴	CBM	스웨이
남								
S	1	오른발 뒤로	TH	L.O.D. 배면	좌회전 시작	1의 끝에서 라이즈 시작, NFR	있음	똑바로
S	2	왼발 옆으로 그리고 약간 앞에	T	벽사 포인팅	1~2 사이에서 3/8 몸 회전 조금 적게 2에서 몸 회전 계속	라이즈 계속	-	오른쪽
S	3	체중 오른발로 옮겨서 옆으로 그리고 약간 뒤에	TH	반 L.O.D. 중앙사배면	-	업. 3의 끝에서 로어	-	똑바로
S	4	왼발 뒤로, CBMP	T	반 L.O.D. 중앙사배면	-	-	있음	똑바로
여								
S	1	왼발 앞으로	HT	L.O.D.를 향해	좌회전 시작	1의 끝에서 라이즈 시작	있음	똑바로
S	2	오른발 옆으로, 왼발은 오른발을 향하여 브러쉬	T	중앙을 향해 반 L.O.D. 중앙사면으로 마침	1~2 사이에서 1/4 2에서 1/8 회전 계속	라이즈 계속	-	왼쪽
S	3	왼발 비스듬히 앞으로	TH	반 L.O.D. 중앙사면	-	업. 3의 끝에서 로어	-	똑바로
S	4	오른발 앞으로, CBMP, OP	H	반 L.O.D. 중앙사면	-	-	있음	똑바로

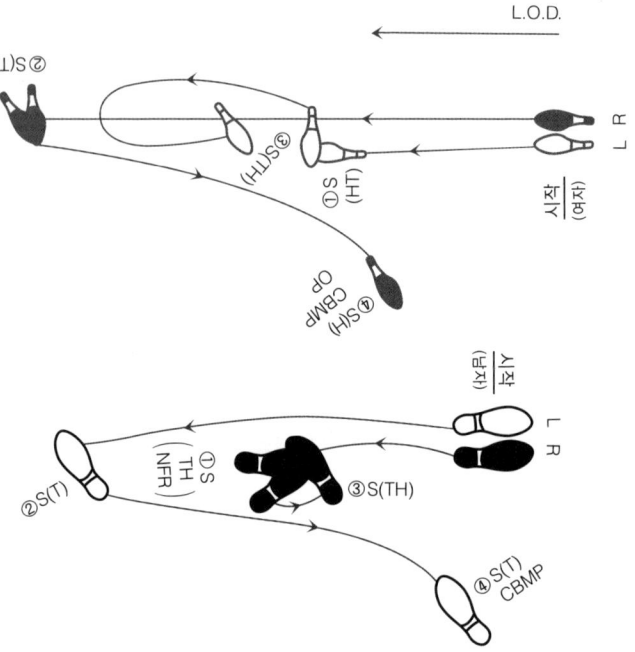

· 연습

◇ natural spin turn - hover corte - running finish -

(4) 클로즈드 임피터스 |closed impetus : SSSS|

후행 피겨 2~12 V6, 식스 퀵 런의 리드 방법은 클로즈드 임피터스의 3보의 왼발 힐을 많이 로어하는 것이다.

· 연습

◇ natural turn 1~3 - closed impetus - progressive chasse to left -

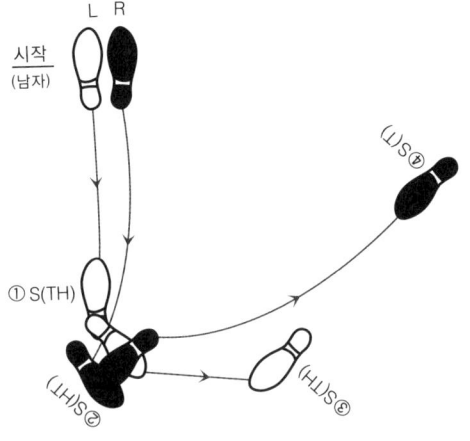

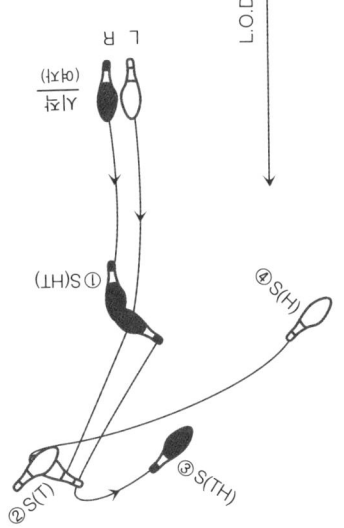

기술적 세부 사항은
왈츠편 참조.

(5) 오픈 임피터스 |open impetus|

기술적 세부 사항과 족형도는 왈츠편 참조.

· 연습

◇ natural turn 1~3 - open impetus - open natural turn 1~3 -

(6) 오픈 내추럴 턴 |open natural turn|

내추럴 턴 1~3보와 같으나 마지막 3스텝을 모으지 않고 오픈|남 : 오른발 후진, 여 : 왼발 전진|으로 끝낸다.

· 연습

◇ open impetus - open natural turn 1~3 - open natural turn 1~3, end in PP -

(7) 티플 샤세 투 라이트 |tipple chasse to right|

타이밍	스텝	발 위치	풋워크	얼라인먼트	회전량	라이즈 & 폴	CBM	스웨이
남								
S	1	왼발 뒤로	TH	L.O.D. 배면	우회전 시작	1의 끝에서 라이즈 시작. NFR	있음	—
Q	2	오른발 옆으로	T	새 L.O.D.를 향해	1~2 사이에서 1/4	라이즈 계속	—	—
Q	3	왼발을 오른발에 모으고	T	L.O.D.를 향해	—	—	—	—
S	4	오른발 옆으로 그리고 약간 앞에	T	벽사면	3~4 사이에서 1/8	업	—	—

타이밍	스텝	발 위치	풋워크	얼라인먼트	회전량	라이즈 & 폴	CBM	스웨이
남								
Q	5	왼발 비스듬히 앞으로, 좌측 사이드 리딩	T	벽사면	–	업	–	–
Q	6	오른발을 왼발 뒤에서 크로스	T	벽사면	–	업	–	–
S	7	OP스텝을 준비하면서 왼발을 비스듬히 앞으로	TH	벽사면	–	업, 7의 끝에서 로어	–	–
S	8	오른발 앞으로, CBMP, OP	H	벽사면	–	–	있음	–
여								
S	1	오른발 앞으로	HT	L.O.D.를 향해	우회전 시작	1의 끝에서 라이즈 시작	있음	–
Q	2	왼발 옆으로	T	새 L.O.D. 배면	1~2 사이에서 1/4	라이즈 계속	–	–
Q	3	오른발을 왼발에 모으고	T	L.O.D. 배면	–	라이즈 계속	–	–
S	4	왼발 옆으로 그리고 약간 뒤에	T	벽사배면	3~4 사이에서 1/8	업	–	–
Q	5	오른발 뒤로, 우측 사이드 리딩	T	벽사배면	–	업	–	–
Q	6	왼발을 오른발 앞에서 크로스	T	벽사배면	–	업	–	–
S	7	오른발 비스듬히 뒤로	TH	벽사배면	–	업, 7의 끝에서 로어	–	–
S	8	왼발 뒤로, CBMP	T	벽사배면	–	–	있음	–

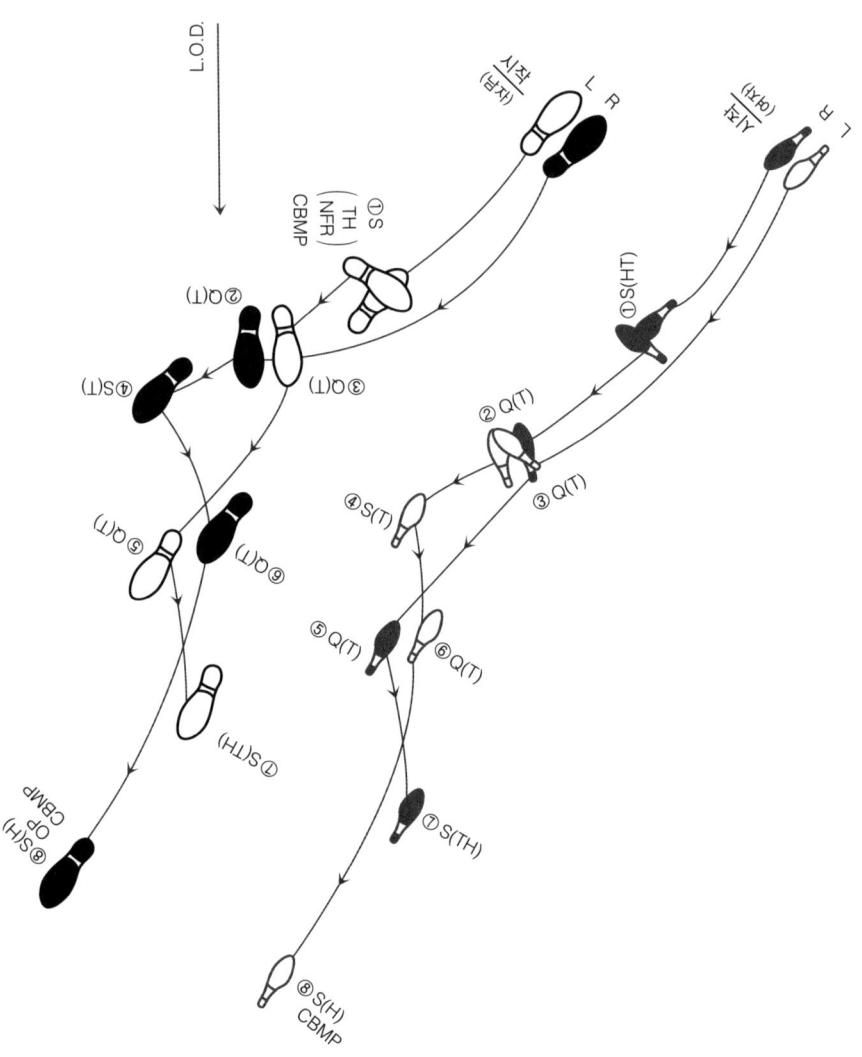

티플 샤세 투 라이트는 L.O.D. 배면으로 시작하여 1~2 사이에 1/4회전, 3~4 사이에 1/8회전하여 '벽사면'으로 진행하는 방법이 있는가 하면, 4에서 회전을 적게 하여 중앙사로 움직일 수 있다. 이 경우는 통상

1~2 사이에 1/4회전하되 3~4 사이에는 거의 회전을 하지 않고 4는 거의 옆으로 놓는다. 이때 회전을 억제하기 위해 남성은 오른쪽 무릎을 구부린다. 그리고 '중앙사' 방향으로 진행한다. 이 경우는 4에서 로어하고 4의 끝에서 라이즈하기 시작한다. 5, 6에서도 계속 라이즈한다. 4의 풋워크는 TH와 IE of left foot toe이다.

후행 피겨는 모든 natural figure, quick open reverse등이 올 수 있다.

· 연습
◇ natural turn 1~3 - tipple chasse to right - 모든 natural figure -

(8) 러닝 라이트 턴 |running right turn|

타이밍	스텝	발 위치	풋워크	얼라인먼트	회전량	라이즈 & 폴	CBM	스웨이
남								
S	1	오른발 앞으로	HT	벽사면	우회전 시작	1의 끝에서 라이즈	있음	똑바로
Q	2	왼발 옆으로	T	중앙사배면	1~2 사이에서 1/4	업	–	오른쪽
Q	3	오른발을 왼발에 모음	TH	L.O.D. 배면	2~3 사이에서 1/8	업, 3의 끝에서 로어	–	오른쪽
S	4	왼발 뒤로	THT	다운 L.O.D., 토 내측 회전	4에서 우로 1/2(피벗)	–	있음	똑바로
S	5	오른발 앞으로, CBMP	HT	L.O.D.를 향해	회전 계속	5의 끝에서 라이즈	있음	똑바로
S	6	왼발 옆으로	T	중앙사배면	5~6 사이에서 3/8	업	–	오른쪽
S	7	오른발 뒤로, 우측 사이드 리딩	TH	L.O.D. 배면	6~7 사이에서 1/8	업, 7의 끝에서 로어	–	오른쪽

타이밍	스텝	발 위치	풋워크	얼라인먼트	회전량	라이즈 & 폴	CBM	스웨이
남								
Q	8	왼발 뒤로, CBMP	T	L.O.D. 배면	회전 계속	8의 끝에서 라이즈	있음	똑바로
Q	9	오른발 옆으로 그리고 약간 앞에	T	새 L.O.D.를 향해	8~9 사이에서 1/4	업	-	왼쪽
S	10	OP스텝 준비 하면서 왼발 앞으로, 좌측 사이드 리딩	TH	L.O.D.를 향해	-	업. 10의 끝에서 로어	-	왼쪽
S	11	오른발 앞으로, CBMP, OP	H	L.O.D.를 향해	-	-	있음	똑바로
여								
S	1	왼발 뒤로	TH	벽사배면	우회전 시작	1의 끝에서 라이즈, NFR	있음	똑바로
Q	2	오른발 옆으로	T	L.O.D.로 포인팅	1~2 사이에서 3/8 몸 회전 조금 적게	업	-	왼쪽
Q	3	왼발을 오른발에 모음	TH	L.O.D.를 향해	몸 회전 완료	업. 3의 끝에서 로어	-	왼쪽
S	4	오른발 앞으로	HTH	L.O.D.를 향해	4에서 오른쪽으로 1/2 (피버팅 액션)	-	있음	똑바로
S	5	왼발 뒤로	TH	L.O.D. 배면	회전 계속	5의 끝에서 약간 라이즈, NFR	있음	똑바로
S	6	오른발을 왼발에 모음 (힐 턴)	HT	L.O.D.를 향해	5~6 사이에서 1/2	6에서 라이즈 계속	-	왼쪽
S	7	OP스텝 준비 하면서 왼발 앞으로, 좌측 사이드 리딩	TH	L.O.D.를 향해	-	업. 7의 끝에서 로어	-	왼쪽

타이밍	스텝	발 위치	풋워크	얼라인먼트	회전량	라이즈 & 폴	CBM	스웨이
여								
Q	8	오른발 앞으로, CBMP, OP	HT	L.O.D.를 향해	우회전 시작	8의 끝에서 라이즈	있음	똑바로
Q	9	왼발 옆으로	T	새 L.O.D.의 중앙사배면	8~9 사이에서 1/8	업	–	오른쪽
S	10	오른발 뒤로, 우측 사이드 리딩	TH	새 L.O.D.배면	9~10 사이에서 1/8	업. 10의 끝에서 로어	–	오른쪽
S	11	왼발 뒤로, CBMP	T	L.O.D. 배면	–	–	있음	똑바로

· 연습

◇ forward lock - running right turn - quarter turn -

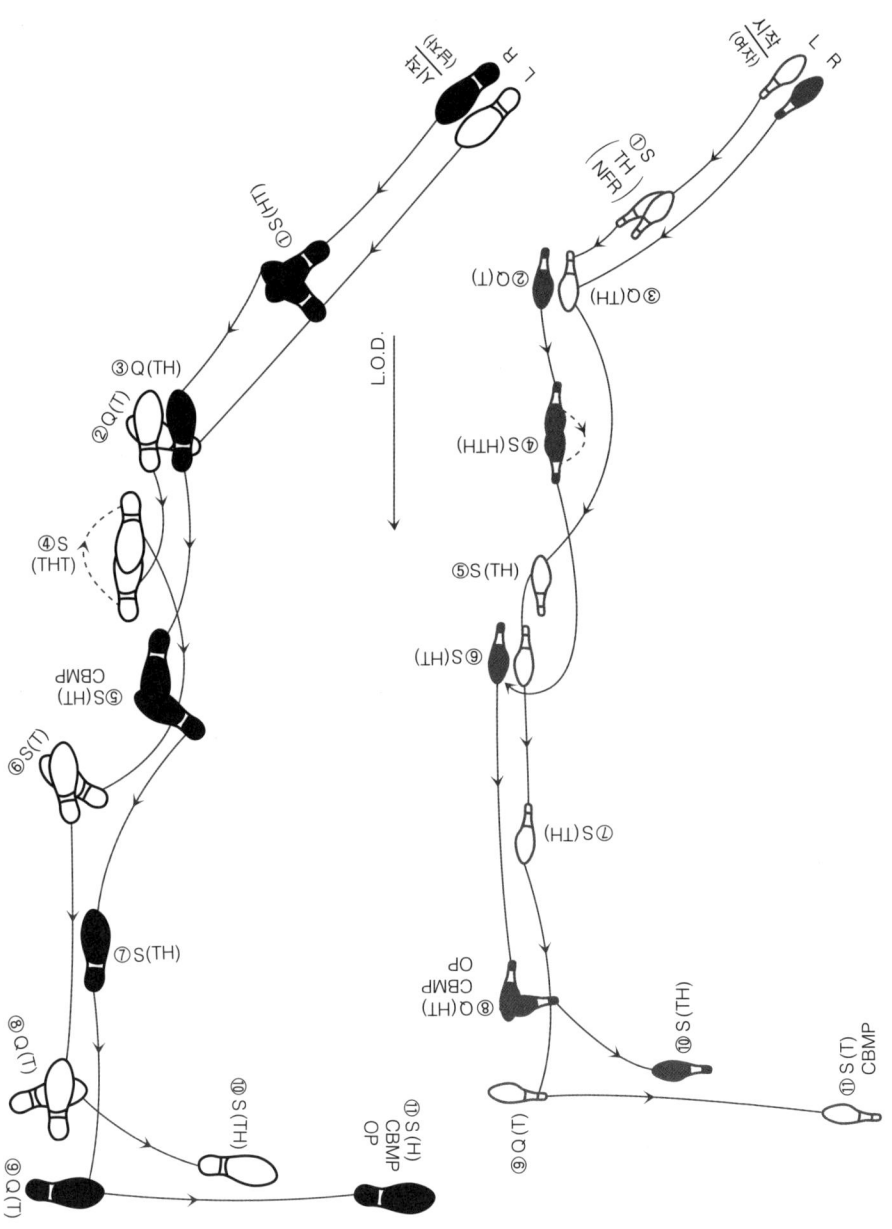

(9) 포 퀵 런 |four quick run : 4QR|/식스 퀵 런 |six quick run : 6QR|

① 포 퀵 런

타이밍	스텝	발 위치	풋워크	얼라인먼트	회전량	라이즈 & 폴	CBM	스웨이
남								
S	1	오른발 뒤로	THT	L.O.D. 배면	좌회전 시작	1의 끝에서 라이즈	있음	–
Q	2	왼발 옆으로 그리고 약간 앞에	T	벽사 포인팅	1~2 사이에서 3/8 몸 회전 조금 적게	업	–	–
Q	3	오른발 앞으로, CBMP, OP	T	벽사면	좌로 약간의 몸 회전	업	–	–
Q	4	왼발 비스듬히 앞으로	T	벽사면	–	업	–	–
Q	5	오른발을 왼발 뒤에서 크로스	T	벽사면	–	업	–	–
S	6	왼발 비스듬히 앞으로	TH	벽사면	–	업. 6의 끝에서 로어	–	–
S	7	오른발 앞으로, CBMP, OP	H	벽사면	–	–	있음	–
여								
S	1	왼발 앞으로	HT	L.O.D.를 향해	좌회전 시작	1의 끝에서 라이즈	있음	–
Q	2	오른발 옆으로	T	벽배면	1~2 사이에서 1/4	업	–	–
Q	3	왼발 뒤로, CBMP	T	벽사배면	2~3 사이에서 1/8 몸 회전 조금 적게	업	–	–
Q	4	오른발 비스듬히 뒤로	T	벽사배면	–	업	–	–
Q	5	왼발을 오른발 앞에서 크로스	T	벽사배면	–	업	–	–

타이밍	스텝	발 위치	풋워크	얼라인먼트	회전량	라이즈 & 폴	CBM	스웨이
여								
S	6	오른발 비스듬히 뒤로	TH	벽사배면	–	업. 6의 끝에서 로어	–	–
S	7	왼발 뒤로, CBMP	T	벽사배면	–	–	있음	–

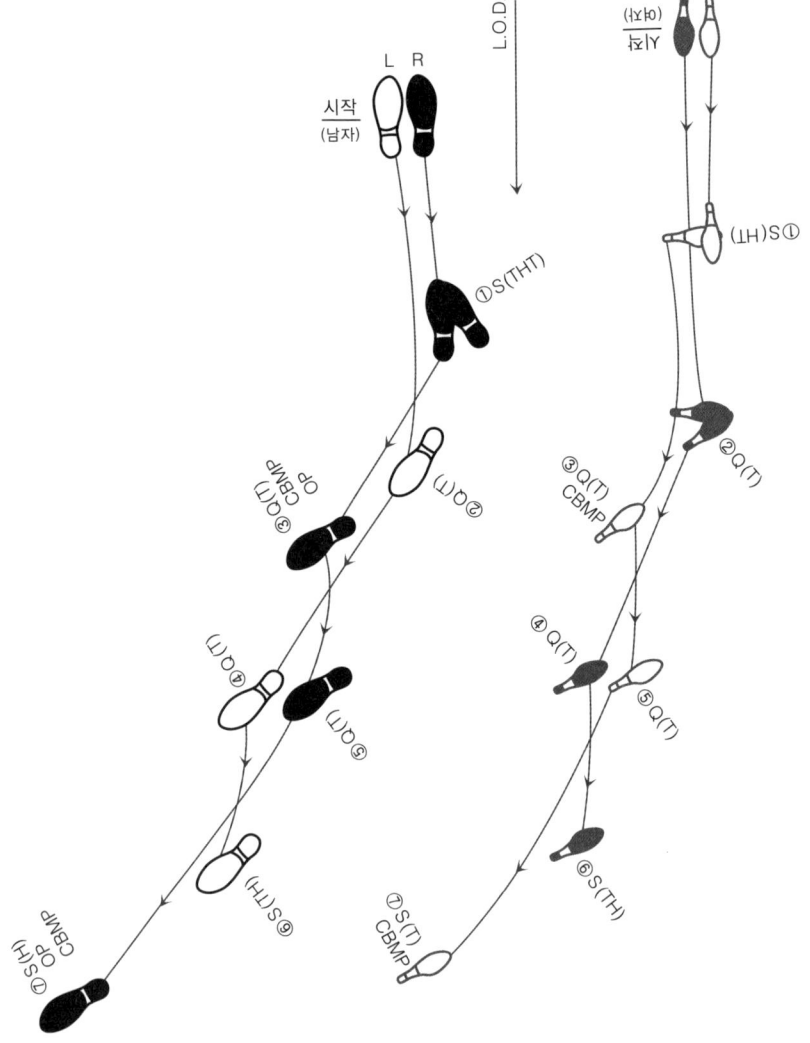

② 식스 퀵 런

타이밍	스텝	발 위치	풋워크	얼라인먼트	회전량	라이즈 & 폴	CBM	스웨이
남								
Q	1	오른발 뒤로	T	중앙사배면	좌회전 시작	선행 스텝의 끝에서 라이즈. NFR, 업	있음	–
Q	2	왼발 옆으로 그리고 약간 앞에	T	벽사 포인팅	1~2 사이에서 1/4 몸 회전 조금 적게	업	–	–
Q	3	오른발 앞으로, CBMP, OP	T	벽사면	–	업	–	–
Q	4	왼발 비스듬히 앞으로	T	벽사면	–	업	–	–
Q	5	오른발을 왼발 뒤에서 크로스	T	벽사면	–	업	–	–
Q	6	왼발 비스듬히 앞으로	TH	벽사면	–	업. 6의 끝에서 로어	–	–
S	7	오른발 앞으로, CBMP, OP	H	벽사면	–	–	있음	–
여								
Q	1	왼발 앞으로	T	중앙사면	좌회전 시작	선행 스텝의 끝에서 라이즈. 업	있음	–
Q	2	오른발 옆으로 그리고 약간 뒤에	T	벽사배면	1~2 사이에서 1/4 몸 회전 조금 적게	업	–	–
Q	3	왼발 뒤로, CBMP	T	벽사배면	–	업	–	–
Q	4	오른발 비스듬히 뒤로	T	벽사배면	–	업	–	–
Q	5	왼발을 오른발 앞에서 크로스	T	벽사배면	–	업	–	–
Q	6	오른발 비스듬히 뒤로	TH	벽사배면	–	업. 6의 끝에서 로어	–	–
S	7	왼발 뒤로, CBMP	T	벽사배면	–	–	있음	–

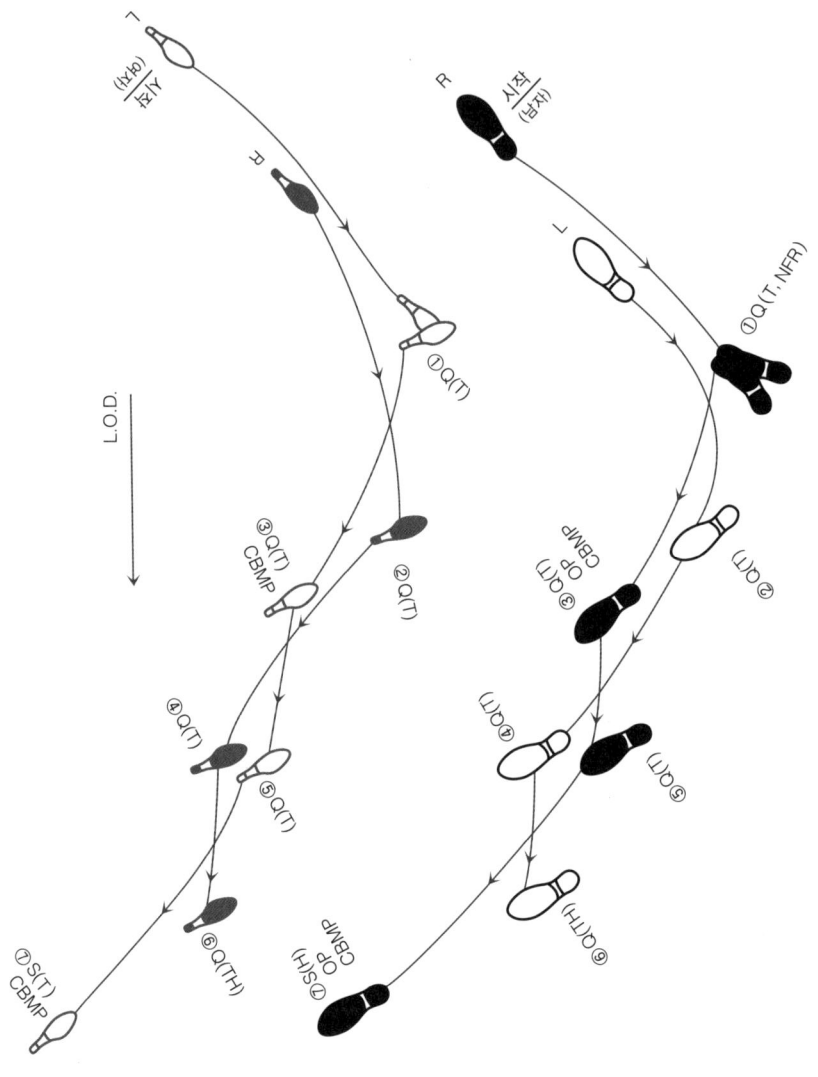

위에서 보는 바와 같이 두 피겨는 비슷하다. Q스텝이 4개 있으면 포 퀵 런이고 6개 있으면 식스 퀵 런이다. 다만 남녀 1보의 얼라인먼트와 1~2보와 2~3보 사이의 회전량에 차이가 있을 뿐이다.

여성은 1~2보 사이에서 발로 회전을 완성한다. 그래서 제2스텝을 '옆으로 그리고 약간 뒤에' 로 만든다.

· 연습
◇ quarter turn to right |or NST, chasse reverse turn| - 4QR - natural turn |or NST| -
◇ progressive chasse to right - 6QR - natural turn |or NST| -

(10) V6

타이밍	스텝	발 위치	풋워크	얼라인먼트	회전량	라이즈 & 폴	CBM	스웨이
남								
S	1	왼발 뒤로	TH	중앙사배면	-	1의 끝에서 라이즈 시작. NFR	있음	-
Q	2	오른발 뒤로, 우측 사이드 리딩	T	중앙사배면	-	라이즈 계속	-	-
Q	3	왼발을 오른발 앞에서 크로스	T	중앙사배면	-	라이즈 계속	-	-
S	4	오른발 뒤로	TH	중앙사배면	-	업. 4의 끝에서 로어	-	-
S	5	왼발 뒤로, CBMP	TH	중앙사배면	-	5의 끝에서 라이즈 시작. NFR	-	-
Q	6	오른발 뒤로	T	중앙사배면	좌회전 시작	라이즈 계속	있음	-
Q	7	왼발 옆으로 그리고 약간 앞에	TH	벽사 포인팅	6~7 사이에서 1/4, 몸 회전 조금 적게	업. 7의 끝에서 로어	-	-

타이밍	스텝	발 위치	풋워크	얼라인먼트	회전량	라이즈 & 폴	CBM	스웨이
남								
S	8	오른발 앞으로, CBMP, OP	H	벽사면	–	–	있음	–
여								
S	1	오른발 앞으로	HT	중앙사면	–	1의 끝에서 라이즈 시작	있음	–
Q	2	왼발 앞으로, 좌측 사이드 리딩	T	중앙사면	–	라이즈 계속	–	–
Q	3	오른발을 왼발 뒤에서 크로스	T	중앙사면	–	라이즈 계속	–	–
S	4	OP스텝 준비 하면서 왼발 앞으로	TH	중앙사면	–	업. 4의 끝에서 로어	–	–
S	5	오른발 앞으로, CBMP, OP	HT	중앙사면	–	5의 끝에서 라이즈 시작	–	–
Q	6	왼발 앞으로	T	중앙사면	좌회전 시작	라이즈 계속	있음	–
Q	7	오른발 옆으로 그리고 약간 뒤에	TH	벽사배면	6~7 사이에서 1/4, 몸 회전 조금 적게	업. 7의 끝에서 로어	–	–
S	8	왼발 뒤로, CBMP	T	벽사배면	–	–	있음	–

  V6로 리드하려면 선행 피겨 내추럴 스핀 턴, 클로즈드 임피터스의 왼발 힐을 많이 로어하여 V6로 속행하는 것을 분명히 상대방에게 알려주어야 한다. 그리고 댄스 교재에 나오는 풋워크를 유심히 살펴 실제로 연습할 때 그대로 따라하도록 한다. 댄스의 풋워크는 상당히 과학적이다. 처음엔 힘들지만 숙달만 되면 그렇게 하는 것이 제일 편하다.

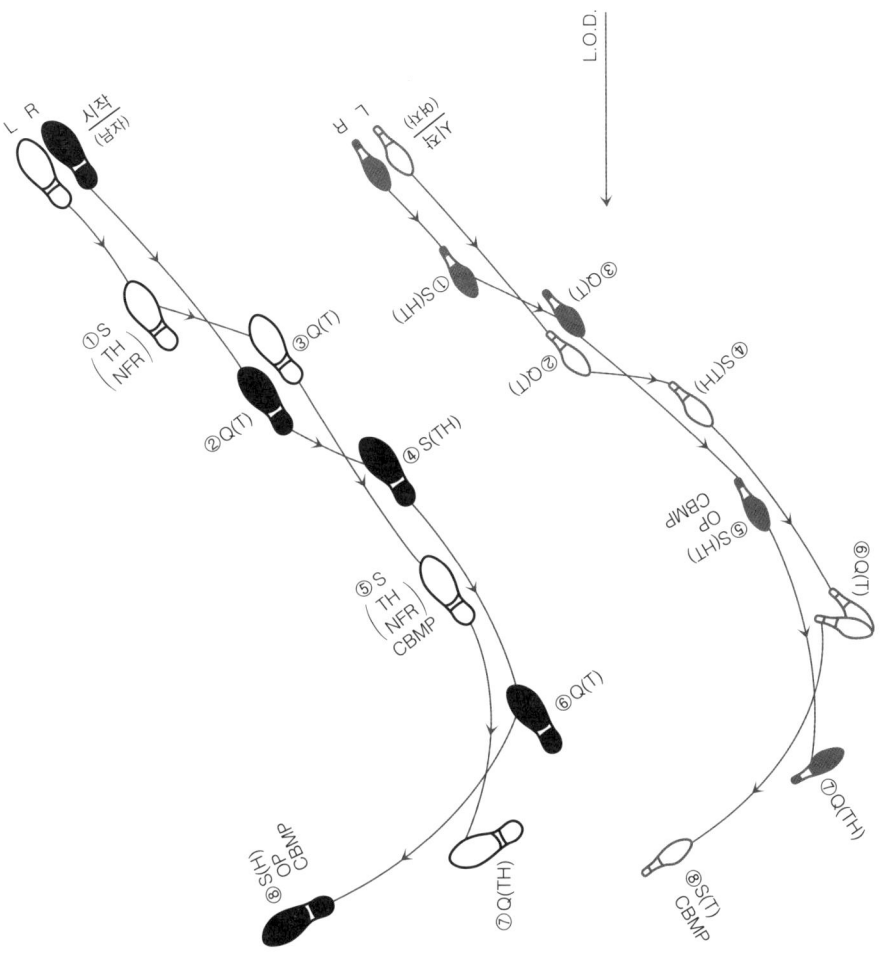

위 V6의 풋워크를 예로 든다면, 초급자는 모든 스텝을 토로 하기 쉽다. 그렇게 하면 처음에는 춤추기가 수월하겠지만 춤이 숙달될수록 몸의 균형을 잡기가 힘들다. 남성을 예로 든다면 남성 1, 5보의 후진은 로어한 후 1과 5의 끝에서 라이즈 시작하고 NFR를 유지한다. 힐을 마룻바닥에 착지하기 때문에 안정적이다. 그래야 다음 스텝을 안정적으로 진행할 수 있다.

후행 피겨는 오른발이 앞으로 나가는 모든 피겨가 가능하다.

· 연습

◇ NST |or quarter turn to right, closed impetus| - V6 - 오른발이 앞으로 나가는 모든 피겨 -

(11) 퀵 오픈 리버스 |quick open reverse|

타이밍	스텝	발 위치	풋워크	얼라인먼트	회전량	라이즈 & 폴	CBM	스웨이
남								
S	1	왼발 앞으로	HT	L.O.D.를 향해	좌회전 시작	1의 끝에서 라이즈	있음	똑바로
Q	2	오른발 옆으로	T	벽사배면	1~2 사이에서 3/8	업	-	왼쪽
Q	3	왼발 뒤로, CBMP	TH	L.O.D. 배면	2~3 사이에서 1/8	업. 3의 끝에서 로어	-	왼쪽
S	4	오른발 뒤로	T	L.O.D. 배면	-	-	있음	똑바로
여								
S	1	오른발 뒤로	TH	L.O.D. 배면	좌회전 시작	1의 끝에서 라이즈. NFR	있음	똑바로
Q	2	왼발 옆으로 그리고 약간 앞에	T	L.O.D.로 포인팅	1~2 사이에서 1/4 몸 회전 조금 적게	업	-	오른쪽
Q	3	오른발 앞으로, CBMP, OP	TH	L.O.D.를 향해	약간의 몸 회전	업. 3의 끝에서 로어	-	오른쪽
S	4	왼발 앞으로	H	L.O.D.를 향해	-	-	있음	똑바로

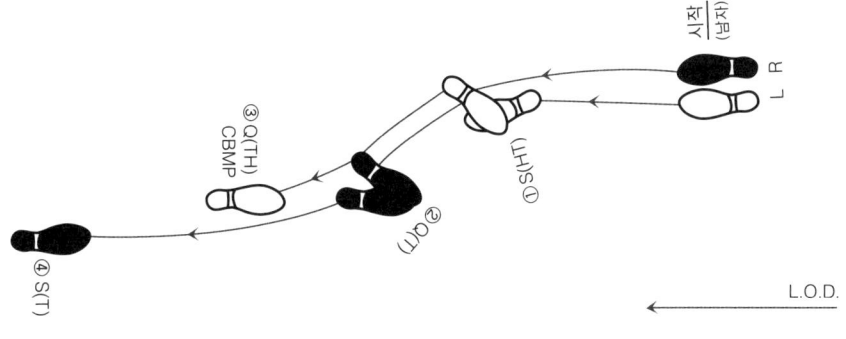

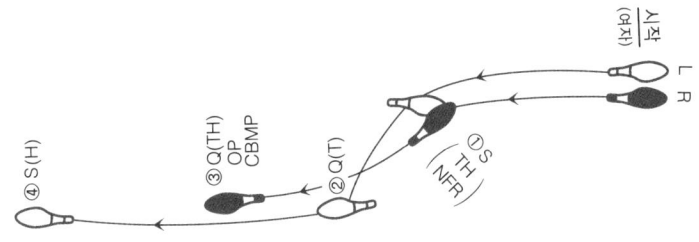

코너에서 회전이 조금 적은 티플 샤세 투 라이트를 하면서 새 L.O.D.를 향해 마치기 위해 4보에서 회전을 적게 하고 무릎은 회전을 억제하기 위해 약간 구부리는 것이 좋다. 이 후 포워드 록은 새 L.O.D. 의 중앙사로 움직인 후 퀵 오픈 리버스로 속행한다. 퀵 오픈 리버스 다음에는 progressive chasse, four quick run, hover corte 등과 연결할 수 있지만 상급자는 스로 오버 스웨이 throw over sway 후 PP로 연결하면 빠른 퀵스텝도 한자리에 정지하여 우아하게 춤을 출 수 있다.

· 연습
- ◇ progressive chasse - quick open reverse - hover corte -
- ◇ 회전이 적은 tipple chasse to right - quick open reverse - throw over sway, end in PP - open natural turn -

7) 베리에이션 |Variation|

프로 선수들의 시범경기나 동영상을 보면 선수들이 넓은 플로어를 거의 뛰면서 빠르게 춤추는 것을 볼 수 있다. 처음 춤을 배우는 사람들은 언제 저렇게 황홀하게 춤을 출 수 있을까 부러운 시선으로 보고 있지만 열심히 연습하고 약간의 요령만 터득한다면 프로 선수만큼은 아니더라도 거의 비슷하게 출 수 있다.

사람의 능력은 특별한 경우를 제외하고는 어느 지점에 도달하면 그 한계를 뛰어넘기가 무척 힘들다. 그렇다고 실망할 필요는 없다. 프로 선수나 선생님들은 거의 하루 종일 춤과 씨름한다. 그러나 따로 직업이 있는 사람들은 하루 종일 그 직장에서 일하고 퇴근 후나 휴일에 1~2시간씩 춤을 배우는 경우가 대부분이다. 춤 선생님들이 우리가 하는 일에 전문가가 될 수 없듯이 우리도 결코 춤의 전문가가 될 수 없다. 직업을 바꾸기 전에는 말이다. 그러니 프로 선수나 춤 선생님들을 춤에 대한 전문가로 확실히 인정해주고 댄스 동호인들은 매일 1~2시간씩만이라도 열심히 연습해서 전문가 못지않게 춤을 출 수 있으면 되는 것이다.

기본 루틴은 앞에서 설명했으므로 여기서는 선수들이 가장 많이 애용하는 몇 가지 베리에이션 피겨를 소개한다.

베리에이션 피겨

(1) 페퍼 폿 |pepper pot : 후추병|

카운트 : S & Q & Q Q Q = 1 2 3 4 5 6 7

선행 스텝이 클로우즈드 포지션(Closed position)로 끝난 후 속행하여 계속 클로우즈드 포지션로 끝난다.

① 남성
- 1보(S) : 오른발 전진
- 2보(&) : 왼발은 바닥을 딛지 않은 상태에서 오른발로 그 자리에서 홉 |hop : 깡충 뛴다| 한다.
- 3보(Q) : 왼발 앞으로 놓는다.
- 4보(&) : 오른발을 왼발에 모은다.
- 5보(Q) : 왼발 앞으로 놓는다. |3, 4, 5보는 왼쪽으로 오픈 샤세|
- 6보(Q) : 오른발을 왼발에 뒤에서 크로스
- 7보(Q) : 왼발 앞으로 놓는다.

② 여성

스텝은 남성과 대칭이며 요령은 남성과 같다. 이 피겨는 PP에서 시작할 수 있다. 이 경우는 S &, 즉 1, 2보에서 클로우즈드 포지션을 만든 후 페퍼폿으로 진행한다.

(2) 우드 페커 |woodpecker : 딱따구리|

카운트 : S S = 1 2

시선은 남녀 모두 중앙을 향한다.

왼발(여:오른발)에 체중이 있고 오른발(여:왼발) 토가 마룻바닥을 향해 있다.

① 남성
- 1보(S) : 왼발을 홉하면서 오른발 토로 마룻바닥을 콩 찍고
- 2보(S) : 한 번 더 왼발을 홉하면서 오른발 토로 마룻바닥을 콩 찍는다.

② 여성
스텝은 남성과 대칭이며 요령은 남성과 같다.

(3) 포 펜들럼 포인트 |four pendulum point : 시계추 흔들기|
카운트 : Q Q Q Q = 1 2 3 4
시선은 남녀 모두 중앙을 향한다.

① 남성
- 1보(Q) : 바닥을 콩 찍은 오른발을 왼발에 모음과 동시에 왼발을 시계추 모양으로 왼쪽 옆으로 보내지만 마룻바닥에 발을 놓지 않는다. 즉 체중이동을 하지 않는다.
- 2보(Q) : 왼발을 오른발에 모음과 동시에 오른발을 오른쪽 옆으로 시계추 모양으로 보내지만 마룻바닥에 발을 놓지 않는다. 즉 체중이동을 하지 않는다.
- 3보(Q) : 1과 같다.
- 4보(Q) : 2와 같다.

② 여성
스텝은 남성과 대칭이며 요령은 남성과 같다.

(4) 로켓 샤세 |rocket chasse|

카운트 : S & Q & Q Q Q Q Q = 1 2 3 4 5 6 7 8 9

선행 스텝이 PP로 끝난 후 속행하여 계속 PP로 진행하며 PP로 끝낸다.

① 남성
- 1보~5보 : 페퍼 폿의 1보~5보와 똑같다.
- 6보~9보 : 오른발 왼발 오른발 왼발 교대로 전진 스텝을 한다.

② 여성
스텝은 남성과 대칭이며 요령은 남성과 같다.

(5) 홉 홉 + 샤세 |hop hop + chasse|

카운트 : S & S & + Q & Q & Q Q = 1 2 3 4 + 1 2 3 4 5 6

〔홉 홉〕
① 남성
- 1보(S) : 오른발 PP 상태로 전진, 우회전 시작, 여성을 클로즈드 홀드한다.
- 2보(&) : 클로즈드 홀드하고 오른발 제자리에서 뛴다. 이때 왼발도 같이 올린다. 오른발이 바닥에 닿으면서 1/4 우회전을 한다.
- 3보(S) : 여성을 가로질러 왼발 놓는다. |남녀 위치 바뀜|.
- 4보(&) : 왼발을 뛰면서 계속 우회전하며 여성과 자리를 바꾸면서 왼발 제자리.

② 여성
스텝은 남성과 대칭이며 요령은 남성과 같다.

〔샤세〕

① 남성

- 1보(Q) : 오른발 옆으로.
- 2보(&) : 왼발을 오른발에 모음.
- 3보(Q) : 오른발 옆으로.
- 4보(&) : 왼발을 오른발에 모음.
- 5보(Q) : 오른발 옆으로.
- 6보(Q) : 왼발 전진, 이때 회전량을 적당히 조절하여 L.O.D. 또는 코너로 반복 진행한다. 계속 클로즈드 홀드를 유지한다.

② 여성

스텝은 남성과 대칭이며 요령은 남성과 같다.

(6) 홉, 슬라이딩 & 킥 액션 |hop, sliding & kick action|

카운트 : S & S &, S S, S S = 홉 |S & S &=1 2 3 4|, 슬라이딩 |S S=1 2| 킥 액션 |S S=1 2|

페퍼 풋이 PP로 끝나므로 PP에서 남성은 오른발 전진 |S, 여 : 왼발 전진| 하면서 오른발 |여 : 왼발| 홉 |&|, 왼발 전진 |S, 여 : 오른발 후진| 하면서 약간 좌회전하며 방향 조정한다. 왼발 |여 : 오른발| 홉 |&|한 후 왼쪽 |여 : 오른쪽| 스웨이를 강하게 주면서 오른발 |여 : 왼발|을 옆으로 길게 슬라이딩 |S|한다.

그다음 똑바로 서면서 양발을 홉 |S|한 후 발을 바닥에 내리면서 체중을 왼발 |여 : 오른발|로 옮긴다. 시선은 남녀 같이 중앙을 향한다.

그리고 킥 액션을 하는데, 양발을 홉하면서 오른발을 왼발 앞으로 가로질러 킥 |S|, 양발을 홉하면서 오른발을 뒤로 킥 |S|을 한다.

여성은 킥 액션을 한 후 우드 페커 |S S=쿵 쿵|로 들어갈 때 풋 체인지를 해야 한다. 즉 킥 액션의 두 번째 오른발 뒤로 찬 후 오른발을 왼발 앞으로 교차하여 발을 마룻바닥에 놓음과 동시에 왼발을 들고 토로 세운다.

피겨 조합

· - 코너에서 - tipple chasse to right |새 L.O.D.의 중앙사 방향으로 진행| - quick open reverse - throwaway over sway, end in PP - pepper pot |1~3회| 진행 후 코너에서 - hop, sliding and kick action - woodpecker & four pendulum point - rocket chasse+4 run |1~2회| - hop hop+chasse |2회| - running right turn -

throwaway over sway, end in PP의 기술적 설명은 왈츠, 탱고에서와 같다.

8) 선·후행 피겨 정리

⟨back lock⟩

· 선행

progressive chasse to right

· 후행

closed impetus, tipple chasse to right, running finish

· 아말가메이션

- progressive chasse to right - **back lock** - closed impetus -

⟨chasse reverse turn⟩

- 선행

  natural turn with hesitation, double reverse spin

- 후행

  progressive chasse to left, four quick run, hover corte

- 아말가메이션

  - natural turn with hesitation - **chasse reverse turn** - progressive chasse to left -

⟨closed impetus⟩

- 선행

  natural turn 1~3, back lock, progressive chasse to right, natural turn and back lock

- 후행

  progressive chasse, four quick run, six quick run, V6 2~12, hover corte

- 아말가메이션

  - natural turn 1~3 - **closed impetus** - progressive chasse to left -

⟨closed telemark⟩

- 선행

  double reverse spin

- 후행

forward lock, quarter turn to right

· 아말가메이션

  - double reverse spin - **closed telemark** - quarter turn to right -

⟨double reverse spin⟩

· 선행

  natural turn with hesitation, double reverse spin

· 후행

  chasse reverse turn, progressive chasse to right, double reverse spin, quick open reverse

· 아말가메이션

  - natural turn with hesitation - **DRS** - progressive chasse to right -

  - NST - reverse pivot - **DRS** - **DRS** - chasse reverse turn -

⟨fishtail⟩

· 선행

  progressive chasse to left, forward lock, tipple chasse to right, running finish, running right turn, four quick run, V6, closed telemark, six quick run

· 후행

  natural turn, quarter turn to right, forward lock

· 아말가메이션

  - progressive chasse to left - **fishtail** - forward lock -

⟨four quick run⟩

- 선행

  quarter turn to right, natural spin turn, chasse reverse turn, progressive chasse to right, quick open reverse, closed impetus

- 후행

  forward lock, quarter turn to right, natural turn

- 아말가메이션

  - natural spin turn - **four quick run** - forward lock -

⟨forward lock⟩

- 선행

  progressive chasse to left, tipple chasse to right, natural turn

- 후행

  모든 natural figure

- 아말가메이션

  - progressive chasse to left - **forward lock** - quarter turn to right -

⟨hover corte⟩

- 선행

  quarter turn to right, natural spin turn, chasse reverse turn, closed impetus, quick open reverse

- 후행

tipple chasse to right, running finish, four quick run, V6 2~12, six quick run

- 아말가메이션

    - natural spin turn |or quarter turn to right, chasse reverse turn| - **hover corte** - V6 2~12 -

⟨natural spin turn⟩

- 선행

    natural turn, forward lock, tipple chasse to right

- 후행

    progressive chasse to right, four quick run, V6 2~12, six quick run

- 아말가메이션

    - **NST** - progressive chasse to left -

    - **NST** - four quick run - natural turn 1~3 -

    - **NST** - V6 2~12 - forward lock -

    - **NST** - six quick run - forward lock -

    - **NS(over)T** - hover corte - V6 2~12 -

⟨natural turn⟩

- 선행

    natural turn, forward lock, tipple chasse to right

- 후행

    모든 natural figure, natural turn 1~5 다음에 forward lock 2~5와

quick open reverse

· 아말가메이션

  - forward lock - **natural turn** - quarter turn to right -

〈natural turn & back lock〉

· 선행

  natural turn, forward lock, tipple chasse to right

· 후행

  closed impetus, tipple chasse to right, running finish

· 아말가메이션

  - forward lock - **natural turn & back lock** - running finish -

〈natural turn with hesitation〉

· 선행

  natural turn, forward lock, tipple chasse to right

· 후행

  chasse reverse turn, progressive chasse to right, double reverse turn

· 아말가메이션

  - **natural turn with hesitation** - chasse reverse turn - progressive chasse to left -

  - **natural turn with hesitation** - progressive chasse to right - back lock -

  - **natural turn with hesitation** - double reverse turn - progressive chasse to right - running finish -

⟨progressive chasse |to left|⟩

· 선행

quarter turn to right, natural spin turn, chasse reverse turn, closed impetus, quick open reverse

· 후행

forward lock, natural turn, quarter turn to right

· 아말가메이션

- quarter turn to right - **progressive chasse to left** - forward lock -

⟨progressive chasse to right⟩

· 선행

natural turn with hesitation, double reverse turn

· 후행

closed impetus, back lock, tipple chasse to right, running finish

· 아말가메이션

- natural turn with hesitation - **progressive chasse to right** - back lock -

⟨quarter turn to right⟩

· 선행

natural turn, forward lock, tipple chasse to right

· 후행

progressive chasse |to left|, four quick run, six quick run, hover corte

· 아말가메이션

예비보 - **quarter turn to right** - progressive chasse |to left| -

⟨quick open reverse⟩

· 선행

progressive chasse to left, tipple chasse to right, V6

· 후행

progressive chasse, four quick run, hove corte

· 아말가메이션

- tipple chasse to right |중앙사| - **quick open reverse** - progressive chasse to left -

- DRS - **quick open reverse** - progressive chasse to left -

⟨running finish⟩

· 선행

back lock, progressive chasse to right, natural turn & back lock, hover corte

· 후행

모든 natural figure

· 아말가메이션

- natural turn 1~3 & back lock - **running finish** - forward lock -

- progressive chasse to right - **running finish** - quick open reverse -

⟨running right turn⟩

· 선행

natural turn, forward lock, tipple chasse to right

· 후행

forward lock, quarter turn to right, quick open reverse

· 아말가메이션

- forward lock - **running right turn** - quarter turn to right -

⟨six quick run⟩

· 선행

progressive chasse to right, V6 1~5

· 후행

forward lock, quarter turn to right

· 아말가메이션

- progressive chasse to right - **six quick run** - forward lock -

⟨tipple chasse to right⟩

· 선행

natural turn 1~3, back lock, natural turn & back lock

· 후행

모든 natural figure

· 아말가메이션

- natural turn 1~3 - **tipple chasse to right** - quarter turn to right -

⟨V6⟩

· 선행

natural turn 1~3, quarter turn to right |다음에 V6 2~12|, natural spin turn |다음에 V6 2~12|, closed impetus, hover corte

· 후행

forward lock, quarter turn to right

· 아말가메이션

- natural spin turn - **V6 2~12** - forward lock -

5. 비엔나왈츠 |Viennese waltz|

1) 비엔나왈츠의 기원

비엔나왈츠는 유럽의 궁중무도로서 화려하고 우아함의 극치를 이루었다. 비엔나왈츠는 12~13세기 독일의 바바리아 지방에서 발생한 '나흐탄츠 |Nachtanz|'라 불리던 춤에서 그 유래를 찾아볼 수 있다. 1178년 프랑스 프로방스 지역 농부들의 춤으로 3/4박자에 맞춰 추는 '더 볼타 |the Volta|'라는 명칭으로 처음 추어졌으며 프랑스 사람들은 이 춤을 비엔나왈츠의 시조라고 여긴다. 경쾌함을 좋아하는 비엔나 사람들은 비엔나왈츠의 음악 템포를 점차 빠르게 연주하였으며 요한 스트라우스 |Johann Strauss| 부자는 첫 박자에 강한 악센트가 있는 3/4박자 리듬의 아름다운 곡들을 만들었다. 그 중 두 박자에는 춤추는 두 남녀가 홀딩한 자세로 회전하면서 동시에 원을 따라 돌아가는 것이 마치 천체가 자전과 공전을 하는 모습과 흡사하다고 하였다. 19세기에 요한 스트라우스 2세의 〈아름답고 푸른 도나우〉 등의 명곡이 유행함에 따라 오늘날 이 춤을 비엔나왈츠라고 한다.

일반적인 비엔나왈츠는 '컨트리 비엔나왈츠'라고 하고 경기대회에서 사용하는 비엔나왈츠는 '콘티넨털 비엔나왈츠'라고 부른다.

2) 비엔나왈츠 요령 및 특징

요령

비엔나왈츠는 음악을 듣고 있으면 일정한 소절마다 곡상(曲想)의 변화가 심하다. 즉 음악과 피겨의 변화는 8소절 단위로 클로즈드 체인지, 내추럴 턴, 리버스 턴과 같은 3가지 피겨를 사용하는데 피겨를 바꿀 때마다 다음 소절에 동시성을 갖게 해야 하고 시작할 때 2소절을 기다린 후 오른발부터 시작한다.

> natural turn 8회 - foot change - reverse turn 7회 - foot change -

그러나 대부분의 사람들은 음악의 전문가가 아니어서 곡상의 변화를 느끼기가 쉽지 않을 뿐만 아니라 내추럴·리버스 턴을 8회나 7회를 꼭 지키면서 춤을 출 수는 없다. 이런 루틴은 선수나 숙달된 상급자나 할 수 있는 것이지 아무나 따라할 수 있는 것은 아니다. 따라서 연습할 때는 다음과 같은 요령으로 숙달시키는 것이 좋다.

> |풋 체인지 연습|
> · 전진 : right foot change - left foot change -
> · 후진 : right foot change - left foot change -
> · natural turn |홀수 회| - foot change - reverse turn |홀수 회| - foot change -
> · natural turn |짝수 회| - foot change - reverse turn |짝수 회| - foot change -

> · reverse turn |짝수 회| - foot change - natural turn |짝수 회| - foot change -
> · reverse turn |홀수 회| - foot change - natural turn |홀수 회| - foot change -

실제로 플로어에서 춤을 출 때는 L.O.D.상에는 리버스 턴, 코너에서는 내추럴 턴을 사용하는 것이 좋다. 사람은 특별한 경우를 제외하고는 오랜 관습상 오른쪽으로 회전하는 것은 수월하고 왼쪽으로 회전하는 것은 어렵기 때문에 리버스 턴하면서 코너를 돌기는 매우 힘들다.

따라서 회전하기 쉬운 L.O.D.상에는 리버스 턴, 회전하기 어려운 코너에서는 내추럴 턴을 하는 것이 비엔나왈츠를 잘 출 수 있는 하나의 요령이다. 또한 리버스 턴을 원활히 하기 위해서는 머리를 먼저 왼쪽으로 돌리는 것도 한 방법이다.

비엔나왈츠의 풋 체인지는 왈츠의 클로즈드 체인지와 같은 피겨인데 다만 빠른 속도 때문에 각도가 거의 없다. 숙련된 댄서가 아니면 풋 체인지를 할 때 음악이 빠르기 때문에 스텝의 혼돈이 오는 수가 있다. 초급자인 경우는 왈츠의 클로즈드 체인지와 같이 1보에서 2보로 스텝할 때 각도를 많이 꺾어서 연습하는 것도 한 방법이다. 이 방법이 숙달되면 각도를 많이 줄일 수 있다. 이때 주의할 점은 풋 체인지의 첫발은 전진이든 후진이든 항상 직선으로 딛는다. 이렇게 연습하면 회전 각도 내지 방향 전환하는 데 혼란이 거의 생기지 않는다.

비엔나왈츠 음악은 상당히 빠르다. 따라서 움직이는 발을 최대한 빨리 움직여야 한다. 예비 동작을 최대한 빠르게 하라.

비엔나왈츠의 풋 체인지

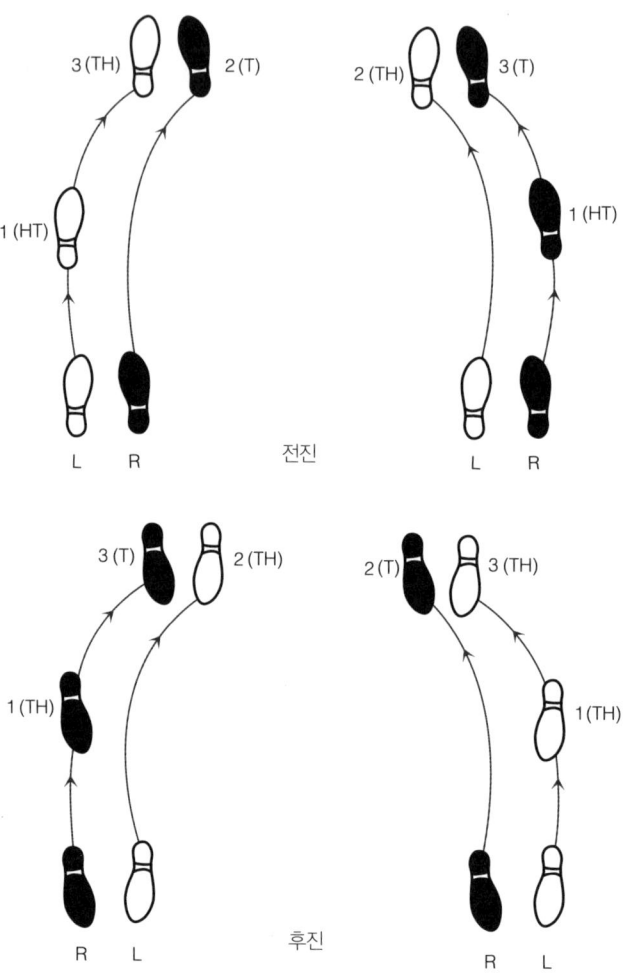

특징

비엔나왈츠는 스웨이의 대표적인 춤이다. 라이즈 & 폴을 최대한 억제하고 풋워크는 될 수 있는 한 플랫|flat|에 가깝게 한다. 회전 속도가 빠르므로 팔꿈치가 경직되지 않도록 하고 회전량이 많으므로 무릎과 발목을 부드럽고 유연하게 그리고 원심력에 의한 밸런스를 잃지 않도록 중심을 낮게 한다.

3) 비엔나왈츠의 피겨

(1) 내추럴 턴 |natural turn : 1 2 3 4 5 6|

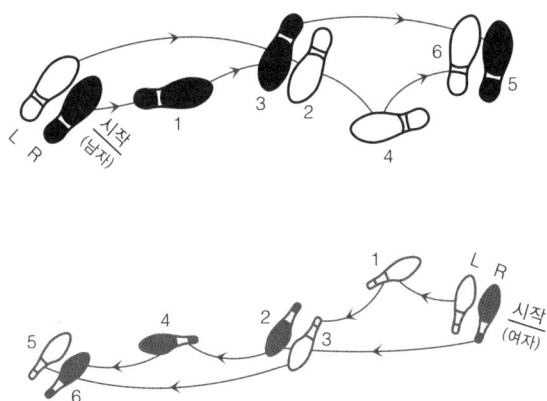

① 남성
- 1(HT)보 : 오른발 전진, 선행 피겨의 마지막 스텝에 로어하면서 1의 끝에서 라이즈, 스웨이 없음, CBM
- 2(T)보 : 왼발 옆으로, 오른쪽 스웨이, 업

- 3(TH)보 : 오른발을 왼발에 모음, 3에 업, 3의 끝에 로어, 오른쪽 스웨이
- 4(TH)보 : 왼발 후진하여 약간 옆으로, 4의 끝에서 라이즈, 스웨이 없음, CBM
- 5(T)보 : 오른발 옆으로, 왼쪽 스웨이, 몸 라이즈
- 6(Flat)보 : 왼발을 오른발에 모음. 6의 끝에 로어, 왼쪽 스웨이,

② 여성
- 1~3보는 남성 4~6보, 4~6보는 남성 1~3보의 설명과 같다.
- 다만 1의 끝에서 라이즈 하면서 2, 3 에서도 계속 라이즈, 3의 끝에서 로어, 4의 끝에 라이즈, 5, 6은 업, 6의 끝에 로어

③ 시작 : DC |diagonally to center : 중앙사로| 방향

④ 회전량
- 1~2보 사이 : 3/8
- 2~3보 사이 : 1/8
- 3~4보 사이 : 1/8
- 4~5보 사이 : 3/8
- 6보 : 회전 완료

내추럴 턴 1~6보를 밟으면 1회전. 크고 계속적인 회전을 돕기 위해서는 여성 1보와 남성 4보의 후진은 똑바로 뒤가 아니고 약간 왼쪽으로 한다.

(2) 리버스 턴 |reverse turn : 1 2 3 4 5 6|

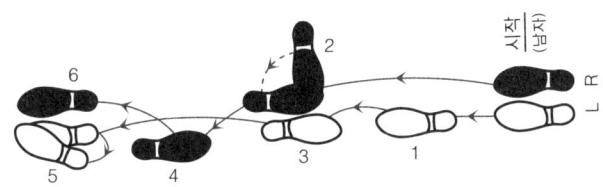

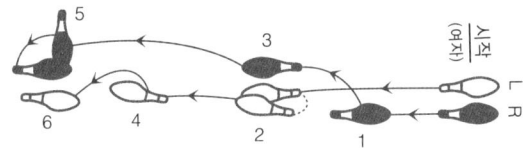

① 남성
- 1(HT)보 : 왼발 전진, 선행 피겨의 마지막 스텝에 로어하면서 1의 끝에서 라이즈, 스웨이 없음, CBM
- 2(T)보 : 오른발 옆으로, 약간 뒤로, 왼쪽 스웨이, 업
- 3(TH)보 : 왼발을 오른발 앞으로 교차, 업, 3의 끝에 로어, 왼쪽 스웨이.
- 4(TH)보 : 오른발 후진, 약간 옆으로, 4의 끝에서 라이즈 |NFR|, 스웨이 없음, CBM
- 5(T)보 : 왼발 옆으로 오른쪽 스웨이, 몸 라이즈
- 6(Flat)보 : 오른발을 왼발에 모음. 6의 끝에 로어, 오른쪽 스웨이.

② 여성
- 1~3보는 남성 4~6보, 4~6보는 남성 1~3보의 설명과 같다.

남성 5보의 발을 모을 때 아주 작게 스위블을 하여 다음 스텝으로 매끄럽게 들어가도록 한다. 남성 3보는 파트너가 잘 돌 수 있도록 왼발을 오른발 앞으로 교차한다. 여성 6보는 파트너가 잘 돌 수 있도록 왼발을 오른발 앞으로 교차한다. 여성 2보의 발을 모을 때 아주 작게 스위블을 하여 다음 스텝으로 매끄럽게 들어가도록 한다.

③ 시작 : L.O.D. 방향

④ 회전량

· 1~2보 사이 : 3/8

· 2~3보 사이 : 1/8

· 3~4보 사이 : 1/8

· 4~5보 사이 : 3/8

· 6보 : 회전 완료

리버스 턴 1~6보를 밟으면 1회전. 크고 계속적인 회전을 돕기 위해서는 여성 1보와 남성 4보의 후진은 똑바로 뒤가 아니고 약간 오른쪽으로 한다.

내추럴 턴과 리버스 턴의 회전량은 위와 같지만 이것은 어디까지나 L.O.D.상으로 움직일 때의 회전량이고 코너를 돌 때는 회전량을 적당히 조절하며 돈다. 앞에서도 설명하였지만 우회전은 수월하고 좌회전은 힘들다. 그래서 L.O.D.상에는 리버스 턴을 하고 코너 가까이 오면 풋 체인지로 내추럴 턴으로 전환하여 코너를 돈다.

(3) 플렉컬 |fleckerl|

비엔나왈츠의 동영상을 보면 남녀가 홀 중앙에서 좌우로 여러 번 반복하여 우아하게 회전하는 것을 볼 수 있다. 이것이 플렉컬 |fleck : 장소란

뜻의 독일어|이다.

내추럴 턴, 리버스 턴을 반복하면서 L.O.D.를 따라 플로어를 돌다가 리버스 턴을 하면서 홀 중앙으로 들어온다. 플렉컬은 남녀가 한자리에서 회전하기 때문에 다른 사람의 춤을 방해해서는 안 된다. 남자가 중앙으로 리드하면 여자는 플렉컬 준비를 한다. 리버스 턴 1~6으로 홀 중앙으로 들어온다. 플렉컬을 준비하기 위해 보폭을 적게 하면서 한 번 더 리버스 턴 1~6을 한다.

우선 남녀가 발을 가지런히 하고 마주 보고 선다. 플렉컬은 강한 회전이므로 매 스텝마다 발바닥을 마룻바닥에 힘껏 대고 볼로 스위블을 해야 한다.

① 리버스 플렉컬

A) 예비 연습

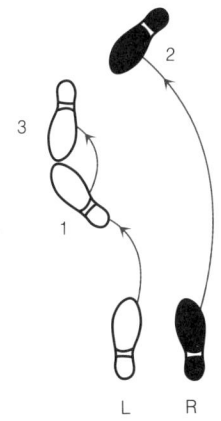 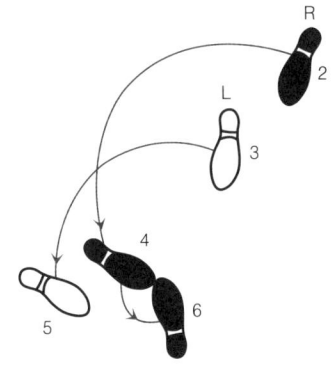

1~3보 사이에서 왼쪽으로 1/2회전, 4~6보 사이에서 왼쪽으로 1/2회전
여성의 1~3보는 남성의 4~6보와 같고, 4~6보는 남성의 1~3보와 같다.

B) 리버스 플렉컬

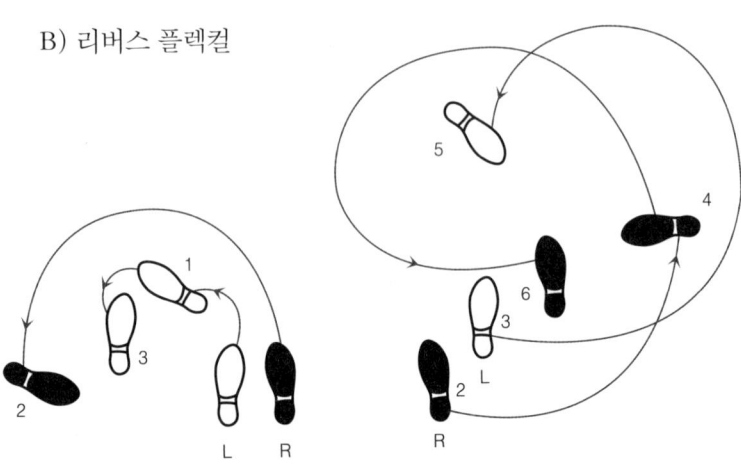

1~3보 사이에서 왼쪽으로 1회전, 4~6보 사이에서 왼쪽으로 1회전
여성의 1~3보는 남성의 4~6보와 같고, 4~6보는 남성의 1~3보와 같다.

· 남성
◇ 1보 : 왼발을 여자의 양발 사이로 작게 전진
◇ 2보 : 오른발을 옆으로 벌린다.
◇ 3보 : 오른발로 좌회전하면서 왼발을 오른발 앞으로 헐겁게 교차
◇ 4보 : 오른발 옆으로 그리고 약간 앞으로.
◇ 5보 : 왼발을 오른발 뒤로 교차,
◇ 6보 : 양발의 교차를 풀고 다소 벌린 채 끝낸다.

· 여성
◇ 1보 : 오른발을 옆으로 그리고 약간 앞으로.
◇ 2보 : 왼발을 오른발 뒤로 교차,
◇ 3보 : 양발의 교차를 풀고. 양발은 약간 벌린다.
◇ 4보 : 왼발을 남자의 양발 사이로 작게 전진

◇ 5보 : 오른발을 옆으로 벌린다.

◇ 6보 : 오른발로 좌회전하면서 왼발을 오른발 앞으로 헐겁게 교차

· 회전량

  A) 예비 연습 : 1~3보 사이에서 왼쪽으로 1/2회전, 4~6보 사이에서 왼쪽으로 1/2회전

  B) 리버스 플렉컬 : 1~3보 사이에서 왼쪽으로 1회전, 4~6보 사이에서 왼쪽으로 1회전

· **선행 피겨** : 리버스 턴

· **후행 피겨** : 리버스 턴, 콘트라 체크

② 내추럴 플렉컬

A) 예비 연습

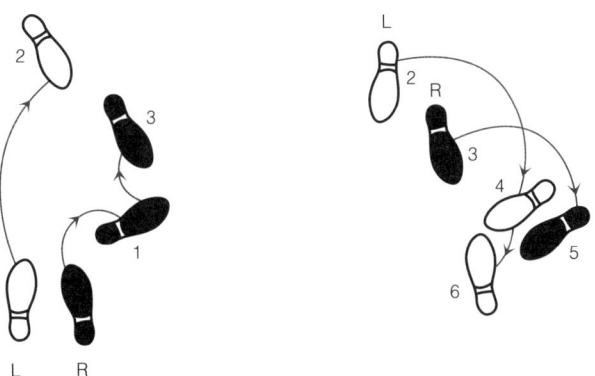

1~3보 사이에서 왼쪽으로 1/2회전, 4~6보 사이에서 왼쪽으로 1/2회전
여성의 1~3보는 남성의 4~6보와 같고, 4~6보는 남성의 1~3보와 같다.

B) 내추럴 플렉컬

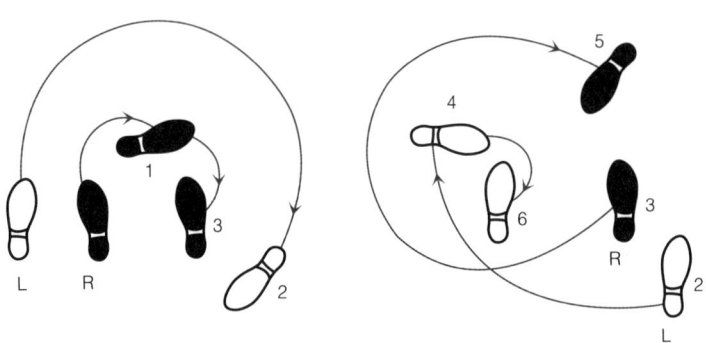

1~3보 사이에서 왼쪽으로 1회전, 4~6보 사이에서 왼쪽으로 1회전
여성의 1~3보는 남성의 4~6보와 같고, 4~6보는 남성의 1~3보와 같다.

· 남성
◇ 1보 : 오른발을 여자의 양발 사이로 작게 전진
◇ 2보 : 왼발을 옆으로 벌린다.
◇ 3보 : 오른발을 왼발 앞으로 헐겁게 교차
◇ 4보 : 왼발 옆으로 그리고 약간 앞으로.
◇ 5보 : 오른발을 왼발 뒤로 교차.
◇ 6보 : 양발의 교차를 풀고 다소 벌린 체 끝낸다.

· 여성
◇ 1보 : 왼발을 옆으로 그리고 약간 앞으로.
◇ 2보 : 오른발을 왼발 뒤로 교차.
◇ 3보 : 양발의 교차 풀고 다소 벌린 체 끝낸다.
◇ 4보 : 오른발을 남자의 양발 사이로 작게 전진
◇ 5보 : 왼발을 옆으로 벌린다.

◇ 6보 : 왼발로 우회전하면서 오른발을 왼발 앞으로 헐겁게 교차
· 회전량
  A) 예비연습 : 1~3보 사이에서 오른쪽으로 1/2회전, 4~6보 사이에서 오른쪽으로 1/2회전
  B) 내추럴 플렉컬 : 1~3보 사이에서 오른쪽으로 1회전, 4~6보 사이에서 오른쪽으로 1회전
· **선행 피겨** : 내추럴 턴, 콘트라 체크
· **후행 피겨** : 내추럴 턴

플렉컬을 잘 하려면 홀드한 상태에서 회전축이 남녀의 중심에 고정되어야 한다.

③ 리버스 플렉컬에서 내추럴 플렉컬로 연결하는 방법 |check from reverse fleckerl to natural fleckerl|

리버스 플렉컬에서 내추럴 플렉컬로 속행하기 위해서는 콘트라 체크가 링크 역할을 한다. 다만 남성 3보에서 슬립 피벗 |slip pivot|을 한다.

· 남성
◇ 1보 : 왼발 CBMP에서 작게 앞으로, 중앙으로 비스듬히, 선행 스텝과 1 사이에 1/8 좌회전
◇ 2보 : 뒤에 있는 오른발에 체중이동, 반 L.O.D.를 뒤로, 1~2 사이에 1/8 우회전
◇ 3보 : 왼발 끝을 안쪽으로 돌리면서 |pivot| 약간 옆으로 후진, 중앙으로 비스듬히 뒤로, 반 L.O.D.를 향하여 끝냄. 2~3 사이에 3/8 우회전

· 여성
◇ 1보 : 오른발 CBMP에서 작게 뒤로, 중앙에서 비스듬히, 선행 스텝과 1 사이에 1/8 좌회전
◇ 2보 : 앞에 있는 왼발에 체중이동, 반 L.O.D.를 향하여, 1~2 사이에 1/8 우회전
◇ 3보 : 오른발을 남성의 양발 사이로 작게 전진, 중앙으로 비스듬히, 반 L.O.D.를 뒤로 마침, 2~3 사이에 3/8 우회전, 3에서 1/8 우회전
· 선행 피겨 : 리버스 플렉컬, 리버스 턴
· 후행 피겨 : 내추럴 플렉컬, 내추럴 턴

4) 비엔나왈츠 시작 방법

연습 시
· 풋 체인지 |왼발 전진 풋 체인지| 후 내추럴 턴으로 시작한다.
· 클로즈드 포지션에서 2소절을 기다린 후 바로 내추럴 턴으로 시작한다.

파티에서
· 남녀가 손 |남:오른손, 여:왼손|을 잡고 플로어로 나가 옆으로 나란히 선다. |여성이 남성 오른쪽|
· 음악이 나오면 1 2 3에 남녀 모두 오른발을 오른쪽 옆으로 한 스텝을 한다.
· 2 2 3에 남자는 체중을 왼발로 옮기고 오른발은 왼발 옆으로, 여

자는 왼쪽으로 돌면서 남자 앞으로 온다. 이때 남녀의 거리는 약 1m 정도이다.
- 3 2 3에 남자는 제자리에, 여자는 3 2에 남자와 마주 보고 선다. 체중은 왼발에 있는 상태로 3까지 카운트한다.
- 4 2 3에 남자는 제자리에서 인사, 여자는 오른발을 뒤로 하고 양 손은 치맛자락을 잡고 양 옆으로 벌리면서 가볍게 인사한다.
- 5 2 3에 여자는 남자 앞으로 다가가서 홀드한다. 거리가 멀면 5 |오른발|, 2 |왼발|, 3 |오른발|의 3보로 남성 앞으로 다가가고 거리가 짧으면 5 |오른발|의 한 스텝만 남성 앞으로 전진 후 2 3은 기다린다. 두 가지 방법 모두 체중은 오른발에 있다.
- 6 2 3에 바로 내추럴 턴을 한다.

5) 비엔나왈츠를 출 때 주의 사항

후진 스텝을 너무 멀리 딛지 않는다

춤 경력이 오래되었는데도 남녀가 홀드하고 춤을 추면 잘 안 되는 경우가 많다. 그 이유 중 하나가 댄스의 회전 각도때문이다. 댄스는 회전 각도가 정확해야 다음 동작을 매끄럽게 할 수 있다. 이때 가장 중요한 것은 후진 스텝을 너무 멀리 딛지 않는 것이다. 안쪽돌기와 바깥돌기와도 연관되는 이야기인데, 바깥돌기를 하는 사람은 이동 거리가 멀기 때문에 후진하는 사람이 너무 멀리 스텝하면 회전 각도를 정확히 할 수 없을 뿐만 아니라 몸의 균형을 유지하기도 힘들다.

비엔나왈츠뿐만 아니라 왈츠의 내추럴 턴이나 리버스 턴의 경우에도 안쪽돌기를 하는 사람은 스텝을 길게 해서는 안 된다.

비엔나왈츠의 회전 방법

비엔나왈츠는 마룻바닥을 스치듯 회전해야 한다. 그러기 위해서는 내추럴 턴은 여자의 제3보와 남자의 제6보의 풋워크는 플랫으로 하여 안쪽돌기의 회전을 도와주는 것이 좋다.

비엔나왈츠는 회전량이 많으므로 원심력 |遠心力|에 의한 몸의 밸런스를 잃지 않도록 한다. 비엔나왈츠는 원심력과 구심력 |求心力|을 적절히 이용하여야 몸의 균형이 깨지지 않는다. 즉 후진하는 사람이 당기면 전진하는 사람은 그냥 끌려가는 것이 아니라 끌려가지 않으려는 적당한 텐션을 유지해야 몸의 밸런스를 유지하고 회전을 크고 아름답게 할 수 있다. 그렇게 하기 위해서는 무릎과 발목을 부드럽게 하고 몸의 중심을 낮게 한다.

첫 스텝을 길게 한다

왈츠의 각 박자의 길이는 같지만 2는 가장 길게, 1은 짧게, 3은 가장 짧게 춘다. 비엔나왈츠도 각 박자의 길이는 같지만 왈츠와는 달리 1은 길게, 2와 3은 짧게 춘다.

후진하는 사람은 전진하는 사람의 진행을 방해하지 않는다

비엔나왈츠도 다른 모던댄스와 마찬가지로 후진하는 사람은 전진하는 사람의 진행을 방해해서는 안 된다. 1, 4보는 보디 턴 |body turn|이므로 후진하는 사람은 골반을 빨리 옆으로 돌려주어 전진하는 사람의 진로를 방해하지 않도록 한다.

부록

댄스 용어 해설

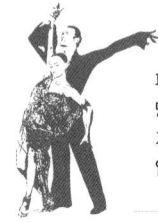

피겨의 명칭에는 영어가 주로 사용되고 있지만 그 외 프랑스어, 스페인어, 독일어도 상당수 있다. 피겨 명칭에 사용된 외래어의 뜻을 알고 있으면 피겨의 모양을 이해하고 피겨 명칭을 외우는 데 많은 도움이 된다. 레슨을 받을 때나 파트너와 연습할 때도 명칭을 알아야 의사소통이 될 수 있다.

accent : 강세.
across : 교차하다. 스텝하는 다리가 체중을 지탱하는 다리를 가로질러 스텝하는 동작. 탱고의 closed promenade, 왈츠의 chasse from PP의 제1보.
aida : 라틴댄스에서 사랑의 하트를 그리는 동작을 뜻한다.
alemana : 스페인어로 alemanda라고도 한다. 독일 춤, 독일계의 오래된 스페인 무용.
alignment : 일렬, 정렬, 배열. 댄스에서 볼룸(ballroom : 무도장)에 대한 발의 위치나 방향을 말한다. 볼룸에 정해져 있는 방향(L.O.D., 벽, 중앙 등)에 관련된 발이 가리키는 방향으로서, '면하여' '배면하여' '향하여' 등 3개의 용어가 사용된다. '면하여'와 '배면하여'는 발이 몸과 같은 방향인 경우이고, '향하여'는 스텝한 발과 몸의 방향이 다른 경우를 말한다.
amalgamation : 둘 이상의 피겨를 조합해서 연결해놓은 도해(圖解), 즉 족형도. 예를 들어, 왈츠의 natural turn 1~6 - closed change - reverse turn 1~6 - whisk - chasse from PP - 의 족형도를 amalgamation이라고 한다. routine과 혼동하여 사용하는 경우가 많다.
amount of turn : 각 피겨의 1보 또는 수 보간의 회전량.
and(&) : 1/2 beat.
appel : 발을 쾅 구르는 것.
Argentine : 아르헨티나의, 아르헨티나 사람, 은과 같은, 은빛의.
associate : 동료. 댄스의 교사 자격으로 주어지는 최초의 등급.
attack : 공격.

backing : 뒤로 향해서. 후진하는 경우 발이 몸과 같은 방향에 있는 것.
balance : 균형. 댄스에서 발의 움직임에 따라서 체중을 이동시키고 균형을 유지하는 상태.
ball : 공 같은 것. 엄지발가락 뿌리 부분의 아래로 볼록한 것.

ballroom : 무도장, 댄스홀.
ballroom dance : 일반적으로 무도장이나 댄스홀에서 추는 춤.
banderilla : 투우에서 작은 깃발이 달린 작살.
bar : 막대기, 방망이 [음악] 세로줄, 마디. 소절.
barrel roll : 배럴이란 맥주통과 같은 술통을 말한다. 스핀할 때 회전축이 바닥에 대하여 수직이 아니고 맥주통을 굴리는 듯한 회전동작으로 삼바의 내추럴 턴, 리버스 롤 등에서 볼 수 있다. 모던댄스의 텔레스핀 다음에 회전을 계속하려는 경우와 같은 고난이도의 댄스기술이다.
basic figure : 각 종목의 기초 테크닉이 되는 피겨. 그 춤의 특징을 잘 잡아서 표준화시킨 피겨를 가리킨다.
beat : 손·발 따위로 맞추는 박자, 장단.
beat value : 각 스텝에 대한 박자의 시간적 길이.
body rise : 몸과 다리로 느끼는 라이즈(NFR, No Foot Rise라고도 한다). 뒤꿈치를 들지 않고 발을 마룻바닥에 댄 채로 상체와 다리 부분으로만 느끼는 라이즈이다. 통상 여성이 후진할 때 내측 회전에서 보디 라이즈를 하지만 폭스트롯의 여성 후진 페더 스텝처럼 직진으로 후진하는 경우도 NFR이 일어난다. 이것은 이완된(또는 느슨한) 양 무릎이나 상체를 펴서 위로 떠오르는 것과 같은 동작으로 서포팅 풋의 뒤꿈치는 다음 발로 체중이 옮겨지며 스텝이 이루어질 때까지 마룻바닥에 닿아 있어야 한다.
bota fogos : 보타 포고스에는 어원상 '이리저리 왔다갔다' 라는 의미가 있어 트레블링 보타 포고스는 의미상 중복이라고 볼 수 있다.
bounce : 튀어오름, 탄력.
break : 중단, 중지, 잠시의 휴식. 움직임을 중단하는 것.
brush : 솔, 솔질, 붓, 화필, 화법. 무빙 풋이 서포팅 풋의 옆을 가볍게 스치듯이 통과하는 동작.
brush step : 남자가 풀 스텝(pull step)을 출 때 그것에 대한 여자 스텝의 명칭. 예컨대 폭스트롯의 내추럴 턴 여성 6보. 브러쉬 스텝이란 체중이 없는 무빙 풋을 체중이 있는 서포팅 풋 쪽으로 끌어모은 후 그 발의 안쪽을 가볍게 스치면서 다음 스텝을 진행하는 것을 말한다.
bump : 충돌. 부딪칠 때 탕 하는 소리.

C(center) : 중앙.
cape : 소매 없는 망토, 두건, 모자.
catapult : 투석기, (장난감) 새총. 새총을 쏘듯 또는 활을 쏘듯 시위를 당겼다가 놓는 듯한 생동감 있는 동작을 뜻한다.
CBM(contrary body movement) : 반동 운동. 댄스에 있어서 좌우의 어느 쪽으로 회전이나 커브를 행하기 위해 전·후진한 무빙 풋의 반대쪽 어깨나 허리를 무빙 풋의 방향으로 뻗거나 흔들면서 동작하는 것.

CBMP(contrary body movement position) : 발의 위치의 한 종류. 발의 위치란 남녀가 스텝할 때 트러블(trouble)을 적게 하고 움직임을 부드럽게 하기 위한 것이다. 보디 라인을 유지하고, 서포팅 풋의 선상이나 교차해서(전·후방으로) 놓인 발의 위치.

centre balance : 다리를 벌리고 있을 때 몸의 중심이 다리의 사이에 있는 것. 무게 중심이 두 다리 가운데에 있는 것.

chaine turn : 회전 통과. 무대 끝에서 끝으로 회전하며 이동하기.

chair : 댄스에 있어서 의자에 앉아 있는 자세를 닮은 것.

change : 바꾸다, 변경하다.

chasse : 프랑스어로 댄스, 발레, 스케이트 등에서 발을 끌듯 빨리 옮기는 스텝을 말함. 3보로 구성되어 있는데 1보에서 열고 2보에서 닫고 3보에서 다시 여는 스텝. 발을 '벌리고, 모으고, 벌리고' 3보로 구성되어 있음.

chasse roll : 롤링(rolling)을 동반한 샤세.

chasse turn : 회전을 동반한 샤세.

check : 저지, 억제, 정지. 어느 방향으로든지 스텝한 발을 중지하고 다른 쪽 발에 체중을 옮겨 진행방향을 바꾸는 것.

chicken : 새 새끼, (특히) 병아리. (미국 속어) 닭(fowl).

chug(chugging) : 칙칙(폭폭) 소리를 내며 나아가다. 어린 시절 앞·뒤에서 줄을 잡고 빙글빙글 걸어가면서 기차놀이하는 모습과 같은 피겨로 남성이 여성을 좌우로 리드하면서 돌아간다.

circular : 원형의, 빙글빙글 도는. 순환의. 순회하는.

close : 움직이는 발을 체중이 있는 발에 붙이는 것.

close position : 남녀가 마주 향하게 홀드한 모양. 몸의 접촉이 있으며 여자가 약간 남자의 오른 쪽에 위치.

closed finish : 두 다리를 모으고 마치는 것.

closed turn : 2보와 3보에서 두 다리를 모으는 회전.

closed position : 클로즈 포지션에서 남녀가 약간 떨어져서 홀드한다.

coca rola : 일명 다이아몬드 스텝으로 통용되기도 하는데 흥겹게 발을 비비고 허리를 뒤틀며 히프를 흔드는 동작.

contact : 접촉, 서로 닿음. 남녀가 홀드 시 신체를 접촉하는 것.

continuous : (시·공간적으로) 연속적인, 끊이지 않는.

contra : 반대로, ~에 (반)대하여.

corta jaca : 스페인어로 짧은 다리의 조랑말. 삼바나 자이브에서 이 스텝은 짧은 다리의 조랑말처럼 짧은 Q카운트에 포인트하며 2스텝을 밟는 경쾌한 피겨.

corte : 스페인어로 (물건을 자르는 것의) 날, 절단, 재단, 단면, 중단. 보통 왈츠의 리버스 코르테, 호버 코르테, 탱고의 백 코르테 등과 같이 전진 운동을 중단해서 후진하는 피겨.

count : 계산, 셈, 집계. 박자 또는 리듬을 세는 방법.

counter : 역, 반대의 것.
counter promenade position(CPP) : 프로머네이드 포지션의 반대 위치로 남성과 여성의 오른쪽을 가깝게 하고 남성의 오른쪽은 V자로 열린 위치로 된 것.
cross : 체중 있는 발의 앞·뒤에 교차되어 스텝하는 것.
coup : (불시의) 일격, 때리기, 신체 부분의 한 동작.
coup de pique : 화가 나서 급히 차는 것과 같은 동작(A coup de pique is sort of a "stab of irritation." I think, with the trail foot, we are jabbing at the bull to make him more ferocious.).
crisscross : 십자(모양)(의).
cruzador : 십자로 조립되는, 십자형이 되는.
Cuban : 쿠바의, 쿠바 사람(의).
cuban cross : 라틴 크로스와 같은 뜻.
cucaracha : 멕시코의 춤·노래.
cuddle : 꼭 껴안다, 부둥키다.
curl : 고수머리, 컬. 곱슬머리의 상태, 곱슬곱슬하게 되어(비틀려) 있음.
curly : 오그라든, 곱슬머리의.

D.C.(diagonal to center) : 중앙사. 중앙으로 비스듬히.
delayed walk : 리듬감을 높이기 위해 몸과 발의 체중이동 속도를 늦추는 특별한 형태의 워크. 발을 먼저 체중 없이 원하는 위치에 포인트하고 체중을 천천히 옮기는 것을 말한다. 예컨대 클로즈드 힙 트위스트의 여성 3보가 대표적이다.
demonstration : 시범, 실연, 데모, 파티 등에서 시범, 연기.
deplacement : 옮기기, 이동, 변동.
diagonal : 대각선의, 비스듬한, 사선(斜線)(무늬)의.
diagonally : 대각선으로, 비스듬히.
direction : 지시, 명령, 지시서, 설명. 방향, 방위. 댄스에서는 스텝을 진행할 때 발과의 관계를 말한다. 예컨대 샤세 프롬 PP에서 제1보가 발은 D.W.(벽사)를 향하나 진행은 L.O.D.로 나가는 것과 같이 움직여가는 방향을 설명한 것.
down : 댄스에서 두 가지 의미가 있다. ① 무릎을 부드럽게 하여 보통의 상태보다 조금 낮게 하는 것. ② 몸의 진행방향과 발이 향하는 방향이 다르게 되는 것. 내추럴 스핀 턴의 남성 제4보에서 몸은 L.O.D.를 등지고 진행하지만 토는 turned in이 되어 몸 방향과 토의 방향이 다르게 진행된다. 이것을 댄스기술의 얼라인먼트로는 'down L.O.D.' 라고 표시한다.
drag : 끌다, 질질 끌다. 끌어당기다. 끌어당기는 동작.
draw : 끌다, 당기다, 끌어당기다.

drop : 물방울. 똑똑 떨어짐. 공중 투하.
D.W.(diagonally to wall) : 벽 쪽으로 비스듬히, 벽사.

ecart : 두 부분 사이가 벌어짐, 간격 거리, 차이, [방패꼴 문장의] 십자로 4분한 한 부분.
elevation : 몸의 높이를 조정하는 동작.
ending : 하나의 피겨를 마칠 때 그 피겨를 마치기 위하여 적당한 스텝을 계속 밟는 것.
e/o(end of)~ : ~의 끝.
eros line : 여자의 한쪽 다리가 플로어에서 떨어져서 뒤로 차올리는 모양. 그리스 신화에 나오는 에로스의 상을 보고 이러한 피겨의 이름을 붙이게 되었다고 한다. 에로스 라인에는 오른쪽 에로스, 왼쪽 에로스, 더블(double) 에로스가 있다.
extended : 한껏 뻗친, 펼친. extended weave(확장된 위브)
extention : 몸을 늘려 펴거나 연장하는 것.

facing : 면하다, 향해서, 전진할 때 발이 몸과 같은 방향으로 있는 경우.
fallaway : 멀어지다, 떨어져 가다. 남녀가 프로머네이드 포지션에서 후진하는 것.
fallaway position : PP position에서 후진할 때의 위치 또는 자세.
fan : 부채, 선풍기, 송풍기. 부채꼴의 모양.
farol : 초롱불, 가로등, 헤드라이트, [투우] 살짝 비키는 동작.
fellow : 동무, 친구. 댄스교사 자격으로 최고위 등급명.
fencing : 펜싱, 검술.
figure : 숫자, (숫자의) 자리, (pl.) 계수, 계산. 모양, 형태. 댄스에서는 2보 이상의 스텝에 의해서 구성된 복합 동작의 명칭. 예컨대, 왈츠의 내추럴 턴은 1 2 3 4 5 6의 6보로 구성된 복합 스텝의 이름이다. 이때 내추럴 턴을 피겨라고 한다.
fishtail : 물고기 꼬리 비슷한, 어미상(魚尾狀)의.
flamenco : 플라멩코(스페인 집시의 춤), 그 가곡.
flea : 벼룩.
fleckerl : 그 자리에서 좌우로 회전하는 피겨. 비엔나왈츠의 피겨 명칭. 'fleck'은 독일어로 '장소'라는 의미가 있음.
flex : (관절이) 구부러지다.
flick : 댄스에서 서포팅 풋의 전·후방에서 다른 발의 무릎부터 그 아래를 날렵하게 흔들듯이 움직이는 것.
flicker : 두 발의 볼에 체중을 싣고 발꿈치를 재빠르게 열고 닫는 동작.

flirtation : (남녀의) 새롱거림(with). 장난 삼아 하는 연애.
floor craft : 춤추는 도중에 서로 부딪혔을 때 멈추지 않고 계속해서 춤을 추었는가, 다른 커플과 충돌하지 않는가 등의 안무 능력을 뜻한다. 이는 한 커플의 안무 능력과 동시에 돌출 사태에 처했을 때 남자의 리드 능력을 보여준다.
follow : ~을 좇다, 동행하다, 따르다.
footwork : 발놀림, 발재주. 댄스에서는 스텝하는 발이 마룻바닥에 닿아 있는 상태.
forward : 전방(으로)의, 앞(부분)의, 전진의.
forward walk turning : 똑바로 전진하며 몸과 히프를 사용하여 체중이동을 똑바로 하며 회전하는 것
fóxtrot : [승마] 완만한 속보(速步)의 하나. trot에서 walk로, 또 그 반대로 옮길 때의 잰 걸음.

grand : 웅대한, 광대한, 장대한(magnificent).

hair pin : U자형의 커브.
head turn : 자이브의 아메리칸 스핀은 1박자에 1회전하므로 특별한 기술이 필요 없다. 그러나 라틴댄스의 180도 턴의 경우는 약간의 기술이 필요하다. 회전을 시작할 때 몸을 진행방향으로 돌리고 머리는 최대한 움직이지 않고 버티다가 몸이 돌아간 후 신속히 돌린다. 몸과 머리를 같은 속도로 회전한다고 틀린 것은 아니지만 몸과 머리를 같이 움직이면 머리가 어지럽고 춤이 다이나믹하지 못하다. 라틴댄스의 1/2턴은 워크 터닝이 원칙이다. 워크 터닝은 전진한 다음 회전한다. 회전하면서 전진해서는 안 된다. 라틴댄스의 경우 딜레이드(체중이동의 타이밍을 늦추는 것) 외에는 체중이 실리기 전에 회전하는 동작은 없다고 보면 된다. 워크 터닝 요령은 우선 축을 세우고 체중이동을 한 다음 회전한다. 회전을 힘차고 예쁘게 보이기 위해서는 몸이 회전할 때 머리를 최대한 버티다가 나중에 한 번에 신속히 돌린다.
height : 높음. 높이, 키.
heel : 발꿈치.
heel pivot: 오른발을 후진하고 그 뒤꿈치로 좌회전한 다음 왼발에 체중을 옮기지 않은 채 오른발에 나란히 붙여 왼발부터 전진하는 것.
heel pull : 풀 스텝(pull step)이라고도 하는데 남성이 사용하는 힐 턴의 일종으로, 힐 턴과의 차이는 체중을 실은 한쪽 발의 뒤꿈치(heel)로 회전할 때 다른 한쪽 발(이동하는 발)의 인사이드 에지로 더 천천히 끌어오고 거의 회전이 완료한 즈음에 체중을 실은 발 옆으로 약간 떨어뜨려놓고 (풋워크 : H – IE – WF) 거기에서 체중을 옮겨 체중을 지지하여 회전한 발이 다음 스텝으로 들어가는 것이다. 항상 이 회전은 뒤꿈치로 하지만 강하게 3/8 이상 회전하는 경우는 볼로 회전한 후에 뒤꿈치에 체중을 옮겨 계속한다.

예컨대, 남성의 경우, 왈츠 헤지테이션 체인지 5보, 폭스트롯 내추럴 턴 5보는 힐 풀이다. 이 경우는 왼발(4보)을 후진하고 5보에서 오른발을 모을 때, 오른발의 힐로 마룻바닥을 누르면서 왼발의 힐로 회전하고, 오른발을 옆으로 벌려 체중을 오른발로 옮긴다. 서포팅 풋의 힐로 우회전을 하고 무빙 풋은 서포팅 풋의 옆에 약간 떨어져서 놓는다.

heel turn : 힐 턴은 회전이 뒤꿈치에 의해서 이루어지는 것으로 여성의 피겨에 많이 사용된다. 특징은 한쪽 발을 후진해서 그 발뒤꿈치 쪽으로 회전할 때 다른 발을 끌어 모은다. 그 발에 체중을 옮겨서 뒤꿈치로 회전을 계속한 다음 처음 뒤쪽으로 회전한 쪽의 발이 다음 스텝으로 들어가는 것이다.

hesitation : 주저, 망설임. 왈츠의 헤지테이션 체인지의 6보는 움직이지 않고 멈춘다.

hinge : 돌쩌귀, 경첩, 요점, 중심점. 피겨의 명칭으로 레프트 위스크에서 발전한 스텝으로 상체는 스로어웨이 오버스웨이(throwaway oversway)로 같은 형태이지만 여성의 발 순서만이 바뀐다.

hitch : 달아맴, 얽힘, 연결(부). 급격히 잡아당김.

hockey : 하키, 아이스하키. 하키용 스틱(=~ stick).

hold : 남녀가 짝을 짓는 방식.

hook : 갈고리, 걸쇠. 'ㄱ'자 꼴의 것.

hop : 도약, 토끼뜀. 댄스에서는 가볍게 뛰는 것을 말한다.

hover : 새나 헬리콥터가 공중에 떠 있는 동작. 댄스에서 호버는 상체를 충분히 일으켜 세워 거의 정지 상태를 유지하고 있는 동안에 상체를 오버 턴하는, 피겨의 일부를 말한다. 왈츠 또는 퀵스텝의 호버 코르테, 폭스트롯의 내추럴 트위스트(NTT)의 6~8보(hover feather) 등이다. 호버 자체로 피겨를 이루는 경우는 드물다.

huit : 여덟의, 여덟째의, 8자형(字形).

hustle : 몹시 서두름, 밀치락달치락. 허슬춤(디스코 음악에 맞추어 추는 격렬하고 복잡한 춤).

impetus : (움직이고 있는 물체의) 힘, 추진력, 운동량, 관성(慣性).

in line : 파트너를 정면으로 해서 전진 또는 후진하는 것.

inside of a turn : 안쪽돌기를 말하는데 후진하는 발에 모든 회전이 일어나며 발이 몸보다 더 회전하며 풋 스위블은 일어나지 않는다. 그리고 이 발의 상태를 포인팅이라고 하며 몸의 상태를 보디 턴 레스(body turn less : 몸 회전 조금 적게)라고 한다. 마주잡고 회전하게 되면 한 사람은 안쪽돌기가 되고 다른 한 사람은 바깥돌기가 되는데 회전량은 같게 되지만 회전 거리는 서로 다르게 되어서 안쪽돌기를 하는 사람은 한 개의 스텝으로 회전 거리를 짧게 해야 하고 바깥돌기를 하는 사람은 회전 거리가 길기 때문에 두 개의 스텝으로 나누어서 한다. 예컨대 내추럴 턴의 남성 1~2보 사이에서 1/4턴, 2~3보 사이에서 1/8턴과 같이 두 스텝을 하게 되지만 여성은 1~2보 사이에서 한 개의 스텝으로 발은 이미 3/8턴을 모두 끝마친다. 한 피겨에서의 회전은 주로 첫 스텝이 전·후진이며 두 번째 스텝부터 회전이 시작된다. 안쪽돌기는 두 번째 스텝에 회전이 전부 이루어지지만 바깥돌기는 두

번째와 세 번째 스텝에 나누어 회전이 일어난다
in place : 한발을 들었다가 그 자리에 체중을 두어 스텝하는 것.

kick : 차다, 걷어차다.
knee back : 무릎을 곧게 펴 다리를 늘려 뒤로 뺀 것.
knot : (장식용의) 매는 끈, 나비[꽃] 매듭, (견장 등의) 장식 매듭.

la : 거기에서, 거기를, 여기에서 여기를, 그때에.
lateral movement : 쿠카라차와 같이 히프를 왼쪽 오른쪽, 횡방향으로 움직이는 운동.
latin cross : 한쪽 발을 다른 쪽 발의 앞이나 뒤로 가로질러서 놓는 것을 말하며 히프의 높이는 수평을 이루며 체중은 중앙에 있고 무빙 풋의 발가락은 '토 턴 아웃'을 하고 다른 쪽 무릎에 맞춰서 같이 굽히고 발끝이 다른 쪽의 뒤꿈치에서 약 15cm 정도 떨어져 위치한다.
leader : 선도자, 지도자, 리더.
licentiate : 면허장 소유자, 댄스교사 자격으로 멤버 다음으로 주어지는 등급.
line : 선, 줄.
link : 사슬의 고리, 고리, 연결, 연결로.
lock : 자물쇠. 잠그다, 닫다(shut). 댄스에서는 두 발을 교차시키거나 앞뒤로 무릎을 포개어 교차시키는 상태(잠금).
L.O.D.(line of dance) : 댄스의 방향선을 뜻한다. 즉 플로어를 시계 반대방향으로 춤추면서 나아가는 방향선을 말한다.
L to R : 남녀가 서로 잡고 있는 손을 영문 약자로 표기한 것. 남성은 왼손, 여성은 오른손으로 잡고 있는 것이다.
lunge : (특히 펜싱 따위의) 찌르기(thrust), 허리를 낮추고 무릎을 구부린 자세에서 한쪽 발을 한껏 내미는 것. 펜싱의 찌르는 동작에서 나온 피겨 명칭.
lunge point : 스텝한 남성의 오른발로 체중을 옮기지 않고 토의 인사이드 에지로 포인트하는 런지.

maypole : 남성이 기둥이 되어 여성이 남성 주위를 돌면서 춤추는 것.
member : 댄스교사 자격으로 associate 다음으로 주어지는 등급.
merengue : 메렝게(아이티·도미니카의 무용, 또는 그 곡).
mooch : 배회하다, 살금살금 거닐다.

movement : 움직임, 운동. 스텝에 따른 몸의 이동.
moving dance : 무브먼트가 몇 걸음에 걸쳐서 계속되는 댄스. 탱고를 제외한 모던의 왈츠, 폭스트롯, 퀵스텝, 비엔나왈츠를 말한다. 스윙댄스라고도 한다.
moving foot : 움직이는 발.

natural : 꼭 알맞은 것, 자연스러운 것. 댄스에서는 오른쪽을 나타낸다.
NFR(no foot rise) : 발로 라이즈하지 않고 신체만으로 위로 스트레칭하는 것. 주로 후진할 때 사용하는 댄스기술.

OP(outside partner) : 파트너의 오른쪽 바깥에 위치하는 스텝. 오른발을 파트너의 오른쪽 바깥으로 CBMP를 유지한 채로 전진하는 것을 말한다. 즉 남성의 왼쪽 어깨가 나간 것을 그대로 유지한 채 파트너 바깥쪽으로 오른발이 나간다면 몸은 자동으로 CBM이 이루어지며, 발은 CBMP 자세가 유지된 채로 전진한다. 전진하는 사람을 기준으로 한다. '왼쪽 OP'는 왼쪽 바깥쪽으로 왼발 전진하는 경우를 말한다.
open finish : 스텝의 끝에서 바깥으로 전·후진하여 마치는 것. 즉 피겨의 마지막 발이 바깥으로 전·후진하여 앞·뒤쪽으로 벌어지면서 끝나는 것.
open turn : 3보째를 모으지 않고 후진하는 바깥돌기. 예컨대 폭스트롯의 내추럴 턴 남성 1~3보.
opening out : 파트너를 바깥쪽으로 벌리는 동작.
outside : 바깥쪽, 외면(外面).
outside of a turn : 바깥돌기를 뜻하는데 전진하는 발에 회전이 일어날 때 한다. 예컨대 남성 내추럴 턴 1~2보 사이에서 1/4회전하고 3에서 1/8회전함. 풋 스위블은 2보에서 일어남.
OP(outside partner) : 파트너 바깥으로.
oversway : 통상의 사이드 스웨이에서 여자의 왼쪽 어깨가 왼쪽 허리를 넘어서 뒤로 기울어진 상태.
over turn : 통상의 회전량보다 많이 회전하는 것. 예컨대 내추럴 스핀 턴 4, 5, 6보의 통상(normal turn)의 회전량은 7/8이고, 오버 턴의 경우는 1회전, 언더 턴(under turn)의 경우는 5/8이다.

pass : 통과 통행허가증, 단시간의 접객, 통로.
passe : 구티가 나는, 한창때가 지난, 시대에 뒤진.
partner in line : 파트너와 마주하여 앞·뒤로 스텝하는 것.

PO(partner outside) : 파트너를 오른쪽 바깥으로 하여 후진하는 것. 즉 남성이 후진하고 파트너를 자기 바깥쪽으로 리드하는 경우. 후진하는 사람 기준. 전진하는 사람을 기준으로 할 때는 OP라고 표시한다.

pendulum swing : 진자운동을 말하는데, 주로 왈츠의 스윙이 여기에 해당된다. 탱고를 제외한 다른 무빙댄스에서도 피겨에 따라 해당되는 것들이 있다.

pépper pòt : 후추가루통. 퀵스텝의 피겨 명칭.

phrase : [문법] 구(句). [음악] 작은 악절(樂節).

pique : 프랑스어로는 창, 화, 불쾌, 모욕적인 언사.

pirouette : (발레의) 발끝으로 돌기. (말타기에서) 급선회.

pivot : 선회축(旋回軸), 추축(樞軸). 발을 전·후방으로 스텝하고 다른 발을 CBMP로 유지하고 한쪽 발만으로 행하는 회전. 즉 한쪽 발을 앞·뒤로 스텝하고 다른 방향의 발을 뒤 또는 앞 CBMP로 유지하고 한쪽 발로 행하는 회전. 체중을 한 발에 완전히 싣고 회전하기 때문에 체중이 없는 다리는 자연히 CBMP 상태가 된다. 내추럴 스핀 턴의 남자 4보에서 행해진다.

pivoting action : 피벗을 닮은 동작. 남성이 우회전 피벗을 행할 때 여성은 오른쪽 발을 전진해서 피벗과 같이 회전하지만 뒷발은 약간 왼쪽을 향해 스텝하는 것. 즉 남자가 내추럴 피벗을 출 때에 CBMP를 유지하지만, 여자는 남자와의 포지션 때문에 뒷발이 CBMP를 유지할 수 없게 되어, 피벗을 닮은 동작이 된다. 내추럴 스핀 턴의 여성 4보.

pivot turn : 한쪽 발을 전·후방으로 유지, 체중을 유지하고 있는 발을 축으로 회전하는 것. 피벗에서는 보통 1/2이나 그 이하로 회전하며 거의 연속해서 회전하는 것은 없다. 만약 연속하는 것이 있으면 회전축이 되는 발은 한 번 회전할 때마다 바뀌는 것이다.

place : 자리, 장소.

plait : (천의) 주름(pleat), 땋은 끈. 피겨의 발 움직임이 주름이나 끈처럼 마룻바닥을 끌면서 걷는 것.

planet : 행성, 하늘에 이동하는 천체(달·태양도 포함).

point : 체중을 싣지 않고 토나 볼을 바닥에 붙이는 것. 룸바의 클로즈드 히프 트위스트의 여성 3보의 경우 발을 먼저 체중 없이 원하는 위치에 포인트하고 체중을 천천히 옮긴다. 즉 3&의 &카운트에 오른발을 3보 스텝할 위치에 갖다두되 체중을 옮기지는 않는다. 이것을 포인트라고 하고 4카운트에 체중을 옮긴다.

pointing : 상체의 방향과 일치하지 않는 방향으로 발을 향하는 경우의 얼라인먼트를 나타낼 때 사용하는 용어. 즉 몸과 발끝이 다른 방향을 가리키고 있을 때를 포인팅이라고 한다. 예를 들어 왈츠의 내추럴 턴 남성 5보의 얼라인먼트는 '중앙사 포인팅'이다. 즉 몸은 중앙을 향하고 있는데 오른발은 중앙사를 '향하여' 있다. '향하여'의 얼라인먼트를 '포인팅'이라고 한다. 댄스에서는 포인트와 포인팅을 구별하여 사용하는 것이 좋다.

poise : 평형, 균형, 자세.

position of feet : 한쪽 발에 관련한 다른 쪽의 발의 위치. 즉 '전진' '후진' '옆으로' '비스듬히 앞으로' '비스듬히 뒤로' 그 밖에 CBMP, PP, OP, side leading 등이 있음.

PP(promenade position) : 남자의 오른쪽과 여자의 왼쪽이 접촉하고 몸의 반대쪽이 V자 모양으로 열린 형.
progressive : (부단히) 전진하는.
promenade : 산책, 산보. PP로 전진할 때 사용되는 명칭이다. 발음은 프로머네이드, 프로머나드, 프롬나드 등으로 한다.
pull step : 힐 풀의 별칭.
push : 밀다, 밀치다.

quarter : 4분의 1.
quick(Q) : 빠른, 잽싼, 민첩한. 댄스에서 빠른 카운트를 나타낼 때 사용한다. 예컨대 폭스트롯의 패더 스텝의 카운트는 SSQQ으로 이루어져 있다.

recover : 되찾다. 회복하다. 원상태로 되다, 복구되다.
reef : 암초, 사주(砂洲), (돛을) 줄이다(in).
replace : 발을 체중이동하여 마룻바닥에 딛음과 동시에 순간적으로 마룻바닥에서 발을 떼어 들어 올리는 것. 빠른 음악에서는 힐(heel)이 바닥에 닿지 않고 리플레이스된다.
reverse : 반대의, 거꾸로의, 이면의, 배후의. 댄스에서는 왼쪽을 가리킨다.
rhythm : 율동, 리듬, 음률.
rise & fall : 발, 다리, 몸을 통해 행해지는 상하 운동. 라이즈는 댄스에 있어서 신체를 위로 올려서 늘리는 것. 이때 양발의 뒤꿈치가 바닥에서 떨어져 발끝으로 선다. 높은 상태를 업. 최고 높은 상태를 하이스트 라이징. 폴은 신체를 순서대로 낮게 낮추는 것이다.
rock : 흔들림. 댄스에서는 체중의 중심을 좌우 발에 바꾸어 싣고 몸을 음악적으로 흔드는 동작을 말한다.
rocket : 로켓. 화전(火箭), 봉화. 쏘아 올리는 불꽃.
roll : 회전, 구르기.
rolling action : 몸이 올라갔다 내려올 때 또는 전·후진하면서 체중을 지탱하고 있는 발에서 일어나는 움직임.
ronde : 순회. 댄스에서는 원을 그리듯이 발을 돌리는 동작을 말한다.
rope : 새끼, (밧)줄, 끈, 로프.
rotary : 윤전기, 로터리, 환상(環狀) 교차로.
rotation : 회전.
rotational : 히프가 등뼈를 축으로 하는 수직선을 중심으로 움직이는 것. 전체적으로 회전량이 다양하게 변한다.

roundabout : 왕복여행. 원(circle), 원형장.
routine : 기계적인 순서, 피겨 조합의 순서. 통상 단체반 레슨이나 경기대회에 나가는 선수들을 위해 피겨의 순서를 정해놓고 춤을 추는 것을 말함. 여러 가지 피겨를 정한 순서에 따라 춤추는 것을 포괄적으로 표현하는 말이다.
R to R : 남성의 오른손과 여성의 오른손을 서로 잡고 있는 것을 나타낸다.
rubato : 일종의 악기 연주 기법인데 쉽게 얘기해서 시간을 훔치는(stealing the time) 기법이다. 스텝을 밟을 때 '얼마나 빨리 움직이느냐'가 아니라 다음 스텝을 밟기 전에 '얼마나 오랫동안 음악을 붙들어두느냐'는 것이다. 움직임을 늘리며 동작을 탄력적으로 할 수 있어서 아름답고 율동적으로 표현할 수 있다. 선수들은 첫 스텝과 둘째 스텝 사이의 침묵(silence=시간)을 조절하는 데 관심을 둔다. 템포를 바꾸는 것도 아니고 시간(time)을 바꾸는 것도 아니다. 예컨대 왈츠의 샤세 프롬 PP(12&3=1 1/2 1/2 1)의 4보를 1박에 바로 발을 마룻바닥에 착지하지 않고 1/4박자 정도를 앞의 3보&에 포함시켜, 즉 1/4박자 길이만큼 늦게 발을 착지하는 것을 말한다. 룸바나 차차차의 경우에도 최대한 박자의 시간을 끌다가 마지막에 발을 움직이는 것을 말한다.
Rudolph fallaway : 남자가 오른발을 전진하고 무릎을 강하게 구부려서 여자에게 오른쪽으로 론데시키고 폴어웨이로 마치는 액션.

same foot : 남녀가 같은 발을 동시에 스텝하는 것으로 원칙적으로 남자가 발을 바꾼다.
scissors : 가위.
scoop : 국자, 주걱. 댄스에서는 남자가 약간 강한 왼쪽 스웨이로, 옆으로 왼발을 스텝하고(여자는 반대), 그 다음에 급격히 강한 오른쪽 스웨이로 바꾸어서 오른발을 끌어당기는 액션으로 마치 모래를 건져 올리는 듯한 동작이다.
separation : 분리, 떨어짐, 이탈. 이별.
settling : 힙 무브먼트를 하기 위하여 체중을 움직이는 다리(standing leg)로 옮기는 것. 체중이동을 시작할 때 사용한다. 체중을 똑바로 선 다리에 이동하는 것을 말하며 골반을 뒤로 보내기 직전에 일어나는 힙 무브먼트이다.
shadow : 그림자. 그림자처럼 따라 다니는 형태의 피겨를 나타낼 때 주로 사용된다.
shadowing : 한 커플이 라이벌 커플을 겁주기 위해 그들 앞이나 뒤에 바싹 붙어서 댄스를 하는 교묘한 수법.
shoulder : 어깨, 어깨 관절.
shoulder or side leading : 전·후진할 때 무빙 풋과 같은 방향으로 몸을 움직이는 것. 전에는 숄더 리딩이라고 했는데, '볼룸 댄스 테크닉(ballroom dance technic)에서는 사이드 리딩(side leading)으로 사용한다. 전·후진할 때 스텝하는 쪽의 몸이 함께 같은 방향으로 나아간다. 파트너를 아웃사이드로 보내고 싶으면 사이드 리드를 해야 한다. 탱고의 오른발 워크시 오른쪽 사이드 리드, 왈츠의 오픈 임피터스의 남자 3보는 왼쪽 사이드 리드, 오픈 텔레마크의 여자 3보는 오른쪽 사이드 리드 등 CBM의 반대 개념이다.
shove : 밀다, 밀고 나아가다.
shuffle : 발을 질질 끌기, 댄스에서 발을 끄는 동작.
side-by-side : 여자를 옆쪽에 세운 자세나 형태.
simple : 단일의, 분해할 수 없는, 단순한, 간단한.
skip : 도약. 한쪽 다리로 가볍게 뛰는 것.
sliding : 미끄러짐, 미끄러지는, 이동하는.
sliding door : 미닫이(문).
slip : 미끄러짐. 옆으로 미끄러짐(sideslip).
slow(S) : 2박자의 타이밍, 4/4박자 음악에서는 'S'는 2비트, 'Q'는 1비트이다. 그러나 탱고는 2/4 박자이기 때문에 'S'는 1비트이다.
solo : 독무(獨舞), 혼자 추는 춤.
spin whirl : 일종의 회전을 일컫는 말로 피벗과 턴으로 회전하는 것. 즉 통상적으로 피벗을 한 후 다음 발의 체중을 지탱하면서 다리의 앞뿌리로 다시 회전을 계속하는 것을 말한다. 통상 1회전 이상의 회전을 말하는데 스핀 턴은 피벗이 수반된다. 요령은 제1보를 전진하여 강하게 회전하고 제2보를 옆으로 딛고 볼로 회전을 계속한다.
spin turn : 2보만 가지고 회전을 행하는데 주로 남성의 전진 스텝에서 시작한다. 오른발 힐로 전진, 다음에 볼로 체중을 옮겨 회전하고 이때 왼발은 시계추처럼 바깥쪽을 회전해서 옆으로 딛으며 계속해서 볼로 회전하는 것을 말한다.
spiral : 나선, 나선형의 것.
split : 분할하다. split cuban break는 cuban break를 나누어서 한다.
spot : 반점, 얼룩. spot turn과 같이 한 지점을 중심으로 회전하는 것.
spring : 튀어오름, 용수철. 베리에이션에서 많이 사용하는 가볍게 도약하는 액션.
staccato : 탱고의 연주 방법으로 박자 사이에 휴지 부호를 넣고 음을 짧고 분명하게 잘라서 끊는 단음적인 연주 방법. 스윙이 없는 동작에서 각 1보가 독립한 스텝을 밟고 뒷발은 음악이 허용하는 한 뒤에 남기고 있다가 다음에 날렵하게 스텝하는 것. 탱고의 음악을 표현하는 대표적 동작을 말한다.
stalking walk : 고양이가 사냥감에 몰래 접근하듯 걷는 걸음으로 PP에서 처음 슬로우에 포인트하고 다음의 슬로우에 비로소 체중을 옮기는 스텝.
standing spin : 왈츠의 왼쪽 위스크 다음에 트위스트를 하고 남성이 회전을 그 자리에서 계속하고, 여성이 그 주위를 계속해서 가볍게 회전하는 스핀.
stationary : 움직이지 않는, 정지된.
step : 댄스의 피겨를 구성하고 있는 스텝의 각 1보를 말함. 피겨를 스텝이라고 하는 경우도 있지만 정확한 말은 아니다. 스텝은 발 한 번의 움직임, 즉 전·후·좌·우의 어떤 방향으로 1보 딛는 것을 말한다. 길을 걸을 때, 오른발, 왼발 반복하여 움직일 때, 그 한 발 한 발이 스텝이다.
stick : 막대기, 나무토막, 잘라낸 나뭇가지.

stomp : 발을 세게 구르는 재즈 춤(곡). 발 구르기(stamp).
supporting foot : 체중을 지지하고 있는 쪽의 발. 이에 대해 다른 쪽의 발을 무빙 풋(또는 acting leg, leading foot)이라고 함.
sur place : sur는 '~의 위에'의 의미이고 surplace는 프랑스어로 '그 자리에서의 정지 자세'의 뜻이지만 파소도블레에서는 '제자리걸음'을 뜻한다. 이 피겨의 방법은 남성의 경우 왼발 아펠시 약 1/8정도 좌회전을 하고 몸을 점진적으로 위로 올린다. 히프는 앞으로 내밀면서 위로 끌어올리고 머리는 수직으로, 오른쪽 어깨는 최대한 오른쪽으로 향하게 한다.
sway : 흔들리다, 흔들흔들하다. 보디 스웨이라고 하며 다리부터 전신을 일직선으로 한 채 오른쪽 또는 왼쪽으로 약간 기울어지는 몸동작을 말함.
sweetheart : 연인, 애인.
swing : 흔들리는, 진동의. 활 모양의 곡선을 그리며 움직이는 것. 몸이 앞·뒤·좌·우로 시계추와 같이 움직이는 것으로 몸의 움직임에 따라 전진 스윙, 후진 스윙, 사이드(side) 스윙 등이 있다. 펜듈럼 스윙는 주로 왈츠의 스윙에 해당되지만 탱고를 제외한 다른 무빙댄스에도 있다.
switch : 스위치, 바꿈, 전환, 변경. 회전을 역으로 바꾸는 것.
swivel : 체중을 지탱하고 있는 쪽의 발에 압력을 가해서 회전하는 것을 말함.
swoop : 급강하.
syllabus : 시간표, 테크닉 교재 등의 항목이나 내용. 경기대회 등의 안내서로 사용하는 경우도 있음.
syncopation : 당김음. 음악에서 절분음을 의미하며 정상적인 리듬을 변화시키는 것을 말함.

tandem position : 여성이 남성 앞 또는 뒤에 위치하여 같은 방향을 쳐다본다.
tap : 가볍게 두드리기. 체중을 지탱하고 있는 발의 옆에 놓인 발에 체중을 싣지 않고 그대로 놓고만 있는 것을 말한다. 즉 볼 또는 토에 체중을 옮기지 않고 마룻바닥에 두는 동작. 탱고의 프로머네이드 링크 3보째와 같이 체중을 싣지 않고 작게 옆으로 두는 스텝.
telemark : 회전법의 일종.
telespin : 오픈 텔레마크와 스핀을 서로 연결시켜서 만든 피겨의 명칭.
tempo : 빠르기, 박자.
throw away : (물건을) 내다버리다. 멀리 던지다.
throwaway oversway : 남자는 오버스웨이보다 몸을 더 많이 회전하여 여자 왼발이 남자 왼쪽으로 열어서 마치도록 하는 피겨.
time : 시간, 때, 박자, 속도. 한 소절의 박자 수. 음악의 각 소절을 구성하고 있는 비트(음표)의 수를 말함.
timing : 리듬의 장단 맞추기. 춤추는 리듬에 대한 것으로 스텝을 할 때 음악에 맞추는 것을 말함. 스텝 시간의 길이, 'S'는 2비트, 'Q'는 1비트, '&'는 1/2비트 등의 시간적 표현. 폭스트롯과 퀵스텝의 같은 'S'라도 시간적 길이는 당연히 다르다. 또 폭스트롯과 같은 4/4박자에서 'S'는 2비트이지만, 탱고는 2/4박자이므로 같은 'S'라도 1비트가 된다.

tipple : 술, 독한 술. 팁시와 같은 의미.
tipsy : 술 취한, 비틀거리는, (건물이) 기울어진.
toe : 주로 엄지발가락을 말하며 볼이 포함되는 경우도 있다. 발가락 끝.
toe pivot : 양발을 대고 회전하지만 한쪽 발의 볼만으로 회전하며 체중을 회전하는 발에 둔 다음 맞대고 있는 발에 체중을 옮기지 않도록 하는 회전. 더블 리버스 턴의 남자 2보와 3보.
toe turned in : 스텝하는 발의 토를 안쪽으로 향하게 하는 것.
toe turned out : 스텝하는 발의 토를 바깥쪽으로 향하게 하는 것. 보통 라틴에서 밸런스를 유지하기 위해 토를 바깥쪽으로 1/16 정도 돌아 포인트하는 것.
toward : ~쪽으로. 운동 방향을 나타내는 말.
towel : 타월, 세수수건.
travelling : 계속 움직이는 것.
trot : (말의) 속보, 총총걸음, 빠른 걸음.
tumble turn : 급격한 로어(lower)를 동반한 회전.
Turkish : 터키의, 터키 사람의.
turn : 회전, 선회, 회전 운동. (댄스의) 턴.

3보(1 2 3) 턴
① 샤세 턴(왼쪽 턴부터 연습. 오른쪽 턴의 요령은 시작하는 발만 다르고 방법은 같다.)
 · 양발을 어깨 넓이만큼 벌리고 선 다음 체중을 오른발에 옮긴다.
 1보 : 체중을 왼발로 옮기면서 2/8 좌회전.
 2보 : 오른발을 왼발 가까이 스텝하면서 3/8 좌회전.
 3보 : 3/8 좌회전하여 왼발 옆으로.
② 쉐네이 턴
 1보 : 체중을 왼발로 옮기면서 회전하기 시작, 계속 회전.
 2보 : 오른발을 왼발에 모으고(회전할 때 이미 모아져 있다) 계속 회전, 이때 체중을 오른발로 옮김.
 3보 : 왼발 옆으로.
 샤세 턴과 쉐네이 턴의 차이점은 샤세 턴은 회전할 때 양발을 다 사용하여 1, 2, 3보를 정확히 다 밟지만 쉐네이 턴은 회전하면서 모아진 발에 체중을 옮기고 계속 회전한다.

twist : 뒤틀다, 비틀다. 트위스트를 추다.
type : 형(型), 타입, 유형, 전형, 견본, 표본.

underarm : 겨드랑이 밑, 소매 아래쪽.
under turn : 통상의 회전량보다 적게 회전하는 것.

up : 라이즈한 상태를 그대로 유지하는 것. 폭스트롯나 퀵스텝의 피겨 중 여러 스텝으로 이루어져 있는 피겨의 중간 스텝은 업인 경우가 많다.

variation : 변화, 변동, 변이.
volta : 회(回), 번, 볼타춤. 16~17세기에 유행한 활발한 움직임의 춤.

W(wall) : 벽.
Wall-Flower : 댄스파티 등에서 상대가 없어 외톨이가 되는 여성.
wave : 파도, 물결. 물결이 치는 듯한 움직임. 폭스트롯의 리버스 웨이브.
weave : 짜다, 엮다. 댄스에서는 전·후·좌·우로 실을 꼬듯이 움직이는 것.
whip : 채찍질을 하듯 재빨리 잡아채듯 행하는 것.
whisk : (날짐승이 날개·꼬리 등으로) 휙 털. (고속 열차 등의) 휙 달림. 드레스의 소매 등을 날렵하게 펄럭인다는 의미. 왈츠나 삼바의 피겨 중에 위스크가 있다. 왈츠의 위스크는 왼발(여성 : 오른발)을 뒤로 신속히 움직이면서 드레스의 소매 등을 날렵하게 펄럭인다는 의미가 연상되고, 삼바의 위스크도 신속히 움직일 뿐만 아니라 좌우로 휘젓고 다니기 때문에 위스크라는 명칭이 생겼다.
whole foot : 발바닥 전체.
windmill : 풍차. 댄스에서는 '풍차돌기'.
wing : 프로펠러나 풍차의 날개와 같이 주축을 중심으로 회전하는 것, 여자가 남자 주위를 오른쪽에서 왼쪽으로 이동하는 스텝.
woodpecker : 딱따구리. 플로어를 딱따구리와 같이 쪼는 스텝.

zag : 지그재그로 꺾이는 코스에서 가파른 각.
zig : 지그재그 코스에서 꺾이는 각.

참고문헌

《영국 ISTD 라틴아메리칸》, 삼바·파소더블, 영국왕실무용교사협회 저, 이도용·김은혜·이양출·손기상 공역, 도서출판 노방, 2001.
《영국 ISTD 모던댄스》, Ⅰ·Ⅱ, 영국왕실무용교사협회 저, 이도웅·백경화·조성진·박영숙·김도석 공역, 도서출판 대한미디어, 2002.
《댄스스포츠》, 임혜자·마정순·이희선·정숙희·신용숙 공저, 도서출판 한학문화, 1999.
《스포츠댄스학습법》, 伊澤次男 저, 김준희 역, 신광문화사, 1999.
《프로도 가르쳐 주지 않는 KEY POINT 댄스스포츠 모던·라틴편》, 金沢正太 저, 최영란 역, 도서출판 금광, 2001.
《라틴댄스》, 최인애·인희교·김차남·이수재·이애리 공저, 대한미디어, 2002.